临床外科与诊疗实践

平晓春　李孝光　邢文通　主编

汕头大学出版社

图书在版编目（CIP）数据

临床外科与诊疗实践 / 平晓春，李孝光，邢文通主
编. -- 汕头：汕头大学出版社，2021.8
ISBN 978-7-5658-4453-9

Ⅰ．①临… Ⅱ．①平… ②李… ③邢… Ⅲ．①外科－
疾病－诊疗 Ⅳ．①R6

中国版本图书馆CIP数据核字(2021)第176715号

临床外科与诊疗实践
LINCHUANG WAIKE YU ZHENLIAO SHIJIAN

主　　编：平晓春　李孝光　邢文通
责任编辑：李金龙
责任技编：黄东生
封面设计：姜乐瑶
出版发行：汕头大学出版社
　　　　　广东省汕头市大学路243号汕头大学校园内　邮政编码：515063
电　　话：0754-82904613
印　　刷：三河市嵩川印刷有限公司
开　　本：710mm×1000 mm 1/16
印　　张：23.25
字　　数：375 千字
版　　次：2021 年 8 月第 1 版
印　　次：2022 年 1 月第 1 次印刷
定　　价：168.00 元
ISBN 978-7-5658-4453-9

前　言

随着近年来医学科学的迅速发展，外科的内容也不断地更新和增加，外科疾病的诊治手段也发生着日新月异的变化，在新世纪中呈现出崭新的面貌。作为一名医生或者即将成为医生的研究生，为适应新形势需要不断学习和提高，汲取新的知识，掌握先进的技术，才能成为一名合格的医生。

本书主要介绍了外科临床诊疗技术，介绍了外科常见疾病的概述、临床表现、辅助检查、分型、诊断、鉴别诊断和治疗等内容，同时体现近年来外科学的新进展、新发现。本书具体包括：胃肠道肿瘤、胃肠肝胆外科急症、腹部外科急症、冠状动脉外科、心胸大血管创伤、心脏瓣膜病、泌尿系结石的外科治疗、机器人前列腺手术、泌尿外科腹腔镜手术等。

本书文字简洁、精练，图文并茂，内容在实用的基础上力求新颖，适合临床外科医师参考使用。书中难免有不足之处，敬请广大同仁和读者提出宝贵意见。

目　录

第一章　胃肠道肿瘤

第一节　胃癌

一、概述

胃癌是最常见的消化系统恶性肿瘤。2015 年 WHO 国际癌症研究机构(IARC)发布的数据显示，2012 年全世界新发胃癌病例 951 600 例，发病率 13.5/10 万，位列男性恶性肿瘤发病率的第 4 位，女性第 5 位；死亡 723 100 例，死亡率位列男性恶性肿瘤第 3 位，女性第 5 位。

2011 年中国胃癌新发患者数 420 489 例，发病率为 31.21/10 万，位列全国恶性肿瘤发病率第 3 位，占全部恶性肿瘤的 12.47%；死亡 297 497 例，死亡率为 2.08%，位列全部恶性肿瘤死亡率的第 3 位，构成比为 14.08%。按性别统计，男性发病率为 42.92/10 万，位列男性恶性肿瘤发病率第 2 位，死亡率 29.93/10 万，位列男性恶性肿瘤死亡率的第 3 位；女性发病率为 18.89/10 万，位列女性恶性肿瘤发病率第 4 位，死亡率为 13.83/10 万，位列女性恶性肿瘤死亡率的第 2 位。

胃癌发病率和死亡率具有明显的地区、种族、性别和时期的差异。朝鲜、韩国、哈萨克斯坦、蒙古和白俄罗斯死亡率最高，而非洲和欧洲胃癌死亡率较低。我国男性和女性胃癌发病率和死亡率均属世界较高水平。

二、危险因素

胃癌的病因目前尚未完全阐明。化学致癌物暴露与饮食因素、遗传因素、地理环境因素和感染因素等可能是发生胃癌的相关危险因素。

（一）化学致癌物暴露与饮食因素

在胃癌高发地区的萎缩性胃炎、浅表性胃炎、胃癌患者甚至正常人群的空腹胃液中检查出了致癌物——亚硝胺，而且亚硝胺检出总量与胃部病变程度呈剂量反应关系。也有研究表明胃癌与营养素不平衡有关。经常食用盐渍、烟熏、焙烤方法保存或制作的食品，如腌肉、熏肉、咸鱼、咸菜等可增加患胃癌的风险。这可能与此类食品中亚硝胺、杂环芳胺和多环芳胺等致癌物或前致癌物检出率和检出量较高有关；也可能与高盐食品对胃黏膜长期刺激有关。此外，饮水中硝酸盐和亚硝酸盐含量与胃癌发病也呈正相关，可能是因为硝酸盐和亚硝酸盐是亚硝胺类致癌物的前体物，在体内和体外环境下可与二己胺等亚硝胺前体物合成具有强致癌性的亚硝胺类化合物。食用新鲜蔬菜、水果、橘科类果品和富含食物纤维的食品可降低胃癌发病的风险。这些食品富含抗氧化营养素，如维生素 C、维生素 E、类胡萝卜素等，在体内抵抗致癌物攻击时能帮助降解致癌物代谢产物和修复机体损伤，从而减少胃癌的发病概率。

（二）胃幽门螺杆菌感染

IARC 认为幽门螺杆菌是人类胃癌的危险因素。我国胃癌高发区成人幽门螺杆菌感染率在 60% 以上，显著高于胃癌低发区成人感染率（13%～30%）。相关研究显示，人群胃幽门螺杆菌感染率与胃癌死亡率呈正相关。胃幽门螺杆菌感染可使患者胃液维生素 C 含量显著降低，可引起萎缩性胃炎等胃癌前疾病。

（三）吸烟

研究报告提示，吸烟可增加男性发生胃癌的风险。大规模的调查也提示，吸烟也可以使女性死于胃癌的风险增加。

（四）遗传和环境因素

胃癌遗传因素的相关研究提示，胃癌患者的亲属特别是一级亲属中胃癌的发病危险度是无家族史者的 4 倍。有报道提示 A 型血者的胃癌发病率比其他血型的人高 30%。

不同地区和种族的胃癌发病率存在明显差异，这些差异可能与遗传和环境因素相关。流行病学资料提示，胃癌好发于高纬度地区，距离赤道越远的国家，胃癌的发病率越高。也有资料认为胃癌发病与临海因素有关，原因可能是临海地区有特殊的饮食习惯。除此之外，环境化学因素及其中存在着致癌物质也应予以考虑。

（五）经济因素

流行病学调查发现，发展中国家胃癌发病率高于发达国家。随着社会经济的发展，不少发达国家的胃癌发病率出现快速下降的趋势。这可能是经济条件差的环境使人群暴露于胃癌的致病因素更为严重，也可能是较差的生活条件导致机体缺乏保护因素而使发病风险增高。

三、病理学

胃癌约占胃恶性肿瘤的 95%，故本节只介绍胃癌。

（一）胃癌大体分型

1. 早期胃癌（EGC）

EGC 指癌组织浸润深度仅限于黏膜层或黏膜下层，不论有无淋巴结转移和癌灶面积大小。

（1）根据病灶与正常黏膜表面的凹陷程度，EGC 分为 3 型。

①Ⅰ型（隆起型）：病灶呈息肉状，高出黏膜厚度 2 倍以上，约超过 5mm，表面凹凸不平呈颗粒状或结节状。

②Ⅱ型（浅表型）：又分为 3 个亚型，包括：Ⅱ A 型（浅表隆起型），隆起高度＜5mm，表面不规则，凹凸不平，伴有出血、糜烂；Ⅱ B 型（浅表平坦型），病灶隆起或凹陷不明显，黏膜粗糙，易出血，与周围黏膜分界不清；Ⅱ C 型（浅表凹陷型），是 EGC 最常见的类型，黏膜凹陷糜烂，底部有细小颗粒，边缘不规则，周围黏膜皱襞向中心集聚，呈突然中断或变细，或变钝如鼓槌状。

③Ⅲ型（凹陷型）：病灶呈明显的凹陷或溃疡，底部为坏死组织，周围黏膜隆起，边缘黏膜改变如Ⅱ C 型；混合型，凹陷和溃疡共存。

（2）早期胃癌又可分为以下几种特殊类型的胃癌。

①浅表广泛型早期胃癌：此类胃癌是指最大径＞4cm的黏膜癌和直径＞5cm的黏膜下层癌。

②小胃癌（SGC）：是指病灶最大径在5～10mm的早期胃癌，约占早期胃癌的15%。

③微小胃癌（MGC）：是指病灶最大径在5mm以下的早期胃癌，约占早期胃癌的10%。

④一点癌：是指胃黏膜活检证实为癌，而手术切除胃标本未能发现癌的病例。

⑤多发早期胃癌：是指癌灶≥2个，多时达10余个癌灶，可分布于胃的各区。据国内外报道，多发性EGC的发生率为6%～22%。多发性EGC由于肉眼不易辨认而导致手术时遗漏和残留，从而引起淋巴结转移和肝内血行播散。

（二）进展期胃癌（AGC）

胃癌从黏膜浸润至胃壁固有肌层及以下者称为AGC。根据肿瘤的外生性和内生性部分的相对比例进行Borrmann分型，此分型阐明了胃癌的生物学行为，并与胃癌患者的预后较为一致。一般分化较好的乳头状腺癌和管状腺癌多属于Borrmann Ⅰ型或Ⅱ型，而分化较差的胃印戒细胞癌、黏液腺癌或未分化癌则多属于Borrmann Ⅲ型或Ⅳ型。

1.Borrmann 型（息肉样癌）

肿瘤主要向胃腔内生长，隆起明显，呈息肉状，基底较宽，境界较清楚，溃疡少见，但有小的糜烂。

2.Borrmann Ⅱ型（局限溃疡型）

肿瘤呈凹陷型，溃疡大而深，界限清楚，向周围浸润不明显。

3.Borrmann Ⅲ型（浸润溃疡型）

肿瘤溃疡大而深，其边缘部分隆起，与周围的界限不清，浸润范围较广。

4.Borrmann Ⅳ型（弥漫浸润型）

呈弥漫性浸润生长，界限不清楚，胃壁僵硬、增厚，呈"革袋胃"改变，预后最差。

（三）组织学分型

1. 胃癌组织学分类

WHO 胃癌组织学分类（表 1-1）。

表 1-1　2000 年 WHO 胃癌组织学分类

类型	编码
上皮性肿瘤	8140/0
上皮内肿瘤－腺瘤	
癌	8140/3
腺癌	8144/3
肠型	8144/3
弥漫型	8145/3
乳头状腺癌	8260/3
管状腺癌	8211/3
黏液腺癌	8480/3
印戒细胞癌	8490/3
腺鳞癌	8569/3
鳞状细胞癌	8070/3
小细胞癌	8041/3
未分化癌	8020/3
其他	
类癌（高分化神经内分泌肿瘤）	8240/3

2. Lauren 分型

根据组织起源，将胃癌分为肠型和弥漫型两种主要类型，对于两种成分兼有的，称为混合型。对于分化极差的肿瘤，归为未分类肿瘤。肠型胃癌常发生于肠上皮化生的背景下，一般具有明显的腺管结构。弥漫型胃癌，癌细胞呈弥漫性生长，缺乏细胞连接，癌细胞分化较差，一般不形成腺管，许多低分化腺癌和印戒细胞癌属于此型。Lauren 分型（1965）简明，但其无法反映肿瘤分化程度，临床病理诊断已经较少采用。

（四）转移扩散途径

1. 直接蔓延

直接蔓延是胃癌主要扩散方式之一，当癌肿向胃壁各层浸润突破浆膜后，可直接侵犯相邻器官和组织，如大网膜、肝、胰、横结肠等。

2. 淋巴结转移

淋巴结转移是胃癌主要转移途径（约占 70%），发生较早。值得注意的是，早期胃癌很少发生远处转移，但肿瘤的局部浸润及淋巴结转移并不少见，目前认为与患者的预后有很大相关性。理论上局限于黏膜上皮层的早期胃癌细胞由于癌细胞未侵及淋巴管，因此发生淋巴结转移的危险度几乎为零，但有资料显示黏膜内癌淋巴结转移率为 3%，而黏膜下癌约为 20%。由于早期胃癌的发生仅限于黏膜和黏膜下，胃壁的淋巴管网仍未受到破坏，因此淋巴结转移仍按照正常的淋巴引流通道，第一站淋巴结为转移的第一站淋巴结，但不排除淋巴结的跳跃式转移。

3. 血行转移

血行转移多发生在胃癌晚期，常经门静脉转移至肝，也可转移至肺、骨骼、肾、脾、脑等。

4. 种植转移

当癌肿突破胃壁浆膜后可脱落到腹腔，种植于腹腔及盆腔器官的浆膜上。如种植于直肠前凹或卵巢，种植于后者称为 Krukenberg 瘤。

5. 微转移

胃癌治疗时已存在的转移，但目前病理学诊断技术还不能确定。

四、分期

胃癌的分期有多种体系，包括美国癌症联合委员会（AJCC）提出的 TNM 分期系统、日本胃癌分期系统和国际抗癌联盟（UICC）分期系统 3 种。胃癌分期最常用的是 AJCC 的 TNM 分期系统（2010 年第 7 版）（表 1-2a）及 AJCC 胃癌 TNM 分期标准（2017 年第 8 版）（表 1-2b）。

表 1-2a　AJCC 胃癌 TNM 分期（2010 年第 7 版）

分期	标准
原发肿瘤（primary tumor，T）	
T_x	原发肿瘤无法评估
T_0	未发现原发肿瘤
T_{is}	原位癌：上皮内肿瘤，未侵及固有层
T_1	肿瘤侵及黏膜固有层、黏膜肌层或黏膜下层
T_{1a}	肿瘤侵及黏膜固有层或黏膜肌层
T_{1b}	肿瘤侵及黏膜下层
T_2	肿瘤侵及固有肌层[1]
T_3	肿瘤侵及黏膜下结缔组织，未侵及脏腹膜或邻近结构[2][3]
T_4	肿瘤侵及浆膜（脏腹膜）或邻近结构[2][3]
T_{4a}	肿瘤侵透浆膜
T_{4b}	肿瘤侵及邻近器官
局部淋巴结（regional lymph nodes，N）	
N_x	局部淋巴结转移无法评估
N_0	无局部淋巴结转移[1]
N_1	1～2 个局部淋巴结转移
N_2	3～6 个局部淋巴结转移
N_3	≥7 个局部淋巴结转移
N_{3a}	7～15 个局部淋巴结转移
N_{3b}	≥16 个局部淋巴结转移
远处转移（distant metastasis，M）	
M_0	临床无远处转移
M_1	临床有远处转移

注：①肿瘤穿透固有肌层进入胃结肠或肝胃韧带，或进入大小网膜，但没有穿透覆盖这些结构的脏腹膜，这种情况原发肿瘤的分期应为 T_3；如果穿透覆盖这些结构的脏层

腹膜就应当被分为 T_4 期；②胃的邻近结构包括脾、横结肠、肝、横膈、胰腺、腹壁、肾上腺、肾、小肠、后腹膜；③沿胃壁向十二指肠或食管扩散的肿瘤，其分期需依据所有侵犯部位（包括胃）的最大浸润深度来确定。

表 1-2b AJCC 胃癌 TNM 分期标准（2017 年第 8 版）

分期	T	N	M
0 期	T_{is}	N_0	M_0
Ⅰ A 期	T_1	N_0	M_0
Ⅰ B 期	T_2	N_0	M_0
	T_1	N_1	M_0
Ⅱ A 期	T_3	N_0	M_0
	T_2	N_1	M_0
	T_1	N_2	M_0
Ⅱ B 期	T_{4a}	N_0	M_0
	T_3	N_1	M_0
	T_2	N_2	M_0
	T_1	N_{3a}	M_0
	T_{4b}	N_0	M_0
	T_{4a}	N_2	M_0
Ⅲ A 期	T_{4a}	N_1	M_0
	T_3	N_2	M_0
	T_2	N_3	M_0
Ⅲ B 期	T_{4b}	N_1	M_0
	T_{4b}	N_2	M_0
	T_{4a}	N_{3a}	M_0
	T_3	N_{3a}	M_0
	T_2	N_{3b}	M_0

续表

分期	T	N	M
	T_1	N_{3b}	M_0
ⅢC期	T_{4b}	N_{3a}	M_0
	T_{4b}	N_{3b}	M_0
	T_{4a}	N_{3b}	M_0
	T_3	N_{3b}	M_0
Ⅳ期	任何 T	任何 N	M_1

第 8 版 AJCC 指南新加入胃癌 TNM 临床分期（cTNM），见表 1-3。新辅助治疗后 TNM（ypTNM）分期标准，见表 1-4。

表 1-3　AJCC 胃癌临床 TNM（cTNM）分期标准

分期	T	N	M
0 期	T_{is}	N_0	M_0
Ⅰ 期	T_1	N_0	M_0
	T_2	N_0	M_0
ⅡA期	T_1	N_1，N_2 或 N_3	M_0
	T_2	N_1，N_2 或 N_3	M_0
ⅡB期	T_3	N_0	M_0
	T_{4a}	N_0	M_0
Ⅲ 期	T_3	N_1，N_2 或 N_3	M_0
	T_{4a}	N_1，N_2 或 N_3	M_0
ⅣA期	T_{4b}	任何 N	M_0
ⅣB期	任何 T	任何 N	M_1

表 1-4　AJCC 胃癌新辅助治疗后 TNM（ypTNM）分期标准

分期	T	N	M
Ⅰ 期	T_1	N_0	M_0
	T_2	N_0	M_0
Ⅱ 期	T_1	N_1	M_0
	T_3	N_0	M_0
	T_2	N_1	M_0
	T_1	N_2	M_0
	T_{4a}	N_0	M_0
	T_3	N_1	M_0
	T_2	N_2	M_0
	T_1	N_3	M_0
Ⅲ 期	T_{4a}	N_1	M_0
	T_3	N_2	M_0
	T_2	N_3	M_0
	T_{4b}	N_0	M_0
	T_{4b}	N_1	M_0
	T_{4a}	N_2	M_0
	T_3	N_3	M_0
	T_{4b}	N_2	M_0
	T_{4b}	N_3	M_0
	T_{4a}	N_3	M_0
Ⅳ 期	任何 T	任何 N	M_1

五、临床表现

（一）早期胃癌

早期胃癌起病隐匿，70％以上无明显症状。随着病情的发展，可逐渐出现非特异性的消化不良症状，可时隐时现、持续存在，包括上腹部饱胀不适或隐痛、反酸、饱胀、嗳气、恶心，偶有呕吐、食欲缺乏、黑粪、疲倦等。局部可无体征，常误诊为慢性胃炎或胃溃疡。

（二）进展期胃癌

1.上腹痛

上腹痛最早出现也是最常见的症状，初为上腹部饱胀感、隐痛、钝痛，无间歇期，逐渐加重且持续，偶呈节律性溃疡样疼痛，与进食无明显关系或于饭后加重，进食、服抗酸药不能缓解或仅有一定程度的缓解。老人痛觉迟钝，常以腹胀为主诉。

2.食欲缺乏、消瘦、乏力

胃癌患者常有食欲缺乏、厌食、易饱感、疲乏无力，尤其既往食欲良好者，近期内出现食量锐减、进行性消瘦、精神萎靡，均应疑为本病。不少患者在饭后出现饱胀、嗳气而自动限制饮食，体重逐渐减轻。

3.上消化道出血

上消化道出血发生率约为30%，多为小量呕血或黑粪，出血量少时仅有粪便潜血阳性，少数以急性上消化道大出血为首发症状。大出血的发生率为7%～9%，但有大出血者并不意味着肿瘤一定是晚期。

4.进行性贫血

少数胃癌患者以贫血为首要症状就诊，多为癌肿破溃出血导致慢性失血。

5.各区胃癌的症状特点

贲门癌主要表现为剑突下不适，疼痛或胸骨后疼痛，伴吞咽不适感，可较早出现吞咽困难。胃底及贲门下区癌常无明显症状，直至肿瘤长大而发生坏死溃破引起上消化道出血时才引起注意，或因肿瘤浸润延伸到贲门口引起吞咽困难后始予重视。胃体部癌以膨胀型较多见，疼痛不适出现较晚；胃窦小弯侧以溃疡型癌最多见，故上腹部疼痛症状出现较早，当肿瘤延及幽门口时，则可引起恶心、呕吐等幽门梗阻症状。

6.其他症状与体征

部分胃癌患者有腹泻或便秘、沉重感、下腹部不适等症状。锁骨上淋巴结肿大、卵巢肿块、腹部肿块以及水肿、发热等也可见于胃癌患者。

7. 胃癌并发症或转移表现

（1）消化道出血：可出现头晕、心悸，排柏油样粪便，呕吐咖啡色物。

（2）转移：腹腔转移使胆总管受压时，可出现黄疸，粪便呈陶土色；骨转移出现骨痛，如胃癌转移到肺或胸膜时可出现胸腔积液，可有咳嗽和呼吸困难；转移至肝和腹膜时，可产生肝区痛、黄疸、腹水；当剧烈而持续性上腹痛并放射到腰背部时，常表示肿瘤已侵及胰腺。

（3）合并幽门梗阻：可出现呕吐，上腹部可见扩张胃型，可闻及振水音。

（4）癌肿穿孔可导致弥漫性腹膜炎：可出现板样腹、腹部压痛、反跳痛等腹膜刺激征。

（5）形成胃肠道瘘：可见排出不消化食物。

（三）主要体征

绝大多数胃癌患者无明显体征，上腹部可扪及肿块，多在上腹偏右胃窦区，常伴有压痛。贲门癌时不易摸到肿块，幽门部肿块可出现胃蠕动波、振水音。肝可因转移癌而扪及增大、质硬、表面不平，末期可出现黄疸、肝衰竭等。淋巴结转移常发生在左锁骨上淋巴结（Virchow's node），查体见淋巴结肿大、质硬而不活动，胸腹壁皮肤可出现转移性结节（多为质硬的多发结节）。胃癌转移至卵巢时，下腹部可触及质硬的包块，常伴有血性腹水。

六、诊断

（一）实验室检查

1. 血液检查

贫血最为常见，约50%胃癌患者伴有缺铁性贫血，常因长时间失血所致，也可由营养缺乏造成。如合并有恶性贫血，则可见巨幼细胞贫血，红细胞沉降率增快。

2. 粪便隐血检查

粪便隐血检查是胃癌患者的常规检查项目，早期胃癌患者约有20%粪便隐血阳性。老年患者有长期溃疡病史且近期体重减少，应做粪便隐血检查。

3. 胃细胞病理学检查

胃镜是目前最常用的胃癌细胞检查方法，通过胃镜刷片、咬取或穿刺针在胃镜的引导下在病变部位进行细胞的采集，并制成图片后进行固定和染色。

4. 其他检查方法

晚期胃癌患者常有腹水，可在 B 超引导下定位进行穿刺抽吸腹水，对抽取物进行细胞学检查。

5. 血清肿瘤标志物检查

与胃癌相关的肿瘤标志物检测可以用于人群的筛选、胃癌患者的诊断、良性和恶性肿瘤的鉴别诊断、病情程度和预后的评估以及肿瘤治疗效果及复发的评估。常用的血液学标志物有癌胚抗原（CEA）、CA19-9、CA72-4 等。

（1）CEA：CEA 首先在 1965 年从胎儿及结肠癌组织中发现，是一种分子量为 180～200kD 的多糖复合物，45% 为蛋白质。CEA 主要存在于消化道上皮组织、胰腺和肝，胎儿和成人消化道也产生少量的 CEA，通过分泌到胃肠道排出体外。癌细胞分泌的 CEA 可以进入淋巴液和血液。CEA 属于非器官特异性肿瘤相关抗原，不能作为肿瘤诊断、鉴别诊断和定位诊断的特异性指标，但对肿瘤的诊断起辅助作用。对病情和预后的判断、治疗效果监测和预测复发、肿瘤分期和病变程度的判断都具有一定的参考意义。胃癌患者血液中 CEA 的阳性率为 60%～90%，胃液中 CEA 的含量常高于血液中的含量，胃液 CEA 为血液 CEA 的 1.5～15 倍，且先于血液中存在。对胃癌患者血液及胃液 CEA 浓度进行监测，可以为疗效观察及判断预后提供重要的依据。参考值范围：< 5kU/L。

（2）CA19-9：1978 年 Kaprowski 等首次用人大肠癌培养细胞 SW16 免疫小鼠制备出能与消化道肿瘤细胞反应的单克隆抗体 116-NS-19-9。其后又在大肠癌患者的血清中发现了与这种抗体相对应的抗原，并将之命名为 CA19-9。CA19-9 的结构为唾液酸化的 I 型乳糖系岩藻五糖，共有 6 个糖基组成，唾液酸化的 Lewis A 血型阳性者，CA19-9 也可阳性。

CA19-9 在消化道上皮内含量最高，是一种与胰腺癌、胆囊癌、胃癌和肠癌相关的肿瘤标志物，故又称胃肠癌相关抗原（GIAC）。胃癌 CA19-9 的阳性率为 25%～60%，血清 CA19-9 的检测对消化系统恶性肿瘤的辅助诊断具有一定意义，治疗前后的比较可用于评价治疗效果和预后判断，而随访检测可以预测复发。参考值范围：< 39kU/L。

（3）多种肿瘤标志物的联合检测：由于肿瘤标志物普遍存在着敏感度和特异性方面的问题，因此单一肿瘤标志物在评估肿瘤存在时往往缺乏足够的依据。采用几种肿瘤标志物联合检测的方式，有助于提高肿瘤的检测水平。研究表明，胃癌中单项 CEA、CA19-9、CA50 的阳性率分别为 70.0%、60.0% 和 45.2%，而三者联合检测的阳性率可以高达 95%。此外，利用组织多肽抗原（TPA）、纤维蛋白降解产物（FDP）、CEA、甲胎蛋白（AFP）的检测，可了解胃癌的扩散程度。

（二）影像学检查

各种检查诊断报告均应体现 TNM 分期理念。

胃癌影像学检查方法包括：X 线钡餐造影、CT、超声扫描、MRI 等。X 线钡餐造影检查，特别是气钡双重对比造影是诊断胃癌首选和最常用的影像学检查方法。CT 影像学诊断对于进展期胃癌以及腹腔淋巴结和肝等实性器官的转移有较好的显示。MRI 有助于肝、腹膜等转移的诊断，特别是对 CT 造影剂过敏者推荐。内镜超声成像在胃癌浸润深度评估方面的优势已得到认同。

1.X 线钡餐造影

（1）早期胃癌的 X 线钡餐造影：早期胃癌 X 线造影表现是与其病理形态相对应的。

①隆起型（Ⅰ型）：X 线钡餐造影表现为息肉状、圆形或椭圆形充盈缺损，肿瘤伴有糜烂或溃疡时，可伴有浅的龛影，一般局部胃壁柔软，肿瘤基底部窄，无蒂。隆起型早期胃癌有时可发生在腺瘤样息肉病变的基础之上。

②表浅型（Ⅱ型）：可分为 3 个亚型。

A.表浅隆起型（Ⅱa 型）：造影多表现为花坛状、平盘状或表面平坦的息肉状隆起，造影检查时采用压迫法能够较好地显示病变的形态。

B.平坦型（Ⅱb 型）：造影表现多不典型，一般诊断较为困难。主要表现为胃小区粗大、紊乱及不规则。如为Ⅱa 型、Ⅱb 型、Ⅱc 型并存，诊断相对容易。

C.表浅凹陷型（Ⅱc 型）：早期胃癌中最常见的类型。造影检查表现为斑片状密度增高影，浅淡的存钡区或周围白边、中间透亮的环形影，压迫充盈像可表现为较致密的钡斑，呈圆形、椭圆形、条形或不规则形，可见黏膜集合。Ⅱ型病变有时范围很大，可侵犯相当大部分的胃壁。

③凹陷型（Ⅲ型）：造影表现有时类似于进展期胃癌的溃疡型，或者类似于良性溃疡。病变处胃壁边缘毛糙、僵直、不规则龛影等。龛影位于胃轮廓内，偶见较深的龛影突出于胃轮廓外，龛影周围黏膜尖端变细、增粗、中断，黏膜纠集。早期胃癌的黏膜糜烂或溃疡的凹陷内存积钡剂，使得凹陷病变轮廓表现为不规则、锯齿状改变。局限性胃小区结构不清、破坏，其中散在大小不等的钡斑是诊断Ⅲ型早期胃癌的重要征象。邻近胃壁柔软或僵硬，有时可见环堤。有时仅凭X线造影所见很难明确区分早期或进展期胃癌。因此，胃低张双重对比造影结合胃镜检查是发现和诊断早期胃癌的重要方法。

（2）进展期胃癌的X线钡餐造影表现：进展期胃癌的X线钡餐造影、CT征象与大体病理分型（Borrmann分型）关系密切。

①隆起型（Borrmann Ⅰ型）：X线钡餐造影表现以充盈缺损为主，边缘不规则，肿块表面可有小龛影。

②局限溃疡型（Borrmann Ⅱ型）：造影表现为大小不等的不规则龛影，主要位于胃腔内，病变区黏膜破坏、中断，周围可见不规则环堤，常伴有指压迹和裂隙征等。

③浸润溃疡型（Borrmann Ⅲ型）：造影表现为较局限溃疡型更大而深的龛影，病变与正常胃壁界线不清。

④浸润型（Borrmann Ⅳ型）：可分为局限浸润型和弥漫浸润型，造影表现为局限性或弥漫性胃壁僵硬，胃腔缩窄变形，扩张受限，病变边界不清，胃黏膜平坦似水洗样，弥漫浸润型可呈典型的皮革样胃。胃壁无蠕动，造影剂不能存留在胃内而迅速排空。

2.CT影像学诊断

（1）早期胃癌的CT表现：早期胃癌的CT表现主要是胃壁局限性增厚，表面不光滑，增强早期（动脉期）和增强晚期（静脉期或实质期）均可有强化，动脉期强化程度多高于静脉期或实质期，如果没有胃壁的局限性增厚，则与正常胃黏膜难以鉴别。因此CT对早期胃癌的表浅平坦型和表浅凹陷型检出率低。

（2）进展期胃癌的CT表现：

①隆起型（Borrmann Ⅰ型）：CT表现为胃壁局限性增厚，部分可形成较大的隆起型肿物向胃腔内或胃腔外突出，表面可伴有小溃疡。

②局限溃疡型（Borrmann Ⅱ型）：CT表现胃壁局限性增厚，表面可见溃疡，

溃疡边缘呈蕈状隆起。

③浸润溃疡型（Borrmann Ⅲ型）：CT 表现与局限溃疡型相似，溃疡更深而大，病变与正常胃壁无明显分界。

④浸润型（Borrmann Ⅳ型）：CT 表现为胃壁广泛增厚，范围大小不等，胃腔缩窄变形，病变边界不清。

（3）MRI 影像诊断：传统观点认为由于呼吸伪影、缺乏合适的口服对比剂、扫描时间较长及相对较高的费用限制了 MRI 在胃癌诊断与分期中的应用。但是，随着 MRI 快速成像序列技术的发展，图像质量较前有了很大提高，加之 MRI 本身具有良好的软组织分辨率，其在胃癌中的应用逐渐开展。典型胃癌在 T1WI 表现为低信号，在 T2WI 表现为高信号，增强扫描呈中等至明显强化。T2WI 可较清晰地显示胃壁的解剖结构，因此可用来观察肿瘤对胃壁的浸润深度，同时还可以观察区域淋巴结的情况，对肿瘤的诊断与分期有一定的帮助。

（4）淋巴结转移和远处转移的诊断：CT 增强扫描提高了血管与淋巴结的密度对比，并且配合多平面重建有利于胃周转移淋巴结的检查。MRI 的 DWI 序列也显示出对胃周淋巴结检查的优势。

肝是胃癌最常见的远处转移部位，为了提高 CT 对肝转移瘤的检查率和诊断准确率，必须在增强扫描肝静脉期完成整个肝扫描。MRI 是重要补充，特别是对 CT 造影剂过敏者。

胃癌也可以以种植转移的方式转移到腹膜、网膜、肠系膜和盆腔，表现为腹膜、网膜、肠系膜的增厚以及腹水、腹盆腔结节和肿块，在女性胃癌患者可合并有卵巢转移。因此，建议对进展期胃癌患者行腹盆腔联合扫描以全面评价病变。

（5）胸部 X 线检查：必须同时拍胸部 X 线正位和侧位片，目的是排除有无肺转移，对于胸部 X 线片发现病灶而难以定性的可选用胸部增强 CT 检查。

（6）超声检查：超声检查简单易行、价格便宜，可用于发现腹盆腔重要器官及淋巴结有无转移，也可用于锁骨上、颈部淋巴结检查。对于有条件的医院还可开展超声导引下行肝、淋巴结穿刺活检，有利于肿瘤诊断及分期。

（三）内镜检查

内镜检查＋活检是胃癌诊断最重要、最可靠的方法。

1. 电子胃镜

电子胃镜是胃癌诊断中最重要的手段之一，尤其对于胃癌的定性定位诊断和手术方案的选择具有重要作用。内镜检查前必须做充分准备，仔细观察胃的各个部位，采集图片，对可疑部位应用染色和放大技术进一步观察，进行指示性活检，这是提高早期胃癌检出率的关键。

患者出现以下症状，应警惕胃癌，并进行胃镜检查：

（1）40 岁以上，尤其是男性，短期出现的不明原因消瘦、腹痛、贫血、食欲减退等；

（2）原因不明的呕血、黑粪或粪便隐血阳性者；

（3）有长期慢性胃病史，近期症状明显加重者；

（4）消化性溃疡经正规治疗 8～12 周无效者；

（5）胃息肉＞2cm；

（6）慢性萎缩性胃炎伴肠化生或中、重度不典型增生者；

（7）胃切除术后 10 年以上者；

（8）X 线钡餐或腹部 CT 等发现的进展期胃癌，需要内镜下活检加以确诊。

2. 色素内镜

常规内镜检查后，建议对临床高度怀疑早癌、高危人群、年龄＞40 岁的受检者常规予以冲洗后靛胭脂染色或电子染色（NBI 或 FCE），以提高对早期胃癌的检出率。

3. 放大内镜

放大内镜可直接观察黏膜表面形态，根据胃小凹形状以及表面血管形态鉴别良恶性病变；另一方面，结合色素内镜技术有助于提高对微小癌灶及异型增生的检出。

4. 超声内镜（EUS）

EUS 可直接观察病变本身，还可通过超声探头探测肿瘤浸润深度及胃周肿大淋巴结，是一种较为可靠的胃癌术前分期方法，有助于胃癌的诊断、临床分期及制定手术方案。对黏膜下肿物的性质、来源以及病灶本身浸润胃壁的深度进行判断，准确率高，有助于早癌的术式选择，例如可选择行内镜下黏膜切除术（EMR）、内镜下分片黏膜切除术（EPMR）、内镜黏膜下剥离术（ESD）或外科行胃部分切除术。

（四）诊断

1.诊断标准

临床诊断主要依据症状、体征、实验室和影像学检查。

（1）早期可无症状和体征，或出现上腹部疼痛、饱胀不适、食欲减退；或原有胃溃疡症状加剧，腹痛为持续性或失去节律性，按溃疡病治疗症状不缓解；可出现呕血，黑粪。

（2）晚期体重下降，进行性贫血，低热，上腹部可触及包块并有压痛，可有左锁骨上淋巴结肿大、腹水及恶病质。

（3）贲门部癌侵犯食管，可引起咽下困难；幽门部癌可出现幽门梗阻症状和体征。

（4）实验室检查：早期可疑胃癌，游离胃酸低度或缺乏，红细胞比容、血红蛋白、红细胞下降，粪便隐血（+），肿瘤标志物异常增高。

（5）影像学检查提示胃癌（胃气钡双重对比造影、CT）。

病理诊断主要依赖胃镜活检组织病理学检查，免疫组化检查可以鉴别肿瘤的组织学分型或确定肿瘤的神经内分泌状况。胃癌的术前分期有助于制定合理的治疗方案。

2.鉴别诊断

（1）胃溃疡：胃溃疡患者青中年居多，表现为慢性周期性上腹部饱胀、隐痛，常在餐后1小时内出现，可伴恶心、呕吐、柏油样粪便，病程较长，临床表现轻，药物治疗可缓解；体检剑突下或剑突下偏左处可有压痛，多较局限，且浅表。胃癌患者多为中老年，进行性持续性中上腹痛、出血或贫血，病程较短，全身表现明显，消瘦显著，药物缓解不明显。胃溃疡造影征象是龛影，圆或椭圆形，边缘光滑整齐，周围的炎性水肿而形成环形透亮区。胃癌龛影不规则，边缘不整齐，周围黏膜变厚而不规则，僵硬，皱襞中断，无透亮区。内镜下胃溃疡通常呈圆形、椭圆形或线形，边缘锐利，基底光滑，为灰白色或灰黄色苔膜所覆盖，周围黏膜充血、水肿，略隆起。癌性溃疡不规则，凹凸不平，硬而脆，糜烂易出血。典型的胃溃疡病理呈圆形或椭圆形，深而壁硬，边缘充血水肿，基底光滑、清洁、表面覆以纤维素苔膜。进展期胃癌溃疡深而大，底不平，边缘隆起，向深层浸润，常伴出血、穿孔。胃溃疡癌变的发生部位以胃溃疡最好发的胃角为中心的小弯侧最多见，发病高峰在 40~50 岁，平均年龄为 50.5 岁；而胃癌发生部位多见于肠上皮化生的幽门区，其发病高峰＞60 岁，平均发病年龄为 59.5 岁。据报道胃溃疡的癌变率为 1%~5%。

（2）胃息肉：常见的是炎性或增生性息肉。腺瘤型或绒毛型息肉癌变率高。对胃息肉癌变率的报道差别很大（0~50%），据 Huppler 对 200 多例病例的分析，多发性息肉的癌变率高于单发性息肉，腺瘤型息肉高于增生性息肉，可高达 15%~40%。

（3）胃平滑肌瘤：为常见的胃良性肿瘤，发生在胃肌层。多见于中年以上，男女无明显差别。常为单发，胃体部最常见。一般为圆形或椭圆形，质硬，表面光滑。可突出胃腔或浆膜下。肿瘤组织由分化好的平滑肌束构成，瘤细胞呈梭形，核分裂象极少。X 线及胃镜可见基底宽的半球形隆起。CT 可显示肿瘤位置、大小、与周围组织关系。

（4）胃巨大皱襞症：可见于全胃，胃大弯和胃底常更明显。胃镜表现为胃黏膜皱襞特别粗大、肥厚、扭曲、走行紊乱，严重的酷似多发息肉，蠕动和柔软度基本正常。X 线检查可见胃黏膜呈环状或弯曲改变，胃腔扩张性好。而浸润型胃癌黏膜多为直线形增粗，胃腔常狭窄变形。

（5）肥厚性胃窦炎：多有幽门螺杆菌感染病史。胃镜或 X 线表现为胃窦狭窄，蠕动消失。但黏膜正常多有环形皱襞，胃壁仍保持一定伸展性，而浸润型胃癌黏膜平坦或呈颗粒变形，胃壁僵硬狭窄。

（6）疣状胃炎：慢性糜烂性胃炎又称疣状胃炎，大多无症状和体征，可有餐后饱胀、泛酸、嗳气、无规律性腹痛等症状。胃镜可发现胃黏膜出现多个疣状、膨大皱襞，顶端可见黏膜缺损或脐样凹陷，中心有糜烂，以胃窦部多见。病理特点为多发性糜烂和浅表性溃疡。

（7）胃黏膜脱垂：胃黏膜脱垂是指异常松弛的胃窦黏膜向前通过幽门管脱入十二指肠球部。症状轻，可无症状，或仅有腹胀、嗳气等症状。常与患者体位有关，右侧卧位容易发生。胃镜可见胃窦部黏膜充血、水肿。胃窦收缩时，胃黏膜皱襞进入十二指肠，舒张时回复。X 线造影：患者取右侧卧位时，可见十二指肠球底部中心性充盈缺损。

（8）原发性恶性淋巴瘤：原发于胃而起源于黏膜下淋巴组织的恶性肿瘤，可发生于任何年龄，好发于中青年。平均发病年龄较胃癌年轻，男性多于女性。病程长而全身情况较好，可有发热、消瘦等全身症状，梗阻症状较少见。可发生于胃的任何部位，以胃窦及幽门前区多见。淋巴结累及较同等大小的胃癌少。肿瘤质地较软，切面偏红。胃镜可见黏膜隆起、溃疡、粗大肥厚的皱襞、黏膜下多发结节，肿瘤表面的黏膜可未破坏。CT可见胃壁增厚，范围常较胃癌弥漫。可有浅表淋巴结、肝、脾、纵隔累及。

（9）胃间质瘤：胃间质瘤是消化道最常见的间叶源性肿瘤，具有*c-kit*基因突变和KIT蛋白（CD117）表达的生物学特征。症状轻，可无任何症状，也可有上腹部不适、消化道出血。体检可发现腹部肿块。多位于胃体上部，呈膨胀性生长，可向黏膜下或浆膜下浸润形成球形或分叶状的肿块。肿瘤可单发或多发，质地坚韧，界限清楚。造影可见边缘整齐的充盈缺损。胃镜可见黏膜下肿块。CT、MRI可见胃腔外生长的结节状肿块。很少发生淋巴结转移，可有血行转移。

（10）胃类癌：胃类癌主要来源于肠嗜铬样细胞。胃类癌可分为Ⅰ、Ⅱ、Ⅲ型，其中Ⅲ型与胃癌不易鉴别。可有类癌综合征表现，如皮肤潮红和水肿、流泪、头痛、支气管痉挛；实验室检查可有血清胃泌素升高。诊断主要依靠组织病理及免疫组化，可有CgA、Syn、NSE阳性。胃类癌合并第二原发肿瘤的比例高。生长抑素类药物可缓解类癌综合征及改善生活质量。Ⅰ型胃类癌的5年生存率为90%，Ⅱ型为70%，Ⅲ型预后差，5年生存率低于50%，但较同期胃癌好。

七、治疗

（一）治疗原则

临床上应采取综合治疗的原则，即根据患者的机体状况，肿瘤的病理类型、侵犯范围（病期）和发展趋向有计划地、合理地应用现有的治疗手段，以期最大幅度地根治、控制肿瘤和提高治愈率，改善患者的生活质量。对拟行放、化疗的患者，应做Karnofsky或ECOG评分。

胃癌的治疗主要分为手术治疗、放射治疗和化学治疗及其他相关治疗。

（二）手术治疗

1.胃解剖学

胃大部分位于腹腔的左上方。胃的入口称贲门，上接食管，位于第10或11胸椎左侧。出口称幽门，通十二指肠，位于第 1 腰椎下缘右侧。胃小弯，自贲门延伸到幽门，其最低点弯度明显的折转处称角切迹。胃前壁朝前上方，与肝、膈肌和前腹壁相邻。胃后壁朝向后下方，构成网膜囊前壁的一部分，与脾、胰腺、横结肠及系膜和膈肌脚等相邻，共同构成胃床。胃以贲门平面以上及胃角切迹向右为界，可将胃分为胃底部、胃体部和胃窦部。

（1）胃的血供：胃的血供丰富，其动脉血来源于腹腔干及其分支，其沿胃大、小弯形成两个动脉弓，再由弓上发出小分支至胃壁。胃大弯动脉弓由胃网膜左动脉（源于脾动脉）和胃网膜右动脉（源于胃十二指肠动脉）构成。胃小弯动脉弓由胃左动脉（源于腹腔干）和胃右动脉（源于肝固有动脉）构成，此外还有胃短动脉、胃后动脉、左膈下动脉、胰十二指肠前上动脉、胰十二指肠后上动脉、十二指肠上动脉等动脉也参与胃的血液供应。胃的静脉与同名动脉伴行，最后汇入门静脉。

（2）胃的神经：胃由交感神经和副交感神经支配。交感神经来自脊髓第 6—9 胸节，经内脏大神经至腹腔神经节，最终分支到胃壁，其作用为抑制胃的分泌和蠕动，增加幽门括约肌张力和传出痛觉。副交感神经纤维来自左、右迷走神经，作用为促进胃的运动、增加胃液分泌。迷走神经前、后干在下行过程中分支至胃前、后壁，且在胃角切迹附近以"鸦爪"形分支分布于幽门窦和幽门管的后壁，负责调节幽门的排空功能。

（3）胃的淋巴：胃黏膜下淋巴管丰富，其淋巴液经引流后分区回流至胃大、小弯侧血管周围淋巴结群，最后汇入腹腔淋巴结，经乳糜池和胸导管入左颈静脉。胃的淋巴非常丰富，胃壁内的淋巴管网有丰富的吻合，因此发生在任何一处的胃癌都可能侵及胃其他部位相应的淋巴结。胃的输出淋巴管，大多沿胃左动脉、肝总动脉、脾动脉及其分支走行，并且逆动脉血流方向向其根部集聚。不同部位胃癌各站淋巴结划分情况见表 1-5。

表 1-5　不同部位胃癌各站淋巴结划分

胃癌部位	AMC，MAC，MCA，CMA	A，AM，AD	MA，M，MC	C，CM
第 1 站（N1）	1，2，3，4，5，6	3，4，5，6	K3，4，5，6	1，2，3，4s
第 2 站（N2）	7，8a，9，10，11	1，7，8a，9	2，7，8a，9，10，11	4d，5，6，7，8a，9，10，11，20

胃癌部位	AMC, MAC, MCA, CMA	A, AM, AD	MA, M, MC	C, CM
第3站（N3）	8p, 12, 13, 14v, 17, 18, 20, 110, 111	2, 8p, 10, 11, 12, 13, 14v, 17, 18	8p, 12, 13, 14v, 17, 18	8p, 12, 13, 14v, 17, 18, 19, 110, 111
第4站（N4）	14a, 15, 16, 19	14a, 15, 16, 19, 20	14a, 15, 16, 19, 20	14a, 15, 16

注：A，胃窦；M，胃体；C，贲门；D，十二指肠。

2. 手术治疗

原则上，手术切除是胃癌的主要治疗手段，也是治愈胃癌的首选方法。外科手术旨在完整切除病灶及胃断端5cm切缘。胃远侧部癌应切除十二指肠第一段3～4cm，近侧部癌应切除食管下端3～4cm。目前以D表示淋巴结清除范围，如D_1手术指清除至第1站淋巴结，如果达不到第1站淋巴结清除要求的则为D_0手术，D_2手术指第2站淋巴结完全清除。

对于远端胃癌，胃次全切除较全胃切除并发症少；对于近端胃癌，肿瘤较早期的可考虑行近端胃大部切除术；多数进展期近端胃癌宜施行全胃切除。

减状手术和姑息性切除的主要目的如下。

（1）减状：如解决肿瘤引起的梗阻、出血、穿孔等。

（2）减瘤：如将肉眼可见肿瘤尽可能切除，减少肿瘤负荷，便于术后进一步治疗（如放疗、化疗等）。晚期胃癌患者治疗的目的是改善生活质量。

3. 手术适应证与禁忌证

（1）适应证：

①可切除的肿瘤：

a.T_{1a}—T_3：应切除足够的胃，并保证显微镜下切缘阴性（一般距肿瘤边缘≥5cm）；

b.T_4肿瘤需将累及组织整块切除；

c. 胃切除术需包括区域淋巴结清扫术（D），推荐D_2手术，切除至少15个或以上淋巴结；

d. 常规或预防性脾切除并无必要，当脾脏或脾门受累时可考虑行脾切除术；

e. 部分患者可考虑放置空肠营养管（尤其是推荐术后进行放化疗者）。

②无法切除的肿瘤（姑息治疗）：

a. 若无症状则不进行姑息性胃切除术；

b. 不需要淋巴结清扫；

c. 短路手术有助于缓解梗阻症状；

d. 胃造口术和（或）放置空肠营养管。

③无法手术治愈的标准：

a. 影像学证实或高度怀疑或活检证实 N_3 以上淋巴结转移；

b. 肿瘤侵犯或包绕大血管；

c. 远处转移或腹膜种植；

d. 腹水细胞学检查阳性。

（2）禁忌证：

①全身状况恶化无法耐受手术；

②局部浸润过于广泛而无法切除；

③有远处转移的确切证据，包括多发淋巴结转移、腹膜广泛播散和肝多灶性转移等；

④心、肺、肝、肾等重要脏器衰竭，严重的低蛋白血症和贫血、营养不良不能耐受手术者。

4. 手术方式

（1）根治性远端胃切除术（D_2）：胃癌根治术旨在充分切除病变器官的同时，清除相应的转移淋巴结及浸润的相邻器官。

远端胃癌根治术（D_2）的适应证：凡属胃下部（L）或中下部（LM）的早期和进展期胃癌，仅有第一、第二站淋巴结受累，无第三站淋巴结转移和广泛侵及胃周围组织和器官者。

①术前准备：术前需通过上消化道造影、腹盆腔 CT，以及超声内镜等检查进行临床分期，了解肿瘤浸润深度、部位、范围及淋巴结转移情况；通过胃镜活检明确病理诊断。

②麻醉与体位：采用气管内插管静脉复合麻醉或持续硬膜外麻醉；患者取仰卧位。

③切口：选上腹正中切口，自剑突向下绕脐右侧至脐下 3～5cm，必要时可切除剑突。沿腹白线切开，由肝圆韧带左侧进腹，保护切口，以防肿瘤细胞

种植。

④腹腔内探查：自下而上、由远而近检查腹腔内各脏器（包括盆腔），最后检查胃的原发病灶。需查明下列各项：肿瘤部位、大小、活动度、浆膜面浸润情况（Borrmann 大体分型）及估计肿瘤浸润深度（T）；肿瘤与胰腺、横结肠系膜、肝等邻近脏器有无粘连侵犯；有无腹膜播散（壁腹膜、肠系膜、直肠膀胱凹陷、肠壁浆膜等）；女性患者须探查有无卵巢转移；肉眼下探明各组淋巴结转移情况。

⑤分离大网膜：显露右侧大网膜起始部，即由十二指肠第二、第三段角及结肠右曲开始，自右向左分离大网膜。继而沿胰腺头部下缘间隙分离至横结肠边缘，然后沿结肠缘的疏松层向左分离，剥离横结肠系膜前叶。显露大网膜左侧起始部，即脾结肠韧带。切开该韧带，自左向右继续分离横结肠系膜前叶之左半，直达胰尾下缘。沿横结肠边缘由浅入深离断大网膜附着处。将大网膜、横结肠系膜前叶一并分下，向上掀起。

⑥清除 No.6 淋巴结：将已分离的大网膜和横结肠系膜前叶向上掀起，于胰腺钩突部显露肠系膜上静脉，清除其周围淋巴结缔组织。在胰头前显露胃结肠共同干，分离其胃支（胃网膜右静脉），结扎切断，清除其周围脂肪、淋巴组织。于胃网膜右静脉的深部解剖出胃网膜右动脉，根部结扎切断，一并清除 No.6 淋巴结。

⑦清除 No.12、No.5 淋巴结：显露肝十二指肠韧带，从肝缘向下清除肝十二指肠韧带内的脂肪、淋巴结及 No.12 淋巴结并显露肝动脉、胃右动脉及静脉。近肝动脉起始部结扎、切断胃右动脉及静脉，清除 No.5 淋巴结。

⑧切断胃网膜左血管和胃短血管：向右下推移胃大弯，暴露胃脾韧带，于脾脏下极内侧，胰尾前方，仔细分离出胃网膜左血管，近脾侧将其切断结扎。离断胃网膜左血管后，自下而上逐支分离切断、结扎胃短血管，保留最上两支，使胃底、体交界部充分游离。此操作时，术者左手宜始终向右下方牵拉胃大弯以保持张力，便于解剖和离断血管。此时显露脾门，探查 No.10、No.11 组淋巴结。

⑨清除 No.7、No.8、No.9 淋巴结：沿肝下缘切断肝胃韧带，以牵拉器拉开左肝，沿肝总动脉上缘，自右向左分离解剖肝总动脉至腹腔动脉干，分清腹腔动脉三分支，显露胃左动脉起始部，结扎切断。沿途清除 No.7、No.8、No.9 淋巴结。该操作应注意仔细结扎淋巴管，避免淋巴漏。

⑩清除 No.1、No.3 淋巴结：近贲门旁起紧贴食管、胃壁小弯侧，自上而下

将此处的血管分别结扎切断直至贲门血管下 3cm。同时合并清除该区域的脂肪组织及 No.1、No.3 淋巴结。注意避免损伤食管壁及胃壁。

⑪ 切除标本：提起胃窦部，离幽门 2～3cm 处横断十二指肠，向上翻起胃体，切除胰腺被膜并清除胰腺上缘淋巴结。在贲门下小弯侧 3～5cm 处与相对应的大弯侧之连线处以闭合器闭合并离断胃体（保留近端胃约 1/3）。将远端胃大部、十二指肠第一部近端、大小网膜、横结肠系膜前叶及相关脂肪淋巴组织切除。

⑫ 消化道重建：应用吻合器于残胃大弯侧后壁与十二指肠（Billroth Ⅰ式）或空肠（Billroth Ⅱ式）行吻合。消化道重建时，吻合口应无张力，必要时可间断加固缝合，以止血或减少张力。如肿瘤切缘十分接近幽门、十二指肠球部，或行 Billroth 式有困难者，宜选用 Billroth Ⅱ式或 Roux-en-Y 术式重建消化道。

（2）全胃切除术：全胃切除术的适应证为：全胃癌、多发性胃癌、胃体癌浸润型、胃窦癌侵及胃体残胃癌和残胃复发癌；胃上部癌除局限型的进展期胃癌、直径 2～3cm 以内、无淋巴结转移或仅有胃上中部淋巴结转移者可行近端胃切除术外，其余均应行全胃切除。全胃切除术后可以选择各种不同的消化道重建术，例如 Roux-en-Y 重建、食管—空肠吻合加 Braun 吻合重建、间置空肠代胃重建等。

（3）腹腔镜手术：腹腔镜胃癌手术并发症少，住院时间以及费用都少于开腹组。因此，目前认为腹腔镜手术是治疗早期胃癌的首选。

进展期胃癌可以选用腹腔镜 D_2 手术。2012 年，日本的一项单中心回顾性研究结果显示：167 例 T_{1-2} 期胃癌患者行腹腔镜或开腹 D_2 手术，腹腔镜和开腹 D_2 手术患者的 5 年无复发生存率分别为 89.6% 和 75.8%，5 年总生存率分别为 94.4% 和 78.5%，均无统计学意义。韩国 KLASS 研究组在 2012 年进行的一项大样本回顾性研究发现：进展期胃癌行腹腔镜手术，其中 D_2 根治手术比例超过 2/3，其 5 年生存率，按 TNM 分期分别为 90.5%（Ⅰb 期，n=86）、86.4%（Ⅱa 期，n=53）、78.3%（Ⅱb 期，n=44）、52.8%（Ⅲa 期，n=24）、52.8%（Ⅲb 期，n=24）和 37.5%（Ⅲc 期，n=8），与以往报道的开腹手术效果类似。上述两项研究进一步证实了腹腔镜治疗进展期胃癌的效果。

5. 胃癌内镜切除术

（1）内镜下黏膜切除术（EMR）：日本国立癌症中心及癌症研究会附属医院推荐：黏膜内癌中所有的无溃疡糜烂的分化型癌；直径 3cm 以下的有溃疡糜烂

的分化型癌；2cm以下的无溃疡糜烂的未分化型癌，若这些病例均无淋巴结转移，可以采用EMR治疗。日本胃癌学会编纂的胃癌治疗指南中，EMR的适应证为直径＜2cm的分化型黏膜内癌，凹陷型必须无溃疡糜烂。EMR术中提倡一次性切除，当切缘有肿瘤残留时可再次施行EMR或追加胃切除术。术后病理证实，肿瘤侵犯达黏膜下层＜0.5mm且无血管、淋巴管侵犯时，可追加胃切除术或严密随访；若侵犯达黏膜下层伴血管、淋巴管侵犯的或侵犯黏膜下层＞0.5mm，则加行胃癌D_2根治术。

EMR后应当对所切除的标本进行严格的病理组织学检查，判断病变是否完全切除。将标本连续切片，符合以下标准者说明标本边缘无癌细胞：①每个切片边缘均未见癌细胞；②任一切片的长度大于相邻近切片中癌的长度；③癌灶边缘距切除标本断端：高分化型腺癌为1.5mm，中分化型腺癌为2.0mm。符合以上标准提示早期胃癌达到完全切除，不符合上述标准视为未完全切除。目前EMR所面临的最大问题是术前诊断如何避免病灶的侵犯深度和区域淋巴结转移状况的评估不足。Korenaga等报道11例EGC患者接受EMR治疗，术后病理显示有5例（45%）为黏膜下癌，1例（9%）术前漏诊淋巴结转移。内镜下超声诊断的准确率只有80%左右，而近年来研究趋热的前哨淋巴结检测结论尚待进一步论证，因此提高诊断准确率将是EMR发展的关键。

（2）内镜下黏膜下层切除（ESD）：ESD技术是2000年以后出现的，由EMR发展而来，扩大了内镜治疗EGC的适应证，可以完整切除较大肿瘤，甚至是溃疡病灶。ESD的优点在于能够完全切除直径＞2cm甚至约10cm的病变。

6. 胃癌术后并发症及其处理

胃癌的外科治疗可能引起一些并发症，甚至危及患者生命。

（1）腹腔内出血：国内文献报道，胃切除术后近期出血的发生率为1%左右。其主要原因为：①胃网膜血管结扎不牢或结扎线脱落引起出血；②术中牵拉不当造成脾、肝撕裂；③食管旁及胃小弯上端的断端血管结扎后回缩出血；④膈下血管的损伤或结扎线脱落造成术后出血。

一旦发生动脉性大出血，输血、补液多难奏效。腹腔内出血较多，有活动性出血或休克表现者，需及时手术探查。开腹后首先探查最可能出血的部位或血块最集中处，有效止血，彻底清理腹腔。

（2）消化道出血：

①术后消化道出血的原因：吻合口或残胃切缘出血；应激性溃疡出血；遗漏出血病灶。胃癌术后发生上消化道出血可以立即行血管造影显示出血位置，首先采用动脉栓塞技术止血，栓塞无效时应采用手术止血。

需迅速查明出血的部位和原因，并对出血量做出大致的判断，在诊断的过程中同时要采取止血、补液、输血及抗休克等治疗措施，在最短的时间内选择下一步治疗方案。

②诊断方法：a. 胃镜检查，最好在出血时进行检查，可提高诊断阳性率，但要在休克已经改善、生命体征稳定的情况下进行；b. 血管造影，如果胃镜不能确定出血部位，可采用介入技术行选择性腹腔动脉造影，有时可以同时采用腹腔动脉及肠系膜上动脉双管造影，以发现十二指肠以下部位的出血；c. 手术探查，胃癌术后大出血虽然非常紧急，但不能轻率盲目行手术探查，因为部分出血灶在麻醉或血压下降后可能停止出血，术中寻找病灶难度很大。当出血迅猛、生命体征不稳定，无法耐受进一步检查时，要果断及时进行手术。

③治疗方法：a. 保守治疗，首先予以镇静，同时静脉输入止血药物，生长抑素对上消化道出血有明显的止血作用，必要时输血；b. 手术治疗，再手术力求简单有效，最好能在术前行内镜检查，以明确出血部位并指导治疗；如果术中发现的病灶不能解释出血原因，或术中已自行止血，则最可能的出血灶仍在吻合口或首次手术涉及的部位，应再进行缝合加固；止血完成后，可使患者的血压适当上升，再进行彻底探查，并观察胃管内的引流情况。

（3）吻合口瘘：

①原因：多发生于胃癌合并幽门梗阻、全身营养状态欠佳、局部胃壁水肿、缝合不够完善及术后胃肠胀气的情况下。如果在术前就存在胃壁水肿及胃周围严重的粘连、瘢痕组织增生等病理变化，那么在此基础上行胃肠吻合或胃食管吻合就容易发生吻合口瘘。

②治疗：首先要保证漏出物及时、充分地引流到体外，禁食、持续胃肠减压和保持腹腔引流通畅，同时给予充分的营养支持和针对性的抗生素治疗以控制感染，维持水、电解质、酸碱平衡也是不可缺少的措施。保持腹腔引流管通畅；如已拔除引流管，可在超声或 CT 引导下穿刺置管，如引流不畅要考虑开腹引流。

（4）十二指肠残端漏：

①原因：除了贫血等全身因素外，局部因素主要有术前合并幽门梗阻，水肿严重；十二指肠残端游离过长，断端缺血；吻合口张力较大，缝合欠佳；术后空肠输入袢梗阻，十二指肠压力增高等。术后如果合并其他并发症，如急性胰腺炎、残端周围局部积液或感染、输入袢梗阻等，也是造成残端瘘的原因。而远期十二指肠残端漏的发生大多是输入袢梗阻造成的，主要是胆汁、胰液、十二指肠液积聚在十二指肠内，肠腔内压力不断升高，最终导致残端破裂。

②治疗：对于早期发现的十二指肠残端漏，如果漏出量少且无明显腹膜炎体征，可经右上腹引流，也可在 CT 或超声引导下放置腹腔引流管进行引流。对于引流不畅且存在严重的腹膜炎或全身并发症者，应尽早手术治疗。手术时应彻底清除腹腔内感染灶，同时在十二指肠残端周围放置有效的引流管。数周后，待周围形成瘘管，再逐步拔除引流管，瘘管多可自行愈合。

（5）残胃排空迟缓：残胃排空迟缓又称胃瘫，是指胃大部切除术后早期出现的一种以残胃流出道非机械性梗阻为主要临床征象的功能性并发症，经保守治疗可以治愈。

①原因：a. 精神心理刺激引起胃肠自主神经功能失调；b. 基础疾病，存在影响胃动力的全身性因素，如糖尿病、低蛋白血症、电解质紊乱、营养不良、贫血等；c. 吻合口炎症、水肿；d. 胃酸引起输出袢肠管痉挛；e. 手术创伤，手术时间较长，损伤了迷走神经等；f. 手术方式，胃大部切除术后 Billroth Ⅱ式吻合较 Billroth Ⅰ式吻合有较高的残胃排空障碍发生率；g. 术前存在胃流出道梗阻。

②治疗：a. 心理治疗：医生要向患者做解释工作，消除患者顾虑；b. 禁水、禁食、胃肠减压，使残胃处于空虚状态，有利于残胃蠕动恢复；c. 给予足够的液体、热量及电解质；d. 高渗盐水冲洗残胃，消除胃壁水肿；e. 药物治疗，主要有胃肠促动药、红霉素、拟胆碱药等。

（6）吻合口狭窄：

①原因：a. 手术技术相关因素：吻合口开口过小，或内翻过多、两端黏膜对合不整齐，缝线过紧、过密或吻合器口径选择不当，使吻合口愈合形成的瘢痕较大；b. 机械性因素，吻合口周围形成瘢痕组织造成压迫，结肠后胃空肠吻合，横结肠系膜固定不牢，滑脱压迫吻合口；c. 吻合口癌，胃大部切除术后肠液、胆汁、胰液等反流，使吻合口发生炎症、萎缩和肠化生以致癌变。

②治疗：由吻合口水肿等引起的轻度狭窄，常可经禁食、禁水、胃肠减压治疗后，待水肿消失后可缓解。吻合口瘢痕或压迫等引起的中、重度狭窄，经保守治疗无效后，可行内镜下扩张术，多可缓解，必要时再次手术。

（7）吻合口梗阻：

①原因：

A. 器质性因素：a.吻合口狭窄，端端吻合比侧侧吻合易引起吻合口狭窄；由吻合口漏引起的局部肿胀及肉芽组织形成，最终出现瘢痕性愈合，造成吻合口狭窄，有时呈完全性梗阻；b.术后吻合口微小渗漏、局部淤血及急性胰腺炎可产生炎性团块压迫吻合口；c.结肠后胃空肠吻合，横结肠系膜固定不牢、滑脱压迫吻合口；d.吻合口位置和角度不当，胃和空肠吻合时，吻合口位置高过大弯侧上方就可能发生梗阻；e.吻合时浆肌层组织内翻过多、肠管粘连、内疝及扭曲；f.吻合口肿瘤复发。

B. 功能性因素：a.吻合口水肿或血肿，为暂时性，多见于Billroth Ⅱ式吻合后或者术前合并严重幽门梗阻，Billroth Ⅱ术后由于胆汁反流入胃引起反流性食管炎，胃黏膜充血、水肿、渗出、糜烂等改变以及切断支配胃的神经支，使胃的蠕动功能减弱，水肿一般在术后3～4天最严重，7～14天逐渐消退；b.残胃弛缓、蠕动不良；c.全胃切除术采用逆蠕动吻合时就有引起梗阻的可能；d.体弱高龄的患者，有慢性疾病或有抑郁状态的患者容易发生梗阻。

②诊断：胃切除术后常在第3天可开始进少量流质饮食。若患者进流质饮食后出现上腹饱胀，伴恶心、呕吐，并以呕吐胃内容物为主，应怀疑吻合口排空障碍。此时重新插入胃管，可吸出较多胃液。术后7天仍未缓解，可用水溶性造影剂观察残胃有无潴留，有无排空延缓，吻合口是否狭窄以及输出空肠祥状况；术后2～3周后尚未解除，可行胃镜检查。胃肠造影或胃镜检查有助于判断是吻合口水肿的功能性梗阻还是吻合口狭窄的机械性梗阻。

③治疗：先采用非手术治疗，包括禁食、持续胃管吸引，也可用3%温热高渗盐水或0.5%碳酸氢钠洗胃，促进水肿消退。补液维持水和电解质平衡，特别要注意补钾。给予H_2受体拮抗剂。同时采用胃肠外营养，适当给予白蛋白或血浆。糖皮质激素有利于水肿消退，可用地塞米松。水肿和炎症反应一般可望在2～3周消退，症状随之缓解。有极少数患者需长时间治疗，此时可进行胃镜检查明确是否吻合口水肿，可试行在胃镜下用带气囊导管的扩张器行球囊反复扩

张，并通过吻合口向输出襻肠段腔内注气，扩张注气 1～2 天后梗阻可解除。对吻合口水肿要耐心等待，不可贸然手术，如经过 5～6 周治疗，梗阻症状仍未解除，可进行 X 线或胃镜检查，检查吻合口有无水肿征象，胃镜下可切开吻合口处的狭窄环或瘢痕，明确机械性梗阻时，可考虑手术治疗。若原为 Billroth Ⅰ 吻合，一般不宜拆除原吻合口，行残胃空肠端侧吻合短路较为安全。原 Billroth Ⅱ 式吻合口器质性狭窄需扩大吻合口或切除原吻合口重建新口，或改为 Roux-en-Y 吻合。吻合口或输出襻周围粘连应予以分离。术中可加做空肠造瘘，以维持营养、促进康复。

（8）急性输入襻梗阻：

①原因：输入襻过长，自身扭曲、粘连折叠；过长的输入段可通过肠段系膜与横结肠系膜间的间隙形成内疝；Billroth Ⅱ 式吻合输入襻过短或胃小弯侧切除过多，在吻合口处形成锐角；结肠前吻合受到横结肠的压迫；结肠后吻合横结肠系膜固定不确切，滑脱压迫或缝合有遗漏固定不确切，游离系膜可能压迫输入肠段；结肠前吻合且输入襻过长，输入襻进入输出襻后间隙形成内疝；输入肠段胃吻合时肠黏膜翻入过多形成狭窄；空肠胃套叠等。

②诊断：属于急腹症，多发生在术后早期，但也可在术后多年发生。表现为上腹部持续性剧痛，阵发性加重，可向肩背部放射，一般药物不能缓解疼痛，伴有恶心、呕吐；随即出现发热、脉搏增快及休克。体检初始腹部体征不明显，与剧痛不相符。当肠管趋于坏死后出现腹肌紧张、压痛及反跳痛。有时右上腹可触及包块。白细胞计数和血清淀粉酶增高。X 线平片及 CT 检查可见右上腹极度扩张的肠襻，有助于与急性胰腺炎的鉴别。

③治疗：凡 Billroth Ⅱ 式胃大部切除术后突发上腹剧烈疼痛，应考虑到此并发症的可能，需急诊手术。术中如果肠管尚未坏死，可单纯行空肠输入襻和输出襻侧侧吻合。如果输入襻过长且扭曲粘连，或为内疝及套叠，或输入襻部分坏死，应切除部分相关肠段，远切端（胃侧）关闭，近切端与空肠输出襻做端-侧吻合（即改为 Roux-en-Y 吻合）。如果输入空肠襻和十二指肠已经广泛坏死，将被迫行十二指肠切除术。临床所见病例常因病情发展迅速，诊断困难，因而手术偏晚，死亡率很高。

④预防：行 Billroth Ⅱ 式吻合时，空肠输入襻既不能过长也不能太短。一般空肠后吻合输入襻长 5～8cm，结肠前吻合长为 10～15cm。要特别注意吻合口

不能成角，输入袢和输出袢排列平顺，不能扭转。结肠后吻合时横结肠系膜裂孔需牢靠地固定于残胃前后壁，不留间隙。

（9）早期倾倒综合征：饭后30分钟以内出现倾倒综合征症状称为早期倾倒综合征。胃切除术后早期倾倒综合征发病率，文献报告为10%~40%。Billroth Ⅱ式吻合后，发生率约为20%；Billroth Ⅰ式吻合后约为15%。残胃越小，越易发病，程度越重。据上西纪夫等报告，胃大部切除术后早期倾倒综合征发病率约为10%，全胃切除术后约为32%，二者有明显差异。发病率与性别无关，但随年龄增加而减少。

①原因：a.胃内容物迅速排空；b.肠管扩张伸展；c.肠运动亢进；d.循环血液量减少；e.体液性因素，包括5-羟色胺、缓激肽、组胺、苯二酚胺等；f.血液生物学变化；g.神经精神因素。近年来，有研究认为全胃切除术后倾倒综合征可能与肠道肽类激素相关。

现在认为是诸多因素综合作用的结果。由于幽门功能丧失或改道手术，未消化的高渗性食物迅速进入小肠内，引起血管内细胞外液向肠管内移动，致使上段小肠扩张伸展。小肠黏膜内的嗜铬细胞向血内释放5-羟色胺和其他体液因素和消化道激素，引起了各种各样的症状。另外，血管内水分释出，循环血浆量减少刺激压力感受器，表现为末梢血管扩张、血压降低、脉快、出汗等；进而由于食物的吸收和苯二酚胺升高，血糖迅速升高，胰岛素过量分泌，产生了低钾血症、低血糖症；腹部血流量增加，脑血量减少，产生了乏力、头晕甚至神志不清。

②诊断：临床症状主要包括全身的血管舒缩症状和消化系统症状。全身症状主要有乏力、疲倦感、颜面潮红或苍白、全身发热、冷汗、头痛、麻木及神志不清等；消化系统症状有嗳气、肠鸣、腹痛、腹胀、腹泻等。

只要饭后30分钟内出现上述全身性症状，首先诊断为早期倾倒综合征。当然，全胃切除术后患者餐后出现的上腹部不适、腹胀及恶心等症状不能诊断为倾倒综合征。此外，诊断倾倒综合征时还应通过胃镜、X线或相关检查排除全胃术后的其他并发症。

③治疗：一般采取非手术治疗。a.饮食疗法：饮食方法为首选，摄取高蛋白、高脂肪、低糖食物，减少液体成分，以干、固体食物为主，夜间多饮水。此外，最近提出同时摄取高纤维素食物和水溶性纤维，可延迟糖类食物吸取，抑制各种消化道激素分泌，多可减轻症状。b.药物疗法：主要应用体液因素拮抗剂，

如抗 5- 羟色胺药、抗组胺药、抗缓激肽药、黏膜麻醉药、自主神经阻断剂等，但疗效不确切。多数病例术后经过 1 ~ 2 年，症状逐渐减轻或消失，坚持上述疗法甚为重要。c.外科疗法：上述保守治疗完全无效者，考虑行外科治疗，包括缩小吻合口和改变消化道重建方式。

（10）晚期倾倒综合征：饭后 2 ~ 3 小时出现倾倒综合征症状称为晚期倾倒综合征。发生率比早期倾倒综合征少，一般在 5% 以下。

①原因：胃切除后，食物迅速进入空肠内，特别是高糖食物，迅速吸收，形成短时间的高血糖。胰岛素反应性地过量分泌，紧接着又形成低血糖，血糖值在 50g/L，便出现一系列症状。此外，胰岛素过量分泌，则消化道激素抑胃肽（GIP）分泌异常，可能参与作用。

②诊断：饭后 2 ~ 3 小时，出现周身乏力、困倦感、无欲感、冷汗、肌无力、头晕、神志不清、手足震颤及有空腹感，持续 30 ~ 40 分钟，安静休息后缓解。症状发作时，口服或静脉注射葡萄糖，症状迅速好转。为了确定诊断，症状发作时可抽取静脉血测定血糖值。

③治疗：轻症患者，经过一段时间后渐好转；重症患者，采用食物疗法亦有良效，均可减轻症状；采取外科疗法者甚少。

7. 放射治疗

放射治疗主要用于胃癌手术后的辅助治疗，不可手术局部晚期胃癌的同步化放疗，以及晚期转移性胃癌的姑息减症治疗。

（1）放射治疗原则

①胃癌无论术前或术后放疗均建议采用顺铂和 5- 氟尿嘧啶及其类似物为基础的同步化放疗；胃癌 D_0-D_1 根治性切除术后病理分期为 T_3、T_4 或 N+ 但无远处转移的病例应给予术后同步化放疗；标准 D_2 根治术后病理分期为 T_3、T_4 或区域淋巴结转移较多者建议行术后同步化放疗。

②非根治性切除局部有肿瘤残存病例（R_1 或 R_2），只要没有远处转移均应考虑给予术后局部区域同步化放疗。

③无远处转移的局部晚期不可手术切除胃癌，如果患者一般情况允许，可以考虑给予同步化放疗，期望取得可手术切除的机会或长期控制的机会。

④术后局部复发病例如果无法再次手术，之前未曾行放疗，身体状况允许，可考虑同步化放疗，化放疗后 4 ~ 6 周评价疗效，期望争取再次手术切除，如无

法手术建议局部提高剂量放疗并配合辅助化疗。

⑤不可手术的晚期胃癌出现呕血、便血、吞咽不顺、腹痛、骨或其他部位转移灶引起疼痛，严重影响患者生活质量时，如果患者身体状况允许，通过同步化放疗或单纯放疗可起到很好的姑息减症作用。

⑥放疗使用常规放疗技术或转入具备条件的上级医院采用调强适形放疗技术。

⑦需要术后辅助放疗的病例在放疗前要求肝肾功能和血常规基本恢复正常。

（2）治疗疗效评价：放射治疗的疗效评价参照 WHO 实体瘤疗效评价标准或RECIST（实体瘤疗效评价标准）。

（3）重要器官保护：采用常规放疗技术或调强适形放疗技术时，应注意对胃周围脏器特别是肠道、肾和脊髓的保护，以避免对它们产生严重的放射性损伤。

（4）放射治疗技术：三维适形放疗技术（3DCRT）和调强放疗技术（IMRT）是目前较先进的放疗技术，如上级医院具备此条件，可用于胃癌治疗，并用 CT 或 PET–CT 来进行放疗。

8. 化学治疗

胃癌化疗分为新辅助化疗、术后辅助化疗和姑息性化疗。对于根治术后病理分期为Ⅱ期和Ⅲ期的患者，建议术后采用顺铂和 5– 氟尿嘧啶（5–FU）为主的方案行辅助化疗。对于术后复发、局部晚期不可切除或转移性胃癌患者，采用以全身姑息性化疗为主的综合治疗。

（1）化学治疗原则：

①必须掌握临床适应证；

②必须强调治疗方案的规范化和个体化；

③所选择方案及使用药物可参照规范根据当地医院具体医疗条件实施。

（2）疗效评价：化学治疗的疗效评价参照 WHO 实体瘤疗效评价标准或RECIST（实体瘤疗效评价标准）。

（3）常用药物和方案

①胃癌常用的化疗药物：5–FU、卡培他滨、替吉奥、顺铂、依托泊苷、阿霉素、表阿霉素、紫杉醇、多西他赛、奥沙利铂、伊立替康等。

②常用化疗方案：a.CF 方案（顺铂 /5–FU）；b.ECF 方案（表柔比星 / 顺铂 /5–FU）及其改良方案（表阿霉素 / 顺铂 / 卡培他滨）；c.XP 方案（卡培他滨 / 顺铂）；

d.SP 方案（替吉奥 / 顺铂）。

9. 其他治疗

（1）靶向治疗：近 20 年来，肿瘤的靶向治疗成为研究的热点方向。肿瘤的靶向治疗是借助高度特异性的亲肿瘤物质作为载体，将有细胞毒作用的物质，如放射性核素、化疗药物、毒素与载体结合，利用载体的特异性和亲肿瘤性，将治疗药物尽量限制在肿瘤部位发挥作用，而较少影响正常细胞，从而提高疗效，减少毒副作用。经过 20 余年的发展，靶向治疗肿瘤的研究取得了突破性进展，显示出广阔的发展前景，其高效、低毒的特点越来越引起临床工作者的重视。

① HER-2：ToGA 研究是首个在 HER-2 阳性胃癌患者中评价曲妥珠单抗联合顺铂及一种氟尿嘧啶类药物的前瞻性多中心随机Ⅲ期临床研究。这项研究证实，对 HER-2 阳性的晚期胃癌患者，曲妥珠单抗联合标准化疗的疗效优于单纯化疗。美国国家综合癌症网络（NCCN），指南建议，对不能手术的局部进展期胃癌、复发或转移的胃癌（包括胃食管交界部癌），治疗前应进行免疫组化（IHC）或荧光原位杂交（FISH）检测人表皮生长因子受体（HER-2）表达情况。HER-2 强阳性患者可应用曲妥珠单抗联合化学治疗。2012 年 8 月，赫赛汀（曲妥珠单抗）联合化疗正式被中国国家食品药品监督管理局（SFDA）（现国家市场监督管理总局国家药品监督管理局）批准用于 HER-2 阳性转移性胃癌的一线治疗，标志着我国胃癌治疗也进入了分子靶向时代，更多 HER-2 阳性胃癌患者将从中获益。其用法：首次 8mg/kg 静脉给药，以后每 3 周按 6mg/kg 给药。

②表皮生长因子受体（EGFR）抑制剂：EGFR 属于酪氨酸激酶受体，在进展期胃癌高度表达。EGFR 抑制剂包括胞外单克隆抗体（mAbs），如西妥昔单抗；胞内抑制剂（TKIs），如吉非替尼、拉帕替尼等。上述药物与标准化疗方案联合应用的多项Ⅲ期临床研究正在进行中。

③血管生成抑制剂：肿瘤血管生成与肿瘤生长、转移相关。血管内皮生长因子（VEGF）在胃癌组织中的表达与胃癌复发、预后相关。贝伐珠单抗（阿瓦斯汀）是重组人源化抗 VEGF 单克隆抗体，其与顺铂、伊立替康联合治疗晚期胃癌的Ⅰ期临床研究已完成。

（2）术中腹腔温热灌注化疗（IPHC）：

①适应证：腹膜受侵、腹腔淋巴结阳性患者，特别是浸润深度≥ T_3，受侵面积≥ 20cm²，肿瘤组织类型分化程度差呈浸润型生长者，腹腔冲洗细胞学阳性者。

②方法：IPHC 系利用温热与区域性化疗的协同作用，达到直接杀灭腹腔内游离癌细胞和微小腹膜转移灶的目的。由于存在腹膜 - 血液屏障，大分子水溶性化疗药物可以在腹腔内达到血液浓度的数十倍，同时减少全身性毒性反应和副作用；42 ~ 43℃的物理温热效应更能造成肿瘤组织缺氧，改变肿瘤细胞膜通透性，从而促进其摄取化疗药物，并干扰肿瘤细胞 DNA 合成。动物实验和临床研究均显示，IPHC 可行、安全可靠、麻醉监控方便、对生理干扰小。

③药物：可选择 5-U、顺铂、奥沙利铂等。

（3）胃癌肝转移的处理：治疗上根据患者全身状况，可在全身静脉化疗疗效不明显时或化疗期间肝转移进展时，应用肝动脉灌注化疗术及化疗栓塞术（TACE）。对孤立的转移灶亦可采用手术摘除、射频消融、局部注射无水乙醇等方法。

第二节　小肠肿瘤

一、概述

小肠肿瘤的发病率低，但近年呈现不断上升趋势。小肠恶性肿瘤少见，占胃肠道恶性肿瘤的 2%。恶性肿瘤患者的自然病程和预后取决于不同的组织学亚型，总体生存率约为 50%。小肠良性肿瘤多无症状，发病率很难确定，通常在行影像学检查、内镜检查、手术或活检时偶然发现。小肠肿瘤有 40 余种不同的病理组织学类型，95% 以上是腺癌、神经内分泌肿瘤、间质瘤（GIST）或淋巴瘤。因小肠肿瘤的罕见性和多样性以及症状和体征的非特异性，其诊断非常困难。

二、危险因素

病因仍未明确，但已经发现一些易感因素和基因。

（1）遗传性非息肉病性结直肠癌（HNPCC）一生中患小肠癌（通常是十二指肠癌和空肠癌）的风险是 1%。

（2）家族性腺瘤样息肉病（FAP）也可在小肠发生腺瘤样息肉，特别是十二指肠。FAP 患者行全结肠切除术后第一大死因是壶腹周围癌，比例为 2%～5%，是一般人群壶腹周围癌发病风险的 330 倍。

（3）波伊茨 - 耶格综合征发生小肠癌和大肠癌的风险比一般人群高 15 倍。

（4）难治性乳糜泻多合并淋巴瘤，其中 39% 是肠病相关 T 细胞淋巴瘤（EATL），主要发生于空肠。

（5）慢性炎症性肠病（特别是克罗恩病）的患者罹患小肠腺癌的风险较一般人群高出 10%～66.7%。在长期患克罗恩病的人（＞10 年）中，克罗恩病相关性腺癌的发生率约为 2%，并且通常好发于回肠。药物和手术治疗都可以降低罹患克罗恩病相关性腺癌的风险。

（6）应用免疫抑制药移植后，医源性及获得性免疫抑制都与淋巴瘤和肉瘤的高发病率相关。

三、临床表现

小肠恶性肿瘤临床表现多为非特异性，如消化道出血、腹痛、恶心、呕吐、消瘦、贫血等。良性肿瘤多在影像学检查或手术探查时偶然发现。大约 50% 的小肠肿瘤患者表现为肠梗阻或肠穿孔等症状，且随肿瘤增大而发生率增高。

由于每种组织学亚型的病例罕见，因此目前仍难以总结出每种亚型的特异性症状和体征。与其他恶性类型相比，腺癌更易出现疼痛和梗阻；肉瘤经常表现为急性消化道出血，而淋巴瘤则更常见肠穿孔。此外，不同亚型易发生于小肠的不同区域。腺癌主要发生于十二指肠，神经内分泌肿瘤多见于回肠，肉瘤和淋巴瘤可发生于小肠各个部位。

四、诊断

目前尚无标准的小肠肿瘤的诊断流程。下列检查项目可用于小肠肿瘤的诊断。

（一）腹部 X 线平片

腹部 X 线平片不作为诊断小肠肿瘤的常规检查项目，仅用于出现梗阻症状的患者。

（二）全消化道造影

全消化道造影适用于检查腔内和黏膜的异常形态。

（三）CT 扫描

CT 扫描诊断腺癌、淋巴瘤和类癌的特异性分别为 70% ～ 80%、58% 和 33%。除了用于检查原发肿瘤以外，CT 还可以评价病变肠外累及状况及远处转移情况，为肿瘤分期提供依据。

（四）小肠灌肠

小肠灌肠是将造影剂经鼻十二指肠管直接灌入空肠，通过 X 线透视检查来观察造影剂的移动情况来诊断小肠肿瘤，其灵敏度可接近 90%。对于 Treitz 韧带以上的小肠肿瘤，小肠灌肠可提示组织学亚型。小肠灌肠可与 CT 和 MRI 相结合使用。CT 与小肠灌肠技术结合应用对于腔外病变的诊断更有价值。

（五）小肠内镜

食管胃十二指肠镜（EGD）和结肠镜也是小肠肿瘤诊断流程中的一部分，可以直接对十二指肠和远端回肠进行观察，还可以进行活检来明确诊断。视频胶囊内镜（VCE）明显提高了小肠疾病的诊断和治疗，例如胃肠道出血、克罗恩病、息肉和小肠的恶性肿瘤。虽然 VCE 不能进行组织活检或病变的精确定位，但是其诊断灵敏度及特异性高于传统的消化道造影检查。2001 年以来，推进式双气囊小肠镜得到长足发展，可进行整个小肠的检查并对可疑病变进行活检。

（六）核医学扫描

^{68}Ga-DOTA-TATE 是一种放射性生长抑素类似物，对于神经内分泌肿瘤的诊断非常有效，对于原发或转移性神经内分泌肿瘤的定位高度敏感，其灵敏度高达 90% 以上。对于小肠肿瘤合并活动性出血的患者，使用血管造影或锝（99mTc）核素扫描可能对于诊断和定位会有帮助。

五、常见小肠肿瘤

（一）小肠腺癌

1. 概述

腺癌是小肠恶性肿瘤中最常见的组织学类型，常见于 60 ~ 80 岁的男性。多见于十二指肠（65%），其次是空肠（16%）和回肠（13%）。总体 5 年无病生存率约为 30%，平均生存期 20 个月。生存率与原发肿瘤部位相关，十二指肠癌的 5 年生存率为 28%，回肠癌的 5 年生存率为 38%。

2. 分期

小肠腺癌最常用的分期系统是美国癌症联合委员会（AJCC）的 TNM 分期系统，见表 1-6 和表 1-7。

表 1-6　AJCC 小肠腺癌的 TNM 分期

原发肿瘤（T）
T_x 原发肿瘤无法评估
T_0 无原发肿瘤证据
T_{is} 高度不典型增生 / 原位癌
T_1 肿瘤侵及固有层或黏膜下层
T_{1a} 肿瘤侵及固有层
T_{1b} 肿瘤侵及黏膜下层
T_2 肿瘤侵及肌层
T_3 肿瘤浸透肌层达浆膜下层或无腹膜覆盖的组织（肠系膜或腹膜后）没有浆膜侵犯
T_4 肿瘤穿透脏腹膜或直接侵及其他器官和结构（包括其他小肠、肠系膜，或壁腹膜，包括十二指肠侵犯胰腺或胆管）
对于 T_3 肿瘤，无腹膜覆盖的组织在空肠和回肠指部分肠系膜区，在十二指肠（指无浆膜的局部及与胰腺接触部分）
局部淋巴结（N）
N_x 局部淋巴结转移无法评估
N_0 无局部淋巴结转移
N_1 有 1 ~ 2 枚局部淋巴结转移
N_2 有 3 枚或以上局部淋巴结转移
远处转移（M）
M_0 无远处转移
M_1 有远处转移

表 1-7　小肠腺癌的 TNM 分期标准

分期 TNM			
0 期	T_{is}	N_0	M_0
Ⅰ 期	$T_{1～2}$	N_0	M_0
Ⅱ A 期	T_3	N_0	M_0
Ⅱ B 期	T_4	N_0	M_0
Ⅲ A 期	任何 T	N_1	M_0
Ⅲ B 期	任何 T	N_2	M_0
Ⅳ 期	任何 T	任何 N	M_1

注：壶腹部的十二指肠腺癌有不同的分期系统。

3. 治疗

完整的手术切除是唯一可以治愈小肠腺癌的方法。切除受累的肠段和系膜、清扫局部淋巴结可以降低转移的风险，改善长期生存。对于十二指肠肿瘤，胰十二指肠切除术较肠段切除的生存率高。对于远端十二指肠或小肠系膜上的肿瘤，可选择肠段切除和淋巴结清扫。对于 FAP 患者，行孤立息肉病变的切除复发风险很大，应行更彻底的手术，如保留胰腺的十二指肠切除术或肠段切除术。

（二）神经内分泌癌

1. 概述

神经内分泌癌是起源于肠道的肽能神经元和神经内分泌细胞的异质性肿瘤，该类肿瘤罕见且生长缓慢，最常累及直肠、阑尾、回肠（通常在距回盲瓣 60cm 以内）。神经内分泌癌的发病年龄为 60～65 岁，男性（52.4%）略高于女性。神经内分泌癌大部分属于"惰性"肿瘤，5 年生存率可达 52%（G_3）～93.8%（G_1）。超过 2/3 的神经内分泌癌诊断时已有局部转移。肿瘤大小和浸润深度与肿瘤扩散的风险有直接关系。超过 10mm 的肿瘤转移风险最高（73.6%），6～10mm 的肿瘤转移率为 31.5%，小的神经内分泌癌（＜6mm）的转移率也达到了 15.8%。病变穿透肠壁的神经内分泌肿瘤的转移率达到 68.4%，而局限于黏膜下层以内的神经内分泌肿瘤的转移率则为 30.8%。

类癌综合征是一系列症状的症候群，包括皮肤潮红、腹泻、喘息等，这些症状是由肿瘤分泌进入体循环中的激素所引起的。这些物质包括 30 多种多肽、生物胺和前列腺素。肝脏可以代谢其中某些物质来阻止其进入肝静脉和体循环。因此，肝转移通常被认为是类癌综合征发生发展的主要原因。大多数（80%）类癌综合征患者有小类癌，但是小类癌患者中只有10%存在类癌综合征。类癌综合征的症状可在饮酒、应激和某些体力活动中而使右上腹压力增高时诱发。减轻类癌综合征症状的最有效治疗方式是使用长效生长抑素类似物奥曲肽。奥曲肽除了减轻和预防癌综合征症状外，还可以控制肿瘤的生长。

2. 治疗

对于局限期小肠原发性神经内分泌癌的治疗，需切除肠段及局部的系膜淋巴结，因为即使肿瘤较小（<6mm）也有转移的可能性。局限期病变切除后的5年生存率大约为71%，而有远处转移病例只有50%。对阑尾神经内分泌瘤，肿瘤超过2cm的患者大约有30%在诊断时已有远处转移，而较小的肿瘤几乎很少转移。因此，<2cm的阑尾神经内分泌瘤可行单纯阑尾切除术，而较大的肿瘤需行右半结肠切除术。麻醉诱导或术中探查肿瘤可能引起类癌危象，因此推荐术前预先使用奥曲肽。

因为神经内分泌癌诊断时多数已发生转移，因此手术只在进展期治疗中起到非常有限的作用。肝脏是最常见的转移部位。如果没有左右肝多发转移、肝衰竭和广泛远处转移，应采取治愈性手术切除原发瘤和肝转移瘤。肝动脉化疗栓塞术作为一种姑息性治疗手段可用于有肝转移又无法手术切除的患者。奥曲肽可延缓转移神经内分泌肿瘤的进展。α干扰素（IFN-α）可在40%~50%的病例中起作用，并使20%~40%的肿瘤稳定。

（三）胃肠道间质瘤

1. 概述

胃肠道间质瘤（GISTs）是最常见的小肠间叶肿瘤，占所有胃肠道肿瘤的0.5%~1%。发病的高峰年龄为50~60岁。最常见的发病部位为空肠，其次是回肠，十二指肠最少。临床表现以腹痛、肠套叠或出血多见。

2. 恶性潜能与临床病理特点的关系

虽然只有30%~50%的肿瘤临床表现为恶性，但所有的GISTs都具有恶性潜能，并且不再分类为良性或者恶性。已切除的GISTs有一半在5年内复发。可以用一些标准来预测GISTs的生物学行为，并按照复发和转移的风险将其分层。

（1）肿瘤大小：肿瘤大小是GISTs风险分层最主要的指标。几项回顾性研究都证明所有的 GISTs 都具有恶性潜能。最大径＞2cm 的肿瘤恶性潜能比较明显，＞5cm 的肿瘤的恶性潜能则显著增加。

（2）有丝分裂率（核分裂象）：除肿瘤大小以外，有丝分裂率在 GISTs 风险分层中的作用排第 2 位。每 50 高倍视野（HPF）有 5 个以上分裂象表明预后较差。无论肿瘤大小和位置，每 50 高倍视野有丝分裂率高于 10 则预示很高的复发和转移风险，5 年生存率约为 25%。

（3）肿瘤部位：解剖学位置是另一个影响预后的指标。小肠特别是空 / 回肠的 GISTs 较之十二指肠的肿瘤恶性程度更高，其次是直肠和胃。这是独立预后因素，不依赖于肿瘤大小和分裂率。

（4）其他：其他恶性行为的组织学标准包括细胞和细胞核的异型性、黏膜侵犯、多基因突变和溃疡，但这些因素与预后无关。

3. 治疗

小肠局限期可切除的 GISTs 的主要治疗手段是完整的手术切除。整块切除肿瘤所在的肠段，切缘阴性是手术目标。因为 GISTs 组织易破碎，手术操作需轻柔，以防止肿瘤破裂、液体溢出造成播散。无需行常规淋巴结清扫术。本病常见肝脏和腹膜转移，因此手术中需仔细探查。完整切除后无需行辅助化疗和放疗。酪氨酸激酶抑制剂已用于转移性和已切除的 GISTs 的治疗。研究显示伊马替尼治疗 GISTs 患者可以显著提高患者的无复发生存率和总体生存率，3 年总体生存率可达 97%，3 年无复发生存率为 61%。

第三节　结肠癌

一、概述

结肠癌是胃肠道中常见的恶性肿瘤，我国以 41～65 岁人群发病率高。近 20 年来尤其是大城市结肠癌的发病率明显上升，且有高于直肠癌的趋势。超过 50% 的患者的病因为腺瘤癌变，形态学上可见增生、腺瘤及癌变各个阶段以及相应的染色体变。随着分子生物学技术的进展，同时存在的不同的基因表达逐渐被认识，由此明确癌的发展是一个多步骤、多阶段及多基因参与的细胞遗传性疾病。

二、危险因素

结肠癌的发病原因尚未阐明。大量资料提示，导致结肠发生癌肿的因素可以归纳为两大类。

（一）环境因素

1.饮食习惯

据统计资料表明，在结肠癌高发国家或地区中，人们以高蛋白、高脂肪、低纤维素的精制食品为主。同时，结肠癌高发地区人均每日粪便重量比低发地区轻。这是因为饮食纤维中的戊糖具有很强的吸水能力，所以高纤维饮食的摄入可增加粪便的体积重量。这就使得粪便通过肠道速度加快，减少肠道中有害成分的形成及活性，缩短致癌物质与肠黏膜的接触时间。

2.慢性炎症

溃疡性结肠炎、血吸虫病使肠黏膜反复破坏和修复，从而导致癌变。

3.化学致癌物质

肠癌的发生与某些化学致癌物质有着密切的关系。除胆汁酸和胆固醇的代谢产物外，亚硝胺是导致肠癌发生的最强烈的致癌物质。咸肉、火腿、香肠、咸鱼以及熏制食品中，亚硝胺盐含量高。此外，油煎和烘焙食品也具有致癌作用。动物实验结果显示：蛋白质经过高温热解后形成的甲基芳香胺可诱发结肠癌。

（二）内在因素

1.基因突变

目前认为在结肠癌发生中甲基化过低是最早期的基因改变。结肠癌发生和进展过程中，有一些基因或特殊的基因结构发生突变。这些突变的基因包括原癌基因和抑癌基因，原癌基因的激活和抑癌基因的失活都与结肠癌的发生相关。与结肠癌发生有关的抑癌基因有 apc、mcc、dcc、p53 基因等，但确切的作用机制以及它们在肿瘤发生中的地位尚有待进一步阐明。

2. 癌前病变

癌前病变如结肠腺瘤，尤其是绒毛管状腺瘤是结肠癌发生的重要因素。人们已经逐渐接受了结肠癌并非在结肠黏膜上突然发生病变的观点，而是经历了"正常黏膜—腺瘤—癌变"这样一种顺序发展的规律。

三、病理学

（一）好发部位

结肠癌以乙状结肠发病率最高，盲肠次之，以下依次为升结肠、结肠右曲、降结肠、横结肠和结肠左曲。

（二）病理类型

1. 早期结直肠癌

癌细胞穿透结直肠黏膜肌层浸润至黏膜下层但未累及固有肌层，无论有无淋巴结转移，称为早期结直肠癌（pT_1）。上皮重度异型增生及不能判断浸润深度的病变称为高级别上皮内瘤变，如癌组织浸润固有膜称黏膜内癌。建议对早期结直肠癌的黏膜下层浸润深度进行测量并分级，即 SM_1（黏膜下层浸润深度 ≤ 1mm）和 SM_2（黏膜下层浸润深度 > 1mm）。

2. 进展期结直肠癌的大体类型

（1）隆起型：凡肿瘤的主体向肠腔内突出者均属本型。

（2）溃疡型：肿瘤形成深达或贯穿肌层之溃疡者均属此型。

（3）浸润型：肿瘤向肠壁各层弥漫浸润，使局部肠壁增厚，但表面常无明显溃疡或隆起。

3. 组织学类型

（1）腺癌。

（2）黏液腺癌。

（3）印戒细胞癌。

（4）鳞癌。

（5）腺鳞癌。

（6）髓样癌。

（7）未分化癌。

（8）其他。

（9）癌，不能确定类型。

4. 恶性程度（Broders 分级）

Ⅰ级：2/3 以上癌细胞分化良好，属高分化，低恶性。

Ⅱ级：1/2 ~ 2/3 的癌细胞分化良好，属中分化，一般恶性。

Ⅲ级：癌细胞分化良好者不足 1/4，属低分化，高恶性。

Ⅳ级：未分化癌。

5. 播散途径

直接浸润、淋巴转移、血行播散、种植播散。

四、临床表现

结肠癌是一种生长缓慢的恶性肿瘤，原发肿瘤的倍增时间平均约 620 天，提示在产生临床症状前肿瘤已经经历了长时间的生长和发展。

（一）升结肠癌

隆起型病变为多见，易导致肿瘤尖端或表面缺血、坏死、破溃，出血和继发感染。临床上常表现为腹痛（70% ~ 80% 患者出现，多为隐痛）、原因不明的贫血（Hb < 100g/L，50% ~ 60% 患者出现）、乏力、疲劳、食欲减退、消瘦、消化不良、发热等全身症状。60% ~ 70% 患者右侧腹部可以扪及质硬肿块。

（二）降结肠癌

浸润型病变多见，易导致肠狭窄和梗阻。临床上可表现为排便习惯改变，可出现便血、黏液血便、腹泻、便秘或腹泻与便秘交替。在癌肿浸润浆膜层时，患者会出现肠腔狭窄症状，常表现为左侧腹部或下腹部隐痛，随着肠腔狭窄的进一步发展会出现进行性便秘、排便困难、腹胀，甚至梗阻。一旦癌肿破溃感染后出血，粪便表面会带血及黏液，甚至为脓血便。

五、诊断

从出现症状至明确诊断，平均 60% 的患者需历时 6 个月以上。因为早期患者常无症状或症状极其轻微，所以易被患者和初诊医生忽视。在最初诊断结肠癌时，Ⅰ期患者仅占15%，Ⅱ期患者占20%～30%，Ⅲ期占30%～40%，Ⅳ期占20%～25%。

（一）识别并警觉早期症状

（1）不明原因的贫血、乏力、消瘦、食欲减退或发热。

（2）出现便血或黏液脓血便。

（3）排便习惯改变，便频或有排便不尽感。

（4）沿结肠部位腹部隐痛不适。

（5）发现沿结肠部位有肿块。

（二）对可疑症状患者按步骤检查

1.电子结肠镜检查

电子结肠镜检查是诊断结肠癌最主要、最有效的工具。行至回盲部的全程肠镜可以直接发现病灶，了解病灶大小、范围、形态、单发或多发，最后还可以活检明确病变性质。

2.钡剂灌肠

钡剂灌肠是诊断结肠癌常用而有效的方法。X线上显示肠壁黏膜紊乱、黏膜纹中断、肠壁僵硬、边缘不规则、结肠袋消失。隆起型癌肿常表现为充盈缺损；溃疡型癌肿常表现为龛影。肠腔变细、狭窄，甚至钡剂通过肠腔受阻可以判断癌肿位置。但疑有肠梗阻的患者应当谨慎选择钡剂灌肠。

3.B超检查

B超检查不是结肠癌常规检查项目，仅在腹部扪及包块时，对判断包块实质性或非实质性有帮助，另外可了解患者有无复发转移，具有方便快捷的优势。

4.CT和MRI检查

（1）有助于判断转移病变的大小、数目、部位以及是否可以手术切除。

（2）了解癌肿对周围结构或器官有无浸润。

5.肿瘤标志物

常用的肿瘤标志物包括癌胚抗原（CEA）和CA19-9，当两者联合检测时灵敏度可达86.36%，特异性达88.79%，尤其适用于术后监测，有助于早期发现复发和转移。

（三）鉴别诊断

1. 炎症性肠病

本病可以出现腹泻、黏液便、脓血便、排便次数增多、腹胀、腹痛、消瘦、贫血等症状，伴有感染者可有发热等中毒症状，与结肠癌的症状相似，结肠镜检查及活检是有效的鉴别方法。

2. 阑尾炎

回盲部癌可因局部疼痛和压痛而误诊为阑尾炎。特别是晚期回盲部癌，局部常发生坏死溃烂和感染，临床表现有体温升高，白细胞计数增多，局部压痛或触及肿块，常诊断为阑尾脓肿，需注意鉴别。

3. 肠结核

在我国较常见，好发部位在回肠末端、盲肠及升结肠。常见症状有腹痛、腹泻、便秘交替出现，部分患者可有低热、贫血、消瘦、乏力、腹部肿块，与结肠癌症状相似。但肠结核患者全身症状更加明显，如午后低热或不规则发热、盗汗、消瘦、乏力，需注意鉴别。

4. 结肠息肉

主要症状为便血，有些患者还可有脓血样便，与结肠癌相似，钡剂灌肠检查可表现为充盈缺损，行结肠镜检查并取活组织送病理检查是有效的鉴别方法。

5. 血吸虫性肉芽肿

少数病例可癌变。结合血吸虫感染病史、粪便中虫卵检查以及钡剂灌肠和纤维结肠镜检查及活检可以帮助鉴别。

6. 阿米巴肉芽肿

可有肠梗阻症状或查体扪及腹部肿块与结肠癌相似。本病患者行粪便检查时可找到阿米巴滋养体及包囊，钡剂灌肠检查常可见巨大的单边缺损或圆形切迹。

7. 淋巴瘤

好发于回肠末端和盲肠及升结肠，也可发生于降结肠及直肠。淋巴瘤与结肠癌的病史及临床表现相似，但由于黏膜相对比较完整，出血较少见。鉴别诊断主要依靠结肠镜下的活组织检查以明确诊断。

六、分期

根据肿瘤局部浸润扩散范围、有无局部淋巴结转移以及有无远处脏器播散三项指标来划分。

UICC（国际抗癌联盟）/AJCC（美国癌症联合委员会）恶性肿瘤的 TNM 分期（第 8 版）见表 1-8 和表 1-9。

表 1-8　结肠癌 TNM 分期

分期	肿瘤情况
原发肿瘤（T）	
T_x	原发肿瘤无法评价
T_0	无原发肿瘤证据
T_{is}	原位癌：局限于上皮内或侵犯黏膜固有层
T_1	肿瘤侵犯黏膜下层
T_2	肿瘤侵犯固有肌层
T_3	肿瘤穿透固有肌层到达浆膜下层，或侵犯无腹膜覆盖的结直肠旁组织
T_{4a}	肿瘤穿透腹膜脏层
T_{4b}	肿瘤直接侵犯或粘连于其他器官或结构
局部淋巴结（N）	
N_x	局部淋巴结无法评价
N_0	无局部淋巴结转移
N_1	有 1～3 枚局部淋巴结转移
N_{1a}	有 1 枚局部淋巴结转移
N_{1b}	有 2～3 枚局部淋巴结转移
N_{1c}	浆膜下、肠系膜、无腹膜覆盖结肠 / 直肠周围组织内有肿瘤种植（tumor deposit，TD），无局部淋巴结转移
N_2	有 4 枚以上局部淋巴结转移
N_{2a}	有 4～6 枚局部淋巴结转移
N_{2b}	有 7 枚及更多局部淋巴结转移
M（远处转移）	
M_0	无远处转移
M_1	有远处转移
M_{1a}	远处转移局限于单个器官（如肝、肺、卵巢、非局部淋巴结），但没有腹膜转移
M_{1b}	远处转移分布于一个以上的器官
M_{1c}	腹膜转移有，或没有其他器官转移

表 1-9　解剖分期 / 预后组别

期别	T	N	M
0	T_{is}	N_0	M_0
I	T_1	N_0	M_0
	T_2	N_0	M_0
II A	T_3	N_0	M_0
II B	T_{4a}	N_0	M_0
II C	T_{4b}	N_0	M_0
III A	T_{1-2}	N_1/N_{1c}	M_0
	T_1	N_{2a}	M_0
III B	T_{3-4a}	N_1	M_0
	T_{2-3}	N_{2a}	M_0
	T_{1-2}	N_{2b}	M_0
III C	T_{4a}	N_{2a}	M_0
	T_{3-4a}	N_{2b}	M_0
	T_{4b}	N_{1-2}	M_0
IV A	任何 T	任何 N	M_{1a}
IV B	任何 T	任何 N	M_{1b}
IV C	任何 T	任何 N	M_{1c}

七、治疗

（一）外科治疗

1.结肠癌手术治疗原则

（1）全面探查，由远及近。必须探查肝、胆囊、胃肠道、女性患者的子宫及其双附件、盆底腹膜以及相关肠系膜和主要血管淋巴结和肿瘤邻近脏器的情况。

（2）建议切除足够的肠管，清扫局部淋巴结，肿瘤整块切除（符合 CME 原则）

（3）推荐直视下锐性分离技术。

（4）推荐由远及近的手术区域淋巴结清扫。建议先处理肿瘤滋养血管。

（5）推荐手术遵循无瘤原则。

（6）推荐切除肿瘤后更换手套并冲洗腹腔。

（7）如果开腹探查后发现失去了根治性手术切除的机会，仍应切除原发灶。

2.早期结肠癌手术治疗

（1）息肉：如果能够完整切除息肉，内镜的治疗效果是明确的。息肉越大，癌变的风险越高。直径＜1cm的腺瘤样息肉癌变率约1.3%；直径1～2cm的息肉癌变率约9.5%；直径＞2cm的息肉，癌变率显著升高到46%。如果肿瘤未侵及黏膜下层，仅行息肉切除术可视为治愈。

（2）$T_1N_0M_0$结肠癌：建议局部切除。术前内镜超声检查属T_1，或局部切除术后病理提示T_1，如果切除完整而且具有预后良好的组织学特征（如分化程度良好、无脉管浸润），则无论是广基还是带蒂，不推荐再行手术切除。如果具有预后不良的组织学特征，或者非完整切除，标本破碎切缘无法评价，推荐行结肠切除术加局部淋巴结清扫。直径超过2.5cm的绒毛状腺瘤癌变率高，推荐行结肠切除加局部淋巴结清扫。（注：局部切除标本必须由手术医生展平、固定、标记方位后送病理检查。）

所有患者术后均须定期行全结肠镜检查以排除存在多发腺瘤或多发肠癌。推荐术后2年以内，每3个月复查1次；术后2～5年，每半年复查1次；5年以后每1年复查1次。

（3）T_{2-4}，N_{0-2}，M_0结肠癌

①首选的手术方式是标准的根治术：相应结肠切除＋局部淋巴结清扫。局部淋巴结清扫必须包括肠旁、中间以及系膜根部淋巴结三站。建议标记系膜根部淋巴结并送病理学检查；如果怀疑清扫范围以外的淋巴结有转移，必须完整切除，无法切除者视为姑息切除。肿瘤侵犯周围组织器官建议联合脏器整块切除。

表1-10　结肠癌手术范围归纳

	范围	肠管	系膜	血管	淋巴结
右半结肠癌	盲肠，升结肠，肝曲	末端回肠10～20cm至横结肠右半	大网膜	回结肠，右结肠，中结肠右支根部及胃结肠共干的结肠根部	局部相应血管根部淋巴结，系膜区淋巴结
横结肠癌	横结肠中部	横结肠（包括结肠右曲，结肠左曲）	横结肠系膜，大网膜，胰十二指肠前被膜	中结肠动脉，左右结肠动脉升支	局部血管根部，必要时清扫胃网膜血管，幽门下淋巴结

续表

	范围	肠管	系膜	血管	淋巴结
左半结肠癌	结肠右曲，降结肠，乙状结肠降结肠交界	横结肠左半，降结肠，乙状结肠上2/3	相应系膜及大网膜，左Toldt韧带	中结肠左支，左结肠，肠系膜下动脉	局部血管根部
乙状结肠癌		10cm上下	完整切除乙状结肠系膜	肠系膜下动脉	乙状结肠，直肠上，左结肠降支

②对遗传性非息肉病性结肠癌（HNPCC）的患者，有明确的结肠癌家族史或年轻患者（＜50岁），应考虑更广泛的结肠切除术（次全结肠切除术或全结直肠切除术）。

③行腹腔镜辅助结肠癌根治术的条件：有经验的外科医生实施手术；无直肠疾病；腹腔粘连不严重，层次结构清楚；无局部晚期病变；无急性肠梗阻或穿孔表现。

④对于已经引起梗阻的可切除结肠癌，推荐行Ⅰ期切除后吻合，或Ⅰ期肿瘤切除近端造口远端闭合，或造瘘术后Ⅱ期切除，或支架植入术后Ⅱ期切除。如果肿瘤局部晚期不能切除或者患者不能耐受手术，建议行姑息性治疗。

（4）结肠癌（$T_xN_xM_1$）

①肝转移：对于结肠癌肝转移的患者，患者全身情况允许的条件下，手术完全切除肝转移灶仍是目前能治愈结肠癌肝转移的最佳选择，故符合条件的患者应在适当的时候接受手术治疗。对部分最初肝转移灶无法切除的患者应当组织多学科综合治疗协作团队（MDT），慎重决定新辅助治疗和手术治疗，创造一切机会使之转化为可切除病灶。

肝转移外科治疗原则：a.结肠癌原发灶能够或已经根治性切除，无肝外不可切除病灶；b.根据肝脏解剖学基础和病灶范围肝转移灶可完全切除（R_0切除），且要求保留足够的肝功能，肝脏残留容积≥50%（原发灶和肝转移灶同期切除）或大于等于30%（原发病灶和肝转移灶分期切除）；c.患者全身状况允许，无不可切除的肝外转移灶；d.可切除的原发病灶和转移病灶均应根治性切除，两者可分期或同期切除；e.切除肝转移灶是肝转移瘤的首选治疗方法，射频消融可单独应用或与手术结合，部分患者满足一定条件时可采用动脉栓塞疗法或适形放射性治疗。

可切除的结肠癌肝转移手术治疗原则：a.结肠癌确诊时合并肝转移，肝转移灶小，且多位于周边或局限于半肝，肝切除量＜50%，肝门淋巴结、腹腔或其他远处转移均可手术切除时，建议结肠癌原发灶和肝转移灶同期切除，合并出血、穿孔或梗阻等急症需急诊手术的，建议原发病灶和肝转移灶分期切除；b.结肠癌根治术后发生肝转移，根治性手术不伴有原发病灶复发的患者，肝转移灶能完全切除且肝切除量＜70%（无肝硬化），应手术切除肝转移灶，可先行辅助治疗；c.肝转移灶切除术后复发，全身状况和肝脏条件允许下，可进行二次、三次甚至多次的肝转移灶切除。

不可切除的结肠癌肝转移其他治疗原则：a.射频消融，肝转移灶的最大直径＜3cm，且一次消融最多3枚；预期术后残余肝脏体积过小，建议先切除部分较大的肝转移灶，对剩余直径＜3cm的转移灶进行射频消融；b.其他治疗方法，放射治疗、肝动脉灌注化疗、无水乙醇瘤内注射、冷冻治疗和中医中药治疗等。

②肺转移：

外科治疗原则：a.原发灶能根治性切除（R_0切除）；b.有肺外可切除的病灶并不妨碍肺转移瘤的切除；c.完整切除必须考虑到肿瘤范围和解剖位置，肺切除后必须能维持足够功能；d.某些患者可以考虑分期切除；e.无论肺转移瘤能否切除，均应当考虑化疗（术前化疗和（或）术后辅助化疗）；f.不可手术切除的病灶，可以消融处理（如能完全消融病灶）；g.必要时，手术联合消融处理；h.肺外可切除转移病灶，可同期或分期处理；i.肺外有不可切除病灶不建议行肺转移病灶切除；j.推荐多学科讨论后的综合治疗。

（二）结肠癌辅助治疗

1. 术前新辅助治疗

结肠癌患者合并肝转移和（或）肺转移，可切除或者潜在可切除，推荐术前化疗或化疗联合靶向药物治疗：西妥昔单抗（推荐用于携带野生型 *K-ras* 基因的患者），或联合贝伐珠单抗。化疗方案推荐 XELOX（卡培他滨＋奥沙利铂），或FOLFOX（奥沙利铂+5-氟尿嘧啶＋亚叶酸钙），或 FOLFIRI（伊立替康+5-氟尿嘧啶＋亚叶酸钙）。建议治疗时限 2～3 个月。

2. 术后辅助治疗

（1）Ⅰ期（$T_{1-2}N_0M_0$）或者有放化疗禁忌的患者不推荐辅助治疗。

（2）Ⅱ期结肠癌的辅助治疗：首先确认有无以下高危因素，组织学分化差（Ⅲ级或Ⅳ级），T_4 血管淋巴管浸润，术前肠梗阻 / 肠穿孔，标本检出淋巴结不足（< 12 枚）。

（3）Ⅲ期结肠癌辅助治疗：Ⅲ期结肠癌患者推荐辅助化疗。化疗方案推荐 XELOX，或 FOLFOX，或 FOLFORI。建议治疗时限 ≤ 6 个月。

3. 晚期 / 转移性结肠癌化疗

治疗晚期或转移性结肠癌使用药物：5- 氟尿嘧啶、伊立替康、奥沙利铂、卡培他滨和靶向药物治疗，包括西妥昔单抗（推荐用于携带野生型 *K-ras* 基因的患者）和贝伐珠单抗。

4. 局部化疗

术中或术后局部缓释化疗与腹腔热灌注化疗目前不常规应用。

5. 其他治疗

晚期患者在上述常规治疗不适用的前提下，可以选择局部治疗，如介入治疗、瘤体内注射、物理治疗或者中医中药治疗。

6. 最佳支持治疗

最佳支持治疗应该贯穿于患者的治疗全过程，建议多学科综合治疗。最佳支持治疗推荐涵盖以下几方面。

（1）疼痛管理：准确完善疼痛评估，综合合理治疗疼痛，推荐按照疼痛三阶梯治疗原则进行，积极预防处理镇痛药物不良反应，同时关注病因治疗。重视患者及家属疼痛教育和社会精神心理支持，加强沟通随访。

（2）营养支持：建议常规评估营养状态，给予适当的营养支持，倡导肠内营养支持。

（3）精神心理干预：建议有条件的地区由癌症心理专业医生进行心理干预和必要的精神药物干预。

第四节　直肠肛管癌

一、直肠癌

（一）概述

直肠癌是乙状结肠直肠交界处至齿状线之间的癌，是消化道常见的恶性肿瘤。结肠癌和直肠癌在肿瘤生物学行为方面非常类似，因此在讨论流行病学、病因学、筛查、病理和分期时这两种疾病常被放在一起阐述（见本章第三节结肠癌）。

（二）临床表现

大多数直肠癌患者发病初期没有症状，但其症状发生率较结肠癌高。约40%患者有便血、黑粪或者大便习惯改变，直肠癌大出血罕见，不明原因的小细胞性贫血在结肠癌较直肠癌更为常见。典型大便习惯改变表现为大便变细和（或）便秘，如肿瘤侵犯肛门括约肌，则可能出现大便失禁。疼痛出现的原因有里急后重、肠梗阻或者肿瘤侵犯坐骨神经、闭孔神经引起的神经性疼痛及肿瘤累及齿状线以下皮肤等。其他症状如恶心、呕吐、体重减轻和疲乏无力也可出现。

体格检查：评价一般状况、全身浅表淋巴结有无肿大。腹部视诊和触诊：检查有无肠型、肠蠕动波、腹部肿块。直肠指检：凡疑似结直肠癌者必须常规行肛门直肠指诊，了解肿瘤大小、质地、占肠壁周径的范围、基底部活动度、距肛缘的距离、肿瘤向肠外浸润状况、与周围脏器的关系等。指检时必须仔细触摸避免漏诊；触摸轻柔，切忌挤压，观察指套是否血染。

（三）诊断

直肠癌根据病史、体检、影像学检查和内镜检查不难做出临床诊断，准确率可达95%以上。但多数病例常有不同程度的延误诊断，其中有患者对便血、大便习惯改变等症状不够重视，亦有医生警惕性不高的原因。主要辅助检查方法如下。

1. 实验室检查

新诊断为直肠癌的患者进行术前评估的目的是确定是否存在可能影响围手术期并发症和死亡率的合并症。标准的实验室评价包括血常规检测、凝血功能检测、肝和肾功能检测、空腹血糖、电解质、尿常规检测。其他实验室检查项目则依据既往史和全面系统评估。直肠癌患者在初始诊断、治疗前、评价疗效、随访时必须检测癌胚抗原（CEA）、CA19-9，建议同时检测CA242、CA72-4；有肝转移患者建议检测甲胎蛋白（AFP）；有卵巢转移患者建议检测CA125。

2. 影像学检查

（1）内镜检查：纤维结肠镜检查是结直肠癌最准确的诊断方法，因为它提供了一个直接可视、定位相对准确、可获得肿瘤组织学结果的检查。第二隐匿性原发癌的发生率（同时结直肠癌）为5%～10%，多发息肉出现的概率为20%～40%，两者均可在纤维结肠镜检查中发现，息肉可以内镜下切除或术前内镜染色定位，通过手术处理。

（2）结肠钡剂灌肠检查：结肠钡剂灌肠检查特别是气钡双重造影检查是诊断结直肠癌的重要手段，但疑有肠梗阻的患者应当谨慎选择。

（3）腹部B型超声：超声检查可了解患者有无复发转移，具有方便快捷的优越性。

（4）计算机断层扫描（CT）检查：胸、腹部、盆腔的对比增强螺旋CT扫描是直肠癌患者术前影像学检查的主要选择。盆腔CT检查的作用在于明确病变侵犯肠壁的深度，向壁外蔓延的范围，有无侵犯膀胱、前列腺或阴道后壁、子宫及盆壁等；腹部CT扫描可检查有无肝转移和腹主动脉旁淋巴结转移；胸片或胸部CT扫描除外肺转移瘤，胸部CT扫描对肺转移的检查具有较高的灵敏度。

（5）磁共振成像（MRI）检查：直肠MRI可以更好地判断肿瘤向肠壁外侵犯的情况、血管侵犯、淋巴结转移、肠旁浸润和更好地预测环周切缘。推荐以下情况首选MRI检查：①直肠癌的术前分期；②结直肠癌肝转移病灶的评价；③怀疑腹膜以及肝被膜下病灶。

（6）经直肠腔内超声（ERUS）：推荐直肠腔内超声或内镜超声检查为中低

位直肠癌诊断及分期的常规检查。ERUS 能够对直肠壁的 5 层结构进行 360°扫描，能够准确地判断肿瘤侵犯深度（T）和肠周附近淋巴结受累（N）的情况。肿瘤侵犯至黏膜下层（第一条低回声线）为 uT_1，肿瘤侵入但未超过固有肌层（第二条低回声线）为 uT_2，肿瘤穿透进入邻近周围脂肪（第三条高回声线）为 uT_3，侵入邻近器官为 uT_4。总体来说，超声对 T 分期判断的准确率为 67% ~ 95%，对于 N 分期判断的准确率为 67% ~ 88%。在早期直肠癌（T_1 或 T_2）分期中其准确率高达 94%，为早期直肠癌术前分期的不二之选。ERUS 的不足之处包括：准确率与超声医生水平有关（分期过高占 5%，分期不足占 10%）；需要行肠道准备；对患者体位要求苛刻及患者的耐受性差；肿瘤较大可能会限制探头通过，从而不能对肿瘤进行准确评价。

（7）正电子发射计算机断层扫描（PET-CT）：不推荐 PET-CT 为常规检查，但对于常规检查无法明确的转移复发病灶可作为有效的辅助检查。

（8）排泄性尿路造影：不推荐术前常规检查，仅适用于肿瘤较大可能侵及尿路的患者。

（9）术中超声检查：术中超声被认为是检测结肠癌肝转移最敏感和特异的影像学方法。术中超声发现肝转移灶的敏感性远高于外科医生视诊和触诊，特别是对于深部的肿瘤。腹腔镜超声与开腹术中超声的用途一致，由于无法到达肝的某些区域，腹腔镜超声的敏感性略低于开腹术中超声，但腹腔镜超声检查具有微创的优势。术中超声特别适用于那些高度怀疑肝或腹膜转移灶无法切除的患者，或者是将要接受其他微创治疗的患者，如对已知的肝转移灶行肿瘤消融治疗。

（四）分期

直肠癌的解剖学发展程度（分期）是预测直肠癌患者预后生存的最主要手段，也是合理处理患者的依据。国际抗癌联盟（UICC）和美国癌症联合委员会（AJCC）采用肿瘤、淋巴结、转移分期体系（TNM）作为结直肠癌分期的国际标准（表 1-11，表 1-12）。

表 1-11　AJCC/UICC 直肠癌 TNM 分期系统（2016 年第 8 版）

原发肿瘤（primary tumor，T）	
T_x	原发肿瘤无法评价
T_0	无原发肿瘤证据
T_{is}	原位癌，黏膜内癌（累及固有层或黏膜肌层）
T_1	肿瘤侵犯黏膜下层
T_2	肿瘤侵犯固有肌层
T_3	肿瘤穿透固有肌层到达浆膜下层，或侵犯无腹膜覆盖的结直肠旁组织
T_{4a}	肿瘤穿透腹膜脏层
T_{4b}	肿瘤直接侵犯或粘连于其他器官或结构
局部淋巴结（regional lymph nodes，N）	
Nx	局部淋巴结无法评价
N_0	无局部淋巴结转移
N_1	有 1～3 枚局部淋巴结转移
N_{1a}	有 1 枚局部淋巴结转移
N_{1b}	有 2～3 枚局部淋巴结转移
N_{1c}	浆膜下、肠系膜、无腹膜覆盖结肠 / 直肠周围组织内有肿瘤种植（tumor deposit，TD），无局部淋巴结转移
N_2	有 4 枚以上局部淋巴结转移
N_{2a}	4 枚局部淋巴结转移
N_{2b}	7 枚及更多局部淋巴结转移
远处转移（distant metastasis，M）	
M_0	无远处转移
M_1	有远处转移
M_{1a}	远处转移局限于单个器官或部位（如肝、肺、卵巢、非局部淋巴结），但不伴腹膜转移
M_{1b}	远处转移分布于一个以上的器官 / 部位，但不伴腹膜转移
M_{1c}	腹膜转移伴或不伴其他器官 / 部位转移

表 1-12　直肠癌 TNM 分期标准及预后

期别	T	N	M	Dukes	MAC	5 年生存率
0	T_{is}	N_0	M_0	—		
I	T_1	N_0	M_0	A	A	93.2
	T_2	N_0	M_0	A	B_1	
ⅡA	T_3	N_0	M_0	B	B_2	84.7
ⅡB	T_{4a}	N_0	M_0	B	B_2	72.2
ⅡC	T_{4b}	N_0	M_0	B	B_3	
ⅢA	T_{1-2}	N_1/N_{1c}	M_0	C	C_1	83.4
	T_1	N_{2a}	M_0	C	C_1	
ⅢB	T_{3-4a}	N_1/N_{1c}	M_0	C	C_2	64.1
	T_{2-3}	N_{2a}	M_0	C	C_1/C_2	
	T_{1-2}	N_{2b}	M_0	C	C_1	
ⅢC	T_{4a}	N_{2a}	M_0	C	C_2	44.3
	T_{3-4a}	N_{2b}	M_0	C	C_2	
	T_{4b}	N_{1-2}	M_0	C	C_3	
ⅣA	任何 T	任何 N	M_{1a}	—	—	
ⅣB	任何 T	任何 N	M_{1b}	—	—	8.1
ⅣC	任何 T	任何 N	M_{1c}	—	—	

需要特别说明的是：

（1）cTNM 是临床分期，pTNM 是病理分期；前缀 y 用于接受新辅助（术前）治疗后的肿瘤分期（如 ypTNM），病理学完全缓解的患者分期为 $ypT_0N_{0e}M_0$，可能类似于 0 期或 1 期。前缀 r 用于经治疗获得一段无瘤间期后复发的患者（rTNM）。

Dukes B 期包括预后较好（TNM）和预后较差（TNM）两类患者，Dukes C 期也同样（任何 TN_1M_0 和任何 TN_2M_0）。MAC 是改良 Ostler-Coller 分期。

（2）T_{is} 包括肿瘤细胞局限于腺体基底膜（上皮内）或黏膜固有层（黏膜内），未穿过黏膜肌层到达黏膜下层。

（3）T_4 的直接侵犯包括穿透浆膜侵犯其他肠段，并得到镜下诊断的证实（如盲肠癌侵犯乙状结肠），或者位于腹膜后或腹膜下肠管的肿瘤，穿破肠壁固有基层后直接侵犯其他脏器或结构，例如降结肠后壁的肿瘤侵犯左肾或侧腹壁，或者中下段直肠癌侵犯前列腺、精囊腺、宫颈或阴道。

（4）肿瘤肉眼上与其他器官或结构粘连则分期为 cT_{4b}。但是若显微镜下该粘连处未见肿瘤存在则分期为 pT_3。V 和 L 亚分期用于表明是否存在血管和淋巴管浸润，而 pN 则用以表示神经浸润（可以是部位特异性的）

（5）肿瘤种植（卫星播撒）是宏观或微观不连续的散落在远离原发肿瘤部位、结直肠周围淋巴引流区域脂肪组织内的癌症结节，且组织学证据不支持残余淋巴结或可辨认的血管或神经结构。如果苏木精–伊红、弹力或其他染色可辨认出血管壁，应归类为静脉侵犯（$V_{1/2}$）或淋巴管侵犯（L_1）。同样，如果可辨认出神经结构，病变应列为神经周围侵犯（P_{n1}）。肿瘤种植的存在不会改变原发肿瘤 T 分层，但改变了淋巴结（N）的分层，如果有肿瘤种植，所有局部淋巴结病理检查是阴性的则认为 N_{1c}。

（五）治疗

1. 外科治疗

（1）外科解剖：直肠位于盆腔的后部，平骶岬处上接乙状结肠，沿骶、尾骨前面下行，穿过盆膈转向后下，至尾骨平面与肛管相连，形成约 90° 的弯曲。直肠长度为 12～15cm，解剖学上分为上段直肠和下段直肠，以腹膜返折为界。上段直肠的前面和两侧有腹膜覆盖，前面的腹膜返折形成直肠膀胱凹陷或直肠子宫凹陷。下段直肠全部位于腹膜外，男性直肠下段的前方借 Denonvinliers 筋膜与膀胱底、前列腺、精囊及输精管壶腹相邻；女性直肠下段借 Denonvinliers 筋膜与阴道后壁相邻。腹膜返折至肛缘距离男性为 7～9cm，女性为 5～7cm。从外科治疗的角度，临床上将直肠癌分为低位直肠癌（距离齿状线 5cm 以内）、中位直肠癌（距离齿状线 5～10cm）和高位直肠癌（距齿状线 10cm 以上）。这种分类对直肠癌根治手术方式和多学科综合治疗的选择有重要的参考价值。

直肠系膜：直肠系膜指的是在中下段直肠的后方和两侧包裹直肠、厚 1.5～2.0cm 的半圈结缔组织，内含动脉、静脉、淋巴组织及大量脂肪组织，上自第 3 骶椎前方，下达盆膈。

（2）直肠癌外科治疗原则：手术切除仍然是直肠癌的主要治疗方法，术前同步放化疗可在一定程度上提高手术疗效，降低局部复发率。同结肠癌相比，直肠癌的治疗有着很多特殊之处。由于直肠所处的盆腔范围狭小，缺少浆膜，距骨盆其他结构很近，还有环周切缘，因此直肠癌很容易发生局部区域侵犯。鉴于这个原因，临床上提出了各种外科技术和放化疗方案，用以应对不同分期、位置、大小和侵犯周围脏器的直肠癌。直肠癌的治愈性治疗需要多学科综合治疗，包括新辅助或辅助放化疗和肿瘤的根治性切除术。

2. 外科手术原则

（1）肿瘤切除边界：大部分的直肠及其系膜位于腹膜外，并被包绕于盆腔的骨性结构中。由于范围狭窄，因此直肠与很多重要的结构相邻，导致肿瘤可以向多方向生长。因此，直肠癌根治术不仅要保障近端切缘 > 5cm，远端切缘 > 2cm，还要保障完全切除环周和直肠系膜切缘。环周切缘（CRM）是腹膜后或腹膜外直肠切除肠管外软组织的边缘。对结直肠癌没有完全腹膜覆盖的肠段（升结肠、降结肠、直肠上段）或没有腹膜覆盖的肠段（直肠），CRM 指手术时分别在腹膜后或腹膜下方切缘。直肠癌环周切缘是预测局部复发风险和预后最重要的指标，常规上 CRM 阳性现在被定义为切缘距离肿瘤 < 2mm。有数据表明，当切缘距离肿瘤 < 2mm 时局部复发的风险也随之增加。与此相反，切缘距离肿瘤超过2mm 时复发风险非常低，可以被定义为切缘阴性。

（2）全直肠系膜切除（TME）：原则是保证系膜完整性，在直视下与骶前脏层和壁层间隙内锐性分离直肠及系膜组织至肿瘤下缘下 5cm 处或肛提肌水平，将直肠、直肠固有筋膜内的系膜组织及直肠前方 De-nonvillier 筋膜完整切除。TME 手术在直视下锐性分离，有助于辨认和保护盆腔自主神经，有效地减少了术后排尿功能和性功能障碍的发生率。TME 手术现已被公认为直肠癌手术必须遵守的原则，成为中、下段直肠癌根治术的金标准。对于上段直肠癌，远处系膜切除长度应达到 5cm。

（3）保留盆腔自主神经：合理保留盆腔自主神经是现代直肠癌根治术的一个重要原则。直肠癌术后排尿功能障碍发生率为 8% ~ 54%，男性患者勃起障碍发生率为 25% ~ 47%，射精障碍发生率为 25% ~ 88%，其原因是盆腔自主神经术中受到损伤。盆腔内脏神经（副交感）损伤引起排尿困难与勃起障碍，骶前神经丛、腹下神经（交感）损伤则主要引起射精障碍。在排尿和性功能方面，副交感神经的作用更为重要。

术中容易损伤相关神经的步骤包括：①清扫肠系膜下动脉根部淋巴结时，易损伤腹主动脉丛；②分离直肠后壁时，易损伤骶前神经丛、腹下神经；③分离直肠侧韧带或行侧方淋巴结清扫时，易损伤盆神经丛、盆内脏神经；④分离直肠前外侧壁时，易损伤泌尿生殖神经束。

3. 直肠癌手术的腹腔探查处理原则

（1）全面探查，由远及近。必须探查记录肝、胃肠道、子宫及附件、盆底腹膜及相关肠系膜和主要血管淋巴结和肿瘤邻近脏器的情况。

（2）建议切除足够的肠管，清扫局部淋巴结，整块切除。

（3）推荐锐性分离技术。

（4）推荐由远及近的手术清扫，建议先处理肿瘤滋养血管。

（5）推荐手术遵循无瘤原则。

（6）推荐切除肿瘤后更换手套并冲洗腹腔。

（7）如果患者无出血、梗阻、穿孔症状且已失去根治性手术机会，则无需行原发灶姑息性切除术。

4. 分期治疗

（1）早期直肠癌（$T_1N_0M_0$）的治疗：早期直肠癌（$T_1N_0M_0$）的治疗处理原则同早期结肠癌。早期直肠癌（TNM）如经肛门切除必须满足如下要求：①侵犯肠周径 < 30%；②肿瘤大小 < 3cm；③切缘阴性（距离肿瘤 > 3mm）；④活动，不固定；⑤距肛缘 8cm 以内；⑥仅适用于 T_1 肿瘤；⑦内镜下切除的息肉伴癌浸润，或病理学不确定；⑧无血管 / 淋巴管浸润（LVI）或神经浸润；⑨高 – 中分化；⑩治疗前影像学检查无淋巴结肿大的证据；⑪ 不符合上述标准应行直肠癌根治术。注意：局部切除标本必须由手术医生展平、固定，标记方位后送病理检查。

（2）进展期直肠癌（T_{2-4}，N_{0-2}，M_0）的治疗：必须争取根治性手术治疗。中上段直肠癌推荐行低位前切除术；低位直肠癌推荐行腹会阴联合切除术或慎重选择保肛手术。中下段直肠癌必须遵循直肠癌全系膜切除术原则，尽可能锐性游离直肠系膜，连同肿瘤远侧系膜整块切除。肠壁远切缘距离肿瘤 ≥ 2cm，直肠系膜远切缘距离肿瘤 ≥ 5cm 或切除全直肠系膜。在根治肿瘤的前提下，尽可能保持肛门括约肌功能、排尿和性功能。

治疗原则如下：

①切除原发肿瘤，保证足够切缘，远切缘至少距肿瘤远端 2 ~ 5cm。下段直肠癌（距离肛门＜ 5cm）远切缘距肿瘤 1 ~ 2cm 的，建议术中冰冻病理检查证实切缘阴性。

②切除引流区域淋巴脂肪组织。

③尽可能保留盆腔自主神经。

④新辅助放化疗后 5 ~ 12 周可以考虑手术。

⑤肿瘤侵犯周围组织器官者争取联合脏器切除。

⑥合并肠梗阻的直肠新生物，临床高度怀疑恶性而无病理诊断，不涉及保肛问题，并可耐受手术的患者，建议剖腹探查。

⑦对于已经引起肠梗阻的可切除直肠癌，推荐行Ⅰ期切除吻合，或 Hartmann 手术，或造瘘术后Ⅱ期切除，或支架植入解除梗阻后Ⅱ期切除。Ⅰ期切除吻合前推荐行术中肠道灌洗。如估计吻合口瘘的风险较高，建议行 Hartmann 手术或Ⅰ期切除吻合及预防性肠造口。

⑧如果肿瘤局部晚期不能切除或临床上不能耐受手术，推荐给予姑息性治疗，包括选用放射治疗来处理不可控制的出血、支架植入来处理肠梗阻以及支持治疗。

5. 手术方式

（1）前切除术（AR）：曾称为 Dixon 手术。切除范围包括乙状结肠下部、近侧直肠癌灶及远侧 5cm 肠管和系膜组织（低位全直肠癌远侧至少 2cm 肠管及全部系膜），清扫肠系膜下动脉根部和周围淋巴结。上段直肠癌切除后，吻合口位于腹膜返折以上称为高位吻合，而对于中下段直肠癌行低位前切除术（LAR），吻合口位于腹膜返折以下称为低位吻合；吻合口位于肛管直肠环以上不足 2cm 者称为超低位吻合。若吻合口在肛管直肠环以下，则可称为经腹结肠肛管吻合。J 形结肠贮袋或结肠成形适用于距肛缘 4cm 以下的吻合口或结肠肛管吻合，近期内可以改善排便功能，减少排便次数。

适应证和禁忌证：一般来讲，AR 或 LAR 适用于距肛缘 6cm 以上的直肠癌。通过盆底游离技巧的改进，也可对距肛缘 4 ~ 6cm 的直肠癌行经腹结肠肛管吻合术，但必须保证切缘干净。外括约肌、肛提肌受侵或肛门功能不良为禁忌证。

（2）经腹会阴联合切除术（APR）：曾称为 Mils 术。切除范围包括乙状结肠下部及其系膜、直肠及全部系膜、肛提肌、坐骨直肠窝内脂肪组织、肛管和肛门周围 3cm 范围以上皮肤，清扫肠系膜下动脉根部和周围淋巴结，于左下腹壁做永久结肠造口。

适应证：适用于距肛缘 4cm 以下或者外括约肌受侵或已有肛门功能障碍的低位直肠癌。

6. 处理结直肠癌肝转移的国际通用分类

（1）同时性肝转移：指结直肠癌确诊时发现的或结直肠癌原发灶根治性切除术后 6 个月内发生的肝转移。

（2）异时性肝转移：指结直肠癌根治术 6 个月后发生的肝转移。

7. 结直肠癌肝转移的诊断

（1）结直肠癌确诊时肝转移的诊断：对已确诊结直肠癌的患者，应当进行肝脏超声和（或）增强 CT 影像检查，对于怀疑肝转移的患者加行血清 AFP 和肝脏 MRI 检查，PET-CT 检查不作为常规推荐，可在病情需要时酌情应用。肝转移灶的经皮针刺活检仅限于病情需要时应用。结直肠癌手术中必须常规探查肝脏以进一步排除肝转移的可能，对可疑的肝脏结节可行术中活检。

（2）结直肠癌原发灶根治术后肝转移的诊断：结直肠癌根治术后的患者应当定期随访肝脏超声或（和）增强 CT 扫描，怀疑肝转移的患者应当加行肝脏 MRI 检查，PET-CT 扫描不作为常规推荐。

（3）直肠癌肝转移的治疗同结肠癌章节所述。

8. 结直肠癌手术并发症

（1）结直肠癌切除术后肠梗阻：是最常见的并发症之一。大多数情况下，一定程度的肠梗阻是正常的生理反应，但是临床表现存在差异，大部分呈良性自限性过程。无证据证实常规使用鼻胃管（NGT）能防止长期性肠梗阻，早期进食和不使用 NGT 是外科快速康复计划的重要组成部分，同时避免阿片类镇痛药和补液过量等方法可缩短术后排气和住院时间。对于患者持续性呕吐、术后数天仍然不能耐受经口进食的长期肠梗阻，应当积极处理，首先要排除粘连性或机械性肠梗阻，腹盆 CT 扫描为最好的检查方法，口服或者静脉注射对比剂；其次，要禁食并放置 NGT，全肠外营养支持治疗。

（2）吻合口瘘：为严重并发症，报道死亡率 6%～18%。临床上有症状的吻合口瘘发生率为 4%～5%。中位诊断时间为术后 7 天。吻合口瘘的患者远期肛门功能差，并且增加永久性造口的风险。吻合口瘘的临床表现多种多样，从严重的败血症和弥漫性腹膜炎到严重的肠梗阻或心律失常，如心房颤动等。早期诊断吻合口瘘至关重要，多数患者经保守治疗能够治愈，但一些患者需要行造口术。

（3）伤口感染：是结肠切除术后常见的并发症，切口感染发生率为5%~10%。伤口感染的危险因素可能是患者方面的，或者与手术技巧和范围有关。患者因素包括肥胖、吸烟、糖尿病和免疫抑制。手术操作困难和粪便污染同样增加感染风险。在麻醉诱导时常规使用单剂量广谱抗生素可降低感染发生率。通常术后5天左右切口感染症状明显，切口红肿，伴或不伴全身败血症症状。如果有蜂窝织炎的证据，必须静脉给予抗生素。在某些情况，可能需要拆除数根缝线，从而引流皮下积液。这类切口通常可以采取每天换药，二期愈合。如果有更广泛的切口裂开、大量分泌物，可能采用负压真空吸引更合适，这样能更加有效地引流切口分泌物，促进愈合。如果考虑肌肉腱鞘不完整，需要避免使用真空负压装置，因为有可能形成肠外瘘。

9. 新辅助治疗

术前放疗或术前同步放化疗比术后辅助治疗更有优势，包括肿瘤增敏、降低全身毒性反应、可能降低肿瘤分期、缩小肿瘤体积和避免吻合口照射等。术前短程放疗在欧洲应用比较广泛，但在美国仅选择性地应用于部分患者。欧洲短程放疗方案是：总剂量25Gy，分5次进行，1周内完成，最后1次放疗结束后1周内手术。

在美国，直肠癌新辅助治疗的标准方案为长疗程的放化疗方案，包括化疗（5-氟尿嘧啶、四氢叶酸、卡培他滨）联合放疗（总剂量45~50.4Gy，每次1.8~2.0Gy，共25或28次），然后在5~12周进行手术。

10. 辅助治疗

无论最后病理分期如何，所有接受新辅助治疗的 Ⅱ、Ⅲ 期患者术后均应接受6个月的辅助化疗。方案包括 XELOX、FOLFOX 方案或卡培他滨单药化疗。

根据肿瘤位置和分期的不同确定治疗方案，见表1-13和表1-14。

表 1-13　Ⅰ期直肠癌的治疗 [肿瘤仅限于肠壁内（T$_{1/2}$）不伴淋巴结转移（N$_0$）]

位置	分期	治疗方案
高位直肠	T$_1$ 或 T$_2$	低位前切除（LAR） 经肛门内镜显敞手术（TEM）
中位直肠	T$_1$	低位前切除（LAR） 经肛门内镜显微手术（TEM） 局部切除
	T$_2$	低位前切除（LAR） 局部切除 /TEM+ 辅助放化疗 术前新辅助放化疗 + 局部切除 /TEM
低位直肠	T$_1$	腹会阴联合切除术（APR） 经肛门内镜显微手术（TEM） 局部切除
	T$_2$	腹会阴联合切除术（APR） 局部切除 + 辅助放化疗 术前新辅助放化疗 + 局部切除

表 1-14　Ⅱ期直肠癌的治疗 [侵犯系膜脂肪（T$_3$）不伴淋巴结转移（N$_0$）]

和Ⅲ期直肠癌的治疗 [任何 T，有淋巴结转移（N$_1$）]

位置	治疗方案
高位直肠	新辅助放化疗联合 LAR，随后进行辅助化疗 LAR 联合辅助放化疗
中位直肠	新辅助放化疗联合 LAR，随后进行辅助化疗 LAR 联合辅助放化疗
低位直肠	新辅助放化疗联合超低位前切除联合低位结直肠吻合或肛管吻合，然后进行辅助化疗 新辅助放化疗联合腹会阴联合切除术，然后进行辅助化疗 腹会阴联合切除术联合辅助放化疗

第二章　胃肠肝胆外科急症

第一节　胃、十二指肠溃疡急性穿孔

急性穿孔是胃、十二指肠溃疡的严重并发症，也是外科常见的急腹症之一。起病急、病情重、变化快是其特点，常需紧急处理，若诊治不当，可危及患者生命。

一、临床表现

（一）症状

患者以往多有溃疡病症状或肯定溃疡病史，而且近期常有溃疡病活动的症状。可在饮食不当后或在清晨空腹时发作。典型的溃疡急性穿孔表现为骤发腹痛，十分剧烈，如刀割或烧灼样，为持续性，但也可有阵发加重。由于腹痛发作突然而猛烈，患者甚至有一时性昏厥感。疼痛初起部位多在上腹或心窝部，迅即延及全腹面，以上腹为重。由于腹后壁及膈肌腹膜受到刺激，有时可引起肩部或肩胛部牵涉性疼痛，可有恶心感及反射性呕吐，但一般不重。

（二）体征

患者仰卧拒动，急性痛苦病容，由于腹痛严重而致面色苍白、四肢凉、出冷汗、脉率快、呼吸浅。腹式呼吸因腹肌紧张而消失。在发病初期，血压仍正常，腹部有明显腹膜炎体征，全腹压痛明显，上腹更重，腹肌高度强直，即所谓板样强直。肠鸣音消失。如腹腔内有较多游离气体，则叩诊时肝浊音界不清楚或消失。随着腹腔内细菌感染的发展，患者的体温、脉搏、血压、血常规等周身感染中毒症状以及肠麻痹、腹胀、腹腔积液等腹膜炎症也越来越重。

溃疡穿孔后，临床表现的轻重与漏出至游离腹腔内的胃肠内容物的量有直接关系，即与穿孔的大小，穿孔时胃内容物的多少（空腹或饱餐后），以及孔洞是否很快被邻近器官或组织粘连堵塞等因素有关。穿孔小或漏出的胃肠内容物少或孔洞很快即被堵塞，则漏出的胃肠液可限于上腹，或顺小肠系膜根部及升结肠旁沟流至右下腹，腹痛程度可以较轻，腹膜刺激征也限于上腹及右侧腹部。

二、诊断和鉴别诊断

（一）诊断标准

胃、十二指肠溃疡急性穿孔后表现为急剧上腹痛，并迅速扩展为全腹痛，伴有显著的腹膜刺激征，结合X线检查发现腹部膈下游离气体，诊断性腹腔穿刺抽出液含有胆汁或食物残渣等特点，正确诊断一般不困难。在既往无典型溃疡病者，位于十二指肠及幽门后壁的溃疡小穿孔，胃后壁溃疡向小网膜腔内穿孔，老年体弱反应性差者的溃疡穿孔及空腹时发生的小穿孔等情况下，症状、体征不太典型，较难诊断。另需注意的是，X线检查未发现膈下游离气体并不能排除溃疡穿孔的可能，因约有20%患者穿孔后可以无气腹表现。

（二）鉴别诊断

1.急性胰腺炎

溃疡急性穿孔和急性胰腺炎都是上腹部突然受到强烈化学性刺激而引起的急腹症，因而在临床表现上有很多相似之处，在鉴别诊断上可能造成困难。急性胰腺炎的腹痛发作虽然也较突然，但多不如溃疡穿孔者急骤，腹痛开始时有由轻而重的过程，疼痛部位趋向于上腹偏左及背部，腹肌紧张程度也略轻。血清及腹腔渗液的淀粉酶含量在溃疡穿孔时可以有所增高，但其增高的数值尚不足以诊断。急性胰腺炎X线检查无膈下游离气体，B超及CT提示胰腺肿胀。

2.胆石症、急性胆囊炎

胆绞痛发作以阵发性为主，压痛较局限于右上腹，而且压痛程度也较轻，腹肌紧张远不如溃疡穿孔者显著。腹膜炎体征多局限在右上腹，有时可触及肿大的胆囊，Murphy征阳性，X线检查无膈下游离气体，B超提示有胆囊结石，胆囊炎，如血清胆红素有增高，则可明确诊断。

3. 急性阑尾炎

溃疡穿孔后胃、十二指肠内容物可顺升结肠旁沟或小肠系膜根部流至右下腹，引起右下腹腹膜炎症状和体征，易被误诊为急性阑尾炎穿孔。仔细询问病史当能发现急性阑尾炎开始发病时的上腹痛一般不十分剧烈，阑尾穿孔时腹痛的加重也不以上腹为主，腹膜炎体征则右下腹较上腹明显。

4. 胃癌穿孔

胃癌急性穿孔所引起的腹内病理变化与溃疡穿孔相同，因而症状和体征也相似，术前难以鉴别。老年患者，特别是无溃疡病既往史而近期内有胃部不适或消化不良及消瘦、体力差等症状者，当出现溃疡急性穿孔的症状和体征时，应考虑到胃癌穿孔的可能。

三、治疗

对胃、十二指肠溃疡急性穿孔的治疗原则首先是终止胃肠内容物继续漏入腹腔，使急性腹膜炎好转，以挽救患者的生命。经常述及的 3 个高危因素是：

（1）术前存在休克；

（2）穿孔时间超过 24 小时；

（3）伴随严重内科疾病。

这三类患者死亡率高，可达 5% ~ 20%；而无上述高危因素者死亡率 < 1%。故对此三类患者的处理更要积极、慎重。具体治疗方法有 3 种，即非手术治疗、手术修补穿孔以及急症胃部分切除和迷走神经切断术，现在认为后者（胃部分切除术和迷走神经切断术）不是溃疡病的合理手术方式，已很少采用。术式选择主要依赖于患者一般状况、术中所见、局部解剖和穿孔损伤的严重程度。

（一）非手术治疗

近年来，特别是在我国，对溃疡急性穿孔采用非手术治疗累积了丰富经验，大量临床实践经验表明，连续胃肠吸引减压可以防止胃肠内容物继续漏向腹腔，有利于穿孔自行闭合及急性腹膜炎好转，从而使患者免遭手术痛苦。其死亡率与手术缝合穿孔者无显著差别。为了能够得到满意的吸引减压，鼻胃管在胃内的位置要恰当，应处于最低位。非手术疗法的缺点是不能去除已漏入腹腔内的污染物，因此只适用于腹腔污染较轻的患者。其适应证：

（1）患者无明显中毒症状，急性腹膜炎体征较轻，或范围较局限，或已趋向好转，表明漏出的胃肠内容物较少，穿孔已趋于自行闭合；

（2）穿孔是在空腹情况下发生的，估计漏至腹腔内的胃肠内容物有限；

（3）溃疡病本身不是根治性治疗的适应证；

（4）有较重的心肺等重要脏器并存病，致使麻醉及手术有较大风险。

但在 70 岁以上、诊断不能肯定、应用类固醇激素和正在进行溃疡治疗的患者，不能采取非手术治疗方法。

因为手术治疗的效果确切，非手术治疗的风险并不低（腹内感染、脓毒症等），一般认为非手术治疗要极慎重。在非手术治疗期间，需动态观察患者的全身情况和腹部体征，若病情无好转或有所加重，即需及时改用手术治疗。

（二）手术治疗

手术治疗包括单纯穿孔缝合术和确定性溃疡手术。

1. 单纯穿孔缝合术

单纯穿孔缝合术是目前治疗溃疡病穿孔主要的手术方式，只要闭合穿孔不至引起胃出口梗阻，就应首先考虑。缝闭瘘口、中止胃肠内容物继续外漏后，彻底清除腹腔内的污染物及渗出液。术后须经过一时期内科治疗，溃疡可以愈合。缝合术的优点是操作简便，手术时间短，安全性高，一般认为，以下为单纯穿孔缝合术的适应证。穿孔时间超过 8 小时，腹腔内感染及炎症水肿较重，有大量脓性渗出液；以往无溃疡病史或有溃疡病史未经正规内科治疗，无出血、梗阻并发症，特别是十二指肠溃疡；有其他系统器质性疾病而不能耐受彻底性溃疡手术。单纯穿孔缝合术通常采用经腹手术，穿孔以丝线间断横向缝合，再用大网膜覆盖，或以网膜补片修补；也可经腹腔镜行穿孔缝合大网膜覆盖修补。一定吸净腹腔内渗液，特别是膈下及盆腔内。吸除干净后，腹腔引流并非必须。对所有的胃溃疡穿孔患者，需做活检或术中快速病理学检查，若为恶性，应行根治性手术。单纯溃疡穿孔缝合术后仍需内科治疗，幽门螺杆菌（Hp）感染者需根除 Hp，以减少复发的机会，部分患者因溃疡未愈合仍需行彻底性溃疡手术。

利用腹腔镜技术缝合十二指肠溃疡穿孔为 Nathanson 等于 1990 年首先报道。后来 Mouret 等描述一种无缝合穿孔修补技术：以大网膜片和纤维蛋白胶封闭穿孔。以后相继报道了明胶海绵填塞、胃镜引导下肝圆韧带填塞等技术。无缝合技术效果不确切，其术后再漏的机会很大（10%左右），尤其在穿孔＞5mm者，因此应用要慎重。缝合技术有单纯穿孔缝合、缝合加大网膜补片加强和以大网膜补片缝合修补等。虽然腹腔镜手术具有微创特点，而且据报道术后切口的感染发生率较开腹手术低，但并未被广大外科医生普遍接受，原因是手术效果与开腹手术比较仍有争议，术后发生再漏需要手术处理者不少见，手术时间较长和花费高。以下情况不宜选择腹腔镜手术：

（1）存在前述高危因素（术前存在休克、穿孔时间超过24小时和伴随内科疾病）；

（2）有其他溃疡并发症如出血和梗阻；

（3）较大的穿孔（＞10mm）；

（4）腹腔镜实施技术上有困难（上腹部手术史等）。

2. 部分胃切除和迷走神经切断术

随着对溃疡病病因学的深入理解和内科治疗的良好效果，以往所谓的"确定"性手术方法——部分胃切除和迷走神经切断手术已经很少采用。尤其在急性穿孔有腹膜炎的情况下进行手术，其风险显然较穿孔修补术大，因此需要严格掌握适应证。仅在以下情况时考虑所谓"确定性"手术：

（1）需切除溃疡本身以治愈疾病，如急性穿孔并发出血、已有幽门瘢痕性狭窄等，在切除溃疡时可根据情况考虑做胃部分切除手术；

（2）较大的胃溃疡穿孔，有癌可能，做胃部分切除；

（3）Hp感染阴性、联合药物治疗无效或胃溃疡复发时，仍有做迷走神经切断术的报道。

第二节　急性肠梗阻

急性肠梗阻是由于各种原因使肠内容物通过障碍而引起一系列病理生理变化的临床症候群。由于病因多种多样，临床表现复杂，病情发展迅速，使诊断比较困难，处理不当可导致不良后果。我国医学对肠梗阻也早有记载，如关格、肠结、吐粪等均指此病。近年来对该病的认识虽然有了提高，但绞窄性肠梗阻的死亡率仍高达 10% 以上，是死亡率较高的急腹症之一。

一、临床表现

（一）症状

由于肠梗阻发生的急缓、病因不同、部位的高低以及肠腔堵塞的程度不同而有不同的临床表现，但肠内容物不能顺利通过肠腔而出现腹痛、呕吐、腹胀和停止排便排气的四大症状是共同的临床表现。

1. 腹痛

腹痛是肠梗阻最先出现的症状。腹痛多在腹中部脐周围，呈阵发性绞痛，伴有肠鸣音亢进，这种疼痛是由于梗阻以上部位的肠管强烈蠕动所致。腹痛是间歇性发生的，在每次肠蠕动开始时出现，由轻微疼痛逐渐加重，达到高峰后即行消失，间隔一段时间后，再次发生。腹痛发作时，患者常可感觉有气体在肠内窜行，到达梗阻部位而不能通过时，疼痛最重，如有不完全性肠梗阻时，气体通过后则感疼痛立即减轻或消失。如腹痛的间歇期不断缩短，或疼痛呈持续性伴阵发性加剧，且疼痛较剧烈时，则肠梗阻可能是单纯性梗阻发展至绞窄性梗阻的表现。腹痛发作时，还可出现肠型或肠蠕动波，患者自觉似有包块移动，此时可听到肠鸣音亢进。当肠梗阻发展至晚期，梗阻部位以上肠管过度膨胀，收缩能力减弱，则阵痛的程度和频率都减低；当出现肠麻痹时，则不再出现阵发性绞痛，而呈持续性的胀痛。

2. 呕吐

呕吐的程度和呕吐的性质与梗阻程度和部位有密切关系。肠梗阻的早期呕吐是反射性的，呕吐物为食物或胃液。然后有一段静止期，再发呕吐时间视梗阻部位而定，高位小肠梗阻，呕吐出现较早且频繁，呕吐物为胃液、十二指肠液和胆汁，大量丢失消化液，短期内出现脱水、尿少、血液浓缩，或代谢性酸中毒。如低位小肠梗阻时呕吐出现较晚，多为肠内容物在梗阻以上部位淤积到相当程度后，肠管逆蠕动出现反流性呕吐，吐出物可为粪样液体，或有粪臭味。如有绞窄性梗阻，呕吐物为血性或棕褐色。结肠梗阻仅在晚期才出现呕吐。麻痹性肠梗阻的呕吐往往为溢出样呕吐。

3. 腹胀

腹部膨胀是肠腔内积液、积气所致。一般在梗阻发生一段时间后才出现，腹胀程度与梗阻部位有关。高位小肠梗阻由于频繁呕吐，腹胀不显著；低位小肠梗阻则腹胀较重，可呈全腹膨胀，或伴有肠型；闭袢性肠梗阻可以出现局部膨胀，叩诊鼓音。而结肠梗阻如回盲部关闭可以显示腹部高度膨胀而且不对称；慢性肠梗阻时腹胀明显，肠型与蠕动波也较明显。

4. 停止排便排气

有无大便和肛门排气，与梗阻程度有关。在完全性梗阻发生后排便排气即停止。少数患者因梗阻以下的肠管内尚有残存的粪便及气体，由于梗阻早期，肠蠕动增加，这些粪便及气体仍可排出，不能因此而否定肠梗阻的存在。在某些绞窄性肠梗阻如肠套叠、肠系膜血管栓塞，患者可自肛门排出少量血性黏液或果酱样便。

（二）体征

1. 全身情况

单纯性肠梗阻早期多无明显全身变化。但随梗阻后症状的出现，呕吐、腹胀、丢失消化液，可发生程度不等的脱水。若发生肠绞窄、坏死穿孔，出现腹膜炎时，则出现发热、畏寒等中毒表现。

一般表现为急性痛苦病容，神志清楚，当脱水或有休克时，可出现神志萎靡、淡漠、恍惚，甚至昏迷。肠梗阻时由于腹胀使膈肌上升，影响心肺功能，呼吸受限、急促，有酸中毒时，呼吸深而快。体温在梗阻晚期或绞窄性肠梗阻时，由于毒素吸收，体温升高，伴有严重休克时体温反而下降。由于水和电解质均有丢失，多属等渗性脱水，表现全身乏力，眼窝、两颊内陷，唇舌干燥，皮肤弹性减弱或消失。急性肠梗阻患者必须注意血压变化，可由于脱水、血容量不足或中毒性休克发生，而使血压下降。患者有脉快、面色苍白、出冷汗、四肢厥冷等周围环衰竭时，血压多有下降，表示有休克存在。

2. 腹部体征

腹部体征可按视、触、叩、听的顺序进行检查。

急性肠梗阻的患者，一般都有不同程度的腹部膨胀，高位肠梗阻多在上腹部，低位小肠梗阻多在脐区，麻痹性肠梗阻呈全腹性膨隆。闭袢性肠梗阻可出现不对称性腹部膨隆。机械性梗阻时，常可见到肠型及蠕动波。

腹部触诊时，可了解腹肌紧张的程度、压痛范围和反跳痛等腹膜刺激征，应常规检查腹股沟及股三角，以免漏诊嵌顿疝。单纯性肠梗阻时腹部柔软，肠管膨胀可出现轻度压痛，但无其他腹膜刺激征。绞窄性肠梗阻时，可有固定性压痛和明显腹膜刺激征，有时可触及绞窄的肠袢或痛性包块。压痛明显的部位，多为病变所在，痛性包块常为受绞窄的肠袢。回盲部肠套叠时，腊肠样平滑的包块常在右中上腹；蛔虫性肠梗阻时可为柔软索状团块，有一定移动度；乙状结肠梗阻扭转时包块常在左下腹或中下腹；癌肿性包块多较坚硬而疼痛较轻；腹外疝嵌顿多为圆形突出腹壁的压痛性肿块。

腹部叩诊时，肠管胀气为鼓音，绞窄的肠袢因水肿、渗液为浊音。因肠管绞窄腹腔内渗液，可出现移动性浊音，必要时腹腔穿刺检查，如有血性腹水，则为肠绞窄证据。

腹部听诊主要是了解肠鸣音的改变。机械性肠梗阻发生后，腹痛发作时肠鸣音亢进，随着肠腔积液增加，可出现气过水声，肠管高度膨胀时可听到高调金属音。麻痹性肠梗阻或机械性肠梗阻的晚期，则肠鸣音减弱或消失。正常肠鸣音一般在 3~5 次/分，5 次/分以上为肠鸣音亢进，少于 3 次为减弱，3 分钟内听不到肠鸣音为消失。

（三）实验室检查

单纯性肠梗阻早期各种实验室检查变化不明显。梗阻晚期或有绞窄时，由于失水和血液浓缩，实验室检查为判断病情及疗效可提供参考。

（1）血常规：血红蛋白、血细胞比积脱水和血液浓缩而升高，与失液量成正比。尿比重升高，多为 1.025 ~ 1.030。白细胞计数对鉴别肠梗阻的性质有一定意义，单纯性肠梗阻正常或轻度增高，绞窄性肠梗阻可达（15 ~ 20）× 10^9/L，中性粒细胞亦增加。

（2）血 pH 及二氧化碳结合力下降，说明有代谢性酸中毒。

（3）血清 Na^+、K^+、Cl^- 等离子在早期无明显变化，但随梗阻存在，自身代谢调节的作用，内生水和细胞内液进入循环而稀释，使 Na^+、Cl^- 等逐渐下降，在无尿或酸中毒时，血清 K^+ 可稍升高，随着尿量的增加和酸中毒的纠正而大量排 K^+，血清 K^+ 可突然下降。

（四）X 线检查

这是急性肠梗阻常用的检查方法，常能对明确梗阻是否存在、梗阻的位置、性质以及梗阻的病因提供依据。

1. 腹部平片检查

肠管的气液平面是肠梗阻特有的 X 线表现。摄片时最好取直立位，如体弱不能直立时可取侧卧位。在梗阻发生 4 ~ 6 小时后，由于梗阻近端肠腔内积存大量气体和液体，肠管扩张，小肠扩张在 3cm 以上，结肠扩张在 6cm 以上，黏膜皱襞展平消失，小肠皱襞呈环形伸向腔内，呈"鱼骨刺"样的环形皱襞，多见于空肠梗阻。而回肠梗阻时，黏膜皱襞较平滑，至晚期时小肠肠袢内有多个液平面出现，典型的呈阶梯状。根据 Mall 描述将小肠分布位置分为五组：空肠上段为第一组，位于左上腹；第二组为空肠下段，在左下腹；第三组为回肠上段在脐周围；第四组为回肠中段，在右上腹；第五组为回肠下段，在右下腹。这样可以判断梗阻在小肠的上段、中段还是下段。结肠梗阻与小肠梗阻不同，因梗阻结肠近端肠腔内充气扩张，回盲瓣闭合良好时，形成闭袢性梗阻，结肠扩张十分显著，尤以壁薄的右半结肠为著，盲肠扩张超过 9cm。结肠梗阻时的液平面，多见于升、降结肠或横结肠的凹下部分。由于结肠内有粪块堆积，液平面可呈糊状。如结肠梗阻时回盲瓣功能丧失，小肠内也可出现气液平面，此时应注意鉴别。

2. 肠梗阻的造影检查

考虑有结肠梗阻时，可做钡剂灌肠检查。检查前清洁灌肠，以免残留粪块造成误诊。肠套叠、乙状结肠扭转和结肠癌等，可明确梗阻部位、程度及性质。多数为肠腔内充盈缺损及狭窄。在回结肠或结肠套叠时，可见套入的肠管头部呈新月形或杯口状阴影。乙状结肠扭转时，钡柱之前端呈圆锥形或鹰嘴状狭窄影像。另外，钡剂或空气灌肠亦有治疗作用。早期轻度盲肠或乙状结肠扭转，特别是肠套叠，在钡（或空气）灌肠的压力下，就可将扭转或套叠复位，达到治疗目的。

肠梗阻时的钡餐检查，由于肠道梗阻，通过时间长，可能加重病情或延误治疗，多不宜应用。而水溶性碘油造影，视梗阻部位，特别是高位梗阻时，可以了解梗阻的原因及部位。

（五）B 超检查

B 超检查有助于了解肠管积液扩张的情况，判断梗阻的性质和部位，观察腹水及梗阻原因。肠梗阻患者 B 超常见到梗阻部位以上的肠管有不同程度的扩张，管径增宽，肠腔内有形态不定的强回声光团和无回声的液性暗区。如为实质性病变显示更好，在肠套叠时 B 超横切面可见 "靶环" 状的同心圆回声，纵切面可显示套入肠管的长度，蛔虫团引起的肠梗阻可见局部平行旋涡状光带回声区。如肠管扩张明显，大量腹腔积液，肠蠕动丧失，可能发生绞窄性肠梗阻或肠坏死。

二、诊断与鉴别诊断

急性肠梗阻的诊断，首先需要确定是否有肠梗阻存在，还必须对肠梗阻的程度、性质、部位及原因做出较准确的判断。

（一）肠梗阻是否存在

典型的肠梗阻具有阵发性腹部绞痛、呕吐、腹胀、停止排气排便四大症状以及肠型、肠鸣音亢进等表现，诊断一般并不困难。但对于不典型病例、早期病例及不完全性肠梗阻，诊断时有一定困难，可借助 X 线检查给予帮助。一时难以确诊者，可一边治疗，一边观察，以免延误治疗。诊断时应特别注意与急性胰腺炎、胆绞痛、泌尿系结石、卵巢囊肿扭转等鉴别，应做相关疾病的有关检查，以排除这些疾病。

（二）肠梗阻的类型

鉴别是机械性肠梗阻还是动力性肠梗阻（尤以麻痹性肠梗阻）。机械性肠梗阻往往有肠管器质性病变，如粘连、压迫或肠腔狭窄等，晚期虽可出现肠麻痹，但 X 线平片检查有助于鉴别。动力性肠梗阻常继发于其他原因，如腹腔感染、腹部外伤、腹膜后血肿、脊髓损伤或有精神障碍等，麻痹性肠梗阻虽有腹部膨胀，但肠型不明显、无绞痛、肠鸣音减弱或消失，这些与机械性梗阻的表现不同。

（三）肠梗阻的性质

在急性肠梗阻的诊断中，鉴别是单纯性还是绞窄性肠梗阻极为重要。因为绞窄性肠梗阻肠壁有血运障碍，随时有肠坏死和腹膜炎、中毒性休克的可能，不及时治疗可危及生命。但两者的鉴别有时有一定困难，有以下表现时应考虑有绞窄性肠梗阻的可能：

（1）腹痛剧烈，阵发绞痛转为持续性痛伴阵发性加重；

（2）呕吐出现较早且频繁，呕吐物呈血性或咖啡样；

（3）腹胀不对称，有局部隆起或有孤立胀大的肠袢；

（4）出现腹膜刺激征或有固定局部压痛和反跳痛，肠鸣音减弱或消失；

（5）腹腔有积液，腹穿为血性液体；

（6）肛门排出血性液体或肛指检查发现血性黏液；

（7）全身变化出现早，如体温升高、脉率增快、白细胞计数升高、很快出现休克；

（8）腹部 X 线平片显示有孤立胀大的肠袢，位置固定不变；

（9）B 超提示肠管扩张显著，大量腹腔积液。单纯性与绞窄性梗阻的预后不同，有人主张在两者不能鉴别时，在积极准备下以手术探查为妥，不能到绞窄症状很明显时才手术探查，以免影响预后。

（四）肠梗阻的部位

鉴别高位小肠梗阻还是低位小肠梗阻，或是结肠梗阻。由于梗阻部位不同，临床表现也有所差异。高位小肠梗阻呕吐早而频，腹胀不明显；低位小肠梗阻呕吐出现晚而次数少，呕吐物呈粪样，腹胀显著；结肠梗阻，由于回盲瓣作用，阻止逆流，以致结肠高度膨胀形成闭袢性梗阻，其特点是进行性结肠胀气，可导致盲肠坏死和破裂，而腹痛较轻，呕吐较少，腹胀不对称，必要时以钡灌肠明确诊断。

（五）梗阻的程度

鉴别完全性还是不完全性肠梗阻。完全性肠梗阻发病急，呕吐频，停止排便排气，腹部 X 线平片显示小肠内有气液平面呈阶梯状，结肠内无充气；不完全性肠梗阻发病缓，病情较长，腹痛轻，间歇较长，可无呕吐或偶有呕吐，每有少量排便排气，常在腹痛过后排少量稀便，腹部平片显示结肠内少量充气。

（六）肠梗阻的原因

肠梗阻的病因要结合患者年龄、病史、体检及 X 线检查等综合分析，尽可能做出病因诊断，以便进行正确的治疗。

1. 年龄因素

新生儿肠梗阻以肠道先天性畸形为多见，1 岁以内小儿以肠套叠最为常见，1 ~ 2 岁嵌顿性腹股沟斜疝的发生率较高，3 岁以上的儿童应注意蛔虫团引起的肠梗阻，青壮年以肠扭转、肠粘连、绞窄性腹外疝较多，老人则以肿瘤、乙状结肠扭转、粪便堵塞等为多见。

2. 病史

如有腹部手术史、外伤史或腹腔炎症疾病史多为肠粘连或粘连带压迫所造成的肠梗阻；如患者有结核病史，或有结核病灶存在，应考虑有肠结核或腹腔结核引起的梗阻；如有慢性腹泻、腹痛应考虑有节段性肠炎合并肠狭窄；饱餐后剧烈活动或劳动考虑有肠扭转；如有心血管疾病，突然发生绞窄性肠梗阻，应考虑肠系膜血管病变的可能。

3. 根据检查结果

肠梗阻患者除了腹部检查外，一定要注意腹股沟部检查，除外腹股沟斜疝、股疝嵌顿引起的梗阻，直肠指诊应注意有无粪便堵塞及肿瘤等，指套有果酱样大便时应考虑肠套叠。腹部触及肿块应多考虑为肿瘤性梗阻。大多数肠梗阻的原因比较明显，少数病例一时找不到梗阻的原因，需要在治疗过程中反复检查，再结合 X 线表现，或者在剖腹探查中才能明确。

三、治疗

肠梗阻的治疗要根据病因、性质、部位、程度和患者的全身性情况来决定，包括非手术治疗和手术治疗。不论是否采取手术治疗，总的治疗原则：纠正肠梗阻引起的全身生理紊乱，纠正水、电解质及酸碱平衡失调，去除造成肠梗阻的原因，采用非手术治疗或手术治疗。

（一）非手术治疗

非手术治疗措施适用于每一个肠梗阻的患者，部分单纯性肠梗阻患者，经非手术疗法症状完全解除可免予手术，麻痹性肠梗阻，主要采用非手术疗法。对于需要手术的患者，这些措施为手术治疗创造条件也是必不可少的。

1.禁食、胃肠减压

这是治疗肠梗阻的重要措施之一。肠梗阻患者应尽早给予胃肠减压，有效的胃肠减压可减轻腹胀，改善肠管的血运，有利于肠道功能的恢复。腹胀减轻还有助于改善呼吸和循环功能。胃肠减压的方法是经鼻将减压管放入胃或肠内，然后利用胃肠减压器的吸引或虹吸作用将胃肠中气体和液体抽出，由于禁饮食，下咽的空气经过有效的减压，可使扭曲的肠袢得以复位，肠梗阻缓解。减压管有较短的单腔管（Levin 管），可以放入胃或十二指肠内，这种减压管使用简便，对预防腹胀和高位小肠梗阻效果较好；另一种为较长的单腔或双腔管（Miller-Abbot 管），管头端附有薄囊，待通过幽门后，囊内注入空气，利用肠蠕动，可将管带至小肠内梗阻部位，对低位小肠梗阻可能达到更有效的减压效果，其缺点是插管通过幽门比较困难，有时需在透视下确定管的位置，比较费时。

2.纠正水、电解质和酸碱平衡失调

失水和电解质酸碱平衡失调是肠梗阻的主要生理改变，必须及时给予纠正。补给的液体应根据病史、临床表现及必要的化验结果来决定，掌握好"缺什么，补什么；缺多少，补多少"和"边治疗、边观察、边调整"的原则。

（1）补充血容量：由于大量体液的丧失，引起血容量不足，甚至休克，应快速按"先快后慢"来补充液体。失水的同时有大量的电解质丧失，也应按"先盐后糖"（先补充足够的等渗盐水，然后再补充葡萄糖溶液）来补给，绞窄性肠梗阻患者丢失大量的血浆和血液，还需补充血浆或全血。一般按下列方法来决定补液量：

当天补液量＝当天正常需要量＋当天额外丧失量＋既往丧失量的一半

当天正常需要量：成人每天 2000 ~ 2500mL，其中等渗盐水 500mL，余为

5%或10%葡萄糖液。

当天额外丧失量：指当天因呕吐、胃肠减压等所丧失的液体。胃肠液一般按等渗盐水：糖＝2：1补给。

既往丧失量：指发病以来，因呕吐、禁食等所欠缺的液体量，可按临床症状来估计。

在补液过程，必须注意血压、脉搏、静脉充盈程度、皮肤弹性及尿量和尿比重的变化，必要时监测中心静脉压（CVP）变化，在CVP不超过1.18kPa（12cmH$_2$O）时认为是安全的。

肠梗阻时，一般都缺钾，待尿量充分时可适量补充钾盐。

（2）纠正酸中毒：肠梗阻患者大多伴有代谢性酸中毒，表现为软弱、嗜睡、呼吸深快，血液pH、HCO$_3^-$、BE均降低。估计碱量补充的常用方法。

补充碱量（mmol）＝（正常CO$_2$－CP－测得患者CO$_2$－CP）mmol×患者体重（kg）

1克NaHCO$_3$含HCO$_3^-$12mmol

1克乳酸钠含HCO$_3^-$9mmol

补碱时可先快速给予1/2计算量，以后再依血气分析结果及患者呼吸变化情况决定是否继续补充。

3.抗生素的应用

应用抗生素可以减低细菌性感染，抑制肠道细菌，减少肠腔内毒素的产生和吸收，减少肺部感染等。一般单纯性肠梗阻不需应用抗生素，但对绞窄性肠梗阻或腹腔感染者，需应用抗生素以控制感染。抗生素选择应针对肠道细菌，以广谱抗生素及对厌氧菌有效的抗生素为好。

（二）手术治疗

手术是急性肠梗阻的重要治疗方法，大多数急性肠梗阻需要手术解除。手术治疗原则：争取较短时间内以简单可靠的方法解除梗阻，恢复肠道的正常功能。

1.肠切除术

由于某种原因使一段肠管失去生理功能或存活能力，如绞窄性肠坏死、肠肿瘤、粘连性团块、先天性肠畸形（狭窄、闭锁）需要行肠切除术。切除范围要视病变范围而决定。

在绞窄性肠梗阻行肠切除时要根据肠袢的血运情况而决定部分肠切除术，合理判断肠壁生机是否良好，这是正确处理绞窄性肠梗阻的基础，如将可以恢复生机的肠袢行不必要的切除，或将已丧失活力的肠袢纳回腹腔，均会给患者带来损害，甚至危及生命。首先应正确鉴定肠壁生机，在肠袢的绞窄已经解除以后，用温热盐水纱布包敷 5～10 分钟，或在肠系膜根部用 0.5% 奴夫卡因行封闭注射以解除其可能存在的血管痉挛现象，如仍有下列现象存在，可作为判断肠管坏死的依据：

（1）肠管颜色仍为暗紫色或发黑无好转；

（2）肠管失去蠕动能力，用血管钳等稍加挤压刺激仍无收缩反应者；

（3）肠管终末动脉搏动消失。

根据这些特点，受累肠袢不长，应将肠及其内容物立即予以切除并行肠吻合术。但有时虽经上述处理，仔细观察，肠管生机界限难以判断，且受累肠袢长度较长时，应延长观察时间，可用布带穿过系膜并将肠管放回腹腔，维持观察半小时、1小时乃至更长时间，同时维持血容量及正常血压，充分供氧，对可疑肠袢是否坏死失去生机做出肯定的判断，再进行适当处理。如患者情况极为严重，血压不易维持，可将坏死及可疑失去生机的肠袢做肠外置术，如以后肠管的色泽转佳，生机已恢复时，或坏死分界更加明确后，再做适当的肠切除吻合术。

肠切除术大致可分 3 步：

（1）处理肠系膜，在预定切除肠曲的相应肠系膜上做扇形切口，切断并结扎系膜血管，注意不要损伤切除区邻近肠管的供应血管，肠管在切除线以外清除其系膜约 1cm，确保系膜缘做浆肌层缝合；

（2）切除肠曲的两端各置有齿钳两把，可适当斜行钳夹，保证对系膜缘有较好的血供，并可加大吻合口。离两侧钳夹约 5cm 处，各放置套有橡胶管的肠钳一把，以阻断两侧肠内容物，切除病变肠段，吸去两端间肠内容物，肠壁止血；

（3）将两断端靠拢，1号丝线做间断全层内翻吻合，然后在前后壁做间断浆肌层缝合，缝闭肠系膜缺口，以防内疝。

2.肠短路术

肠短路术又称肠捷径手术适用于急性炎症期的粘连、充血水肿严重、组织脆弱易撕裂、不能切除的粘连性肿块或肿瘤晚期不能切除而仅为解除梗阻的一种姑息性手术。其方法是在梗阻部位上下方无明显炎症、肠壁柔软的肠管间行短路吻合。肠短路手术有两种方式：一种是侧侧式，即在梗阻部位近、远端的肠管间做侧侧吻合；另一种是端侧式，即先将梗阻近侧胀大肠襻切除，远切端予以缝合关闭，近侧端与梗阻远端萎陷的肠祥做端侧吻合。两种术式的优劣各异，可根据病变的情况决定。如患者情况较差，手术以解除梗阻而病变不能再切除者或为完全性梗阻者，则以简单有效的侧侧吻合术为宜，以免在端侧吻合后梗阻近端的肠祥盲端有胀破的可能。如需做二期手术，且能根除梗阻病变者，作为二期病灶切除术前的准备手术，可行端侧式吻合。

3. 肠造瘘术

肠造瘘术包括小肠造瘘和结肠造瘘，主要用于危重患者。该手术在患者周身状况危急不能耐受更大手术操作时不失为一种有效的解除梗阻的外科疗法。但在小肠梗阻时，因术后营养、水电解质平衡都不易维持，造瘘口周围皮肤护理也甚麻烦，因此，应竭力避免小肠造瘘术。对不能切除的结肠肿瘤或直肠肿瘤所致梗阻，或肿瘤虽能切除但因肠道准备不足，患者情况较差等情况下，适宜行结肠造瘘术或永久性人工肛门手术。

肠造瘘术分为 3 种：

（1）断端造瘘：如为绞窄性肠梗阻、肠管已坏死，则须将坏死肠段切除，近端肠管从侧腹壁造瘘口处拖出并缝合固定，远端缝闭，待病情许可时再行二期手术。

（2）双口造瘘：将梗阻上方肠管提出行双口造瘘，主要适用于结肠梗阻或粘连性梗阻，肠管虽无坏死但无法分离，造瘘目的为单纯减压。

（3）插管造瘘：单纯插管造瘘作为解除肠道梗阻效果不理想，只有在坏死肠管切除后一期吻合，预防术后发生吻合口瘘时，可在吻合口上端肠管内插入减压管，并包埋固定在侧腹壁的腹膜上，戳孔引出，术后减压，避免吻合口瘘的发生。小肠高位插管造瘘又可作为供给肠内营养的备用通道。

4. 其他手术

（1）肠粘连松解术及肠管折叠或肠排列。

（2）肠套叠复位术：使套叠的肠管退出并恢复原位。手术要求尽量在腹腔内操作，术者用手挤压套入部远端，轻柔地将套入部挤出。待完全复位后，仔细观察肠壁血运及蠕动情况，确认有无坏死表现。如为回结肠套叠，可将末端回肠与升结肠内侧壁稍予固定，以免再发生套叠。

（3）肠扭转复位术：将扭转的肠管复位后，恢复原来的功能位置。复位前应注意肠管血运情况及肠腔内容物多少，当肠腔内积存大量液体和气体时，应先行减压后再复位，以免突然复位而使大量毒素吸收导致中毒性休克。

（4）肠减压术：如果术中见肠管极度扩张致手术有困难时，可先行肠管减压。常用减压方法有：穿刺减压和切开减压。穿刺减压，用一粗针头接上吸引装置，直刺入膨胀的肠管，尽可能吸出肠内气体和液体，拔针后缝合针眼。因针头易堵塞，减压不满意；橡皮管减压，在肠壁上做一小切口，置入橡皮管或导尿管，还可接上三通管，管周固定后进行吸引减压，可用生理盐水灌洗肠腔，减少中毒机会。切开减压，将游离肠管可提至切口外，周围保护好后可直接切开肠管进行减压，这种方法减压效果好，但易污染腹腔。

总之，肠梗阻的手术治疗应视患者梗阻情况而定。单纯性肠梗阻可采用解除引起梗阻机制的手术，如粘连松解术、肠切开取出堵塞异物术等；如肠管的病变为肿瘤、炎症可行肠切除、肠吻合，狭窄病变不能切除时可做肠短路术。绞窄性肠梗阻应尽快采取解除梗阻机制的手术，如肠套叠或肠扭转的复位术、肠管坏死应行肠切除吻合术等。结肠梗阻时由于回盲瓣关闭作用，形成闭袢型肠梗阻，结肠血供也不如小肠丰富，单纯性肠梗阻也容易发生局部坏死和穿孔，应早期进行手术治疗。如患者全身情况差，腹胀严重，梗阻位于左半结肠时，可先以横结肠造瘘，待情况好转再行肠切除吻合；如肠管坏死，应将坏死肠段切除，做肠造瘘术，待全身情况好转后二期手术。由于结肠梗阻时出现的问题较多，手术治疗时须审慎处理。

急性肠梗阻的预后与梗阻的病因、性质、诊治的早晚、术前后的处理及手术选择是否得当有关，多数良性梗阻效果较好，但单纯性肠梗阻的死亡率仍在3%左右，绞窄性肠梗阻的死亡率在8%左右，如诊治过晚死亡率可达25%以上。死亡多见于老年患者，主要原因是难复性休克、腹膜炎、肺部并发症、肠道术后并发症及全身衰竭等，因此应及时诊断、恰当地处理，减少死亡率。

急性肠梗阻的预防在某些类型的肠梗阻是可能的。如术后粘连性肠梗阻，在进行腹部手术时，操作轻柔，尽量减少脏器浆膜和腹膜的损伤，防止或减少术中胃肠道内容物对腹腔的污染，术后尽早恢复胃肠道蠕动功能，对预防粘连性肠梗阻有积极作用。有报告显示近年来在腹部手术后，腹腔内置入透明质酸酶可有效减少肠粘连的发生。积极防治肠蛔虫病是预防蛔虫团堵塞性肠梗阻的有效措施。

避免饱食后强体力劳动或奔跑，可减少肠扭转的发生。腹腔内炎症及结核等病变，应积极治疗避免发展成粘连或狭窄，如患者存在发生肠梗阻的因素，应嘱患者注意饮食，以防止或减少肠梗阻的发病。

第三节　急性阑尾炎

急性阑尾炎是腹部外科最常见的疾病之一，也是外科急腹症中最常见的疾病，其发病率约为 1 ：10006，各年龄段（不满 1 岁至 90 岁，甚至 90 岁以上）人群及妊娠期妇女均可发病，但以青年最为多见。阑尾切除术也是外科最常施行的一种手术。急性阑尾炎临床表现变化较多，需要与许多腹腔内外疾病相鉴别。早期明确诊断，及时治疗，可使患者在短期内恢复健康。若延误诊治，则可能出现严重后果。因此对本病的处理须予以重视。

一、临床表现

急性阑尾炎不论其病因如何，亦不论其病理变化为单纯性、化脓性或坏疽性，在阑尾未穿孔、坏死或（并）有局部脓肿以前，临床表现大致相似。多数急性阑尾炎都有较典型的症状和体征。

（一）症状

一般表现在 3 个方面。

1. 腹痛不适

腹痛不适是急性阑尾炎最常见的症状，约有 98% 急性阑尾炎患者以此为首发症状。典型的急性阑尾炎腹痛开始时多在上腹部或脐周围，有时为阵发性，并常有轻度恶心或呕吐；一般持续 6 ～ 36 小时（通常约 12 小时）。当阑尾炎症涉及壁腹膜时，腹痛变为持续性并转移至右下腹部，疼痛加剧，不少患者伴有呕吐、发热等全身症状。此种转移性右下腹痛是急性阑尾炎的典型症状，70% 以上的患者具有此症状。该症状在临床诊断上有重要意义。但也应该指出：不少患者其腹痛可能开始时即在右下腹，不一定有转移性腹痛，这可能与阑尾炎病理过程不同有关。没有明显管腔梗阻而直接发生的阑尾感染，腹痛可能一开始就是右下腹炎性持续性疼痛。异位阑尾炎在临床上虽同样也可有初期梗阻性、后期炎症性腹痛，但其最后腹痛所在部位因阑尾部位不同而异。

腹痛的轻重程度与阑尾炎的严重性之间并无直接关系。虽然腹痛的突然减轻一般显示阑尾腔的梗阻已解除或炎症在消退，但有时因阑尾腔内压过大或组织缺血坏死，神经末梢失去感受和传导能力，腹痛也可减轻；有时阑尾穿孔以后，由于腔内压随之降低，自觉的腹痛也可突然消失。故腹痛减轻，必须伴有体征消失，方可视为是病情好转的证据。有些患者此时会出现尿路刺激症状，部分男性患者感觉阴茎和阴囊痉挛性抽搐痛，儿童为著。

2. 胃肠道症状

恶心、呕吐、便秘、腹泻等胃肠道症状是急性阑尾炎患者所常有的。呕吐是急性阑尾炎常见的症状，当阑尾管腔梗阻及炎症程度较重时更为突出。呕吐与发病前有无进食有关。阑尾炎发生于空腹时，往往仅有恶心；饱食后发生者多有呕吐；偶然于病程晚期亦见有恶心、呕吐者，则多由腹膜炎所致。食欲缺乏，不思饮食，则更为患者常见的现象。

当阑尾感染扩散至全腹时，恶心、呕吐可加重。其他胃肠道症状如食欲缺乏、便秘、腹泻等也偶可出现，腹泻多由于阑尾炎症扩散至盆腔内形成脓肿，刺激直肠而引起肠功能亢进，此时患者常有排便不畅、便次增多、里急后重及便中带黏液等症状。

3. 全身反应

急性阑尾炎患者的全身症状一般并不显著。当阑尾化脓坏疽并有扩散性腹腔内感染时，可以出现明显的全身症状，如寒战、高热、反应迟钝或烦躁不安；当弥漫性腹膜炎严重时，可同时出现血容量不足与脓毒症表现，甚至有心、肺、肝、肾等生命器官功能障碍。

（二）体征

急性阑尾炎的体征在诊断上较自觉症状更具重要性。它的表现决定于阑尾的部位、位置的深浅和炎的程度，常见的体征有下列几类。

1. 患者体位

不少患者来诊时常见弯腰行走，且往往以双手按在右下腹部。在床上平卧时其右髋关节常呈屈曲位。

2. 压痛和反跳痛

最主要和典型的是右下腹压痛，其存在是诊断阑尾炎的重要依据，典型的压痛较局限，位于麦氏点（阑尾点）或其附近。无并发症的阑尾炎其压痛点比较局限，有时可以用一个手指在腹壁找到最明显压痛点；待出现腹膜炎时，压痛范围可变大，甚至全腹压痛，但压痛最剧点仍在阑尾部位。压痛点具有重大诊断价值，即使患者自觉腹痛尚在上腹部或脐周围，体检时往往已能发现在右下腹有明显的压痛点，常借此可获得早期诊断。

年老体弱、反应差的患者炎症有时即使很重，但压痛可能比较轻微，或必须深压才痛。压痛表明阑尾炎的存在和其所在的部位，较转移性腹痛更具诊断意义。

反跳痛具有重要的诊断意义，体检时将压在局部的手突然松开，患者感到剧烈疼痛，更重于压痛。这是腹膜受到刺激的反应，可以更肯定局部炎症的存在。阑尾部位压痛与反跳痛的同时存在对诊断阑尾炎比单个存在更有价值。

3. 右下腹肌紧张和强直

肌紧张是腹壁对炎症刺激的反应性痉挛，强直则是一种持续性不由自主的保护性腹肌收缩，都见于阑尾炎症已超出浆膜并侵及周围脏器或组织时。检查腹肌有无紧张和强直要求动作轻柔，患者情绪平静，以避免引起腹肌过度反应或痉挛，导致不正确结论。

4. 疼痛试验

有些急性阑尾炎患者以下几种疼痛试验可能呈阳性，其主要原理是处于深部但有炎症的阑尾黏附于腰大肌或闭孔肌，在行以下各种试验时，局部受到明显刺激而出现疼痛。

（1）结肠充气试验（Rovsing 征）：深压患者左下腹部降结肠处，患者感到阑尾部位疼痛。

（2）腰大肌试验：患者左侧卧，右腿伸直并过度后伸时阑尾部位出现疼痛。

（3）闭孔内肌试验：患者屈右髋右膝并内旋时感到阑尾部位疼痛。

（4）直肠内触痛：直肠指检时按压右前壁患者有疼痛感。

（三）化验

急性阑尾炎患者的血常规、尿常规检查有一定重要性。90%的患者常有白细胞计数增多，是临床诊断的重要依据，一般为（10～15）×10^9/L。随着炎症加重，白细胞可以增加，甚至可为20×10^9/L以上。但年老体弱或免疫功能受抑制的患者，白细胞不一定增多，甚至反而下降。白细胞数增多常伴有核左移。急性阑尾炎患者的尿液检查一般无特殊改变，但为排除类似阑尾炎症状的泌尿系统疾病，如输尿管结石，常规检查尿液仍有必要。

二、诊断与鉴别诊断

（一）诊断

多数急性阑尾炎的诊断以转移性右下腹痛或右下腹痛、阑尾部位压痛和白细胞升高三者为决定性依据。典型的急性阑尾炎（约占80%）均有上述症状体征，易于据此做出诊断。对于临床表现不典型的患者，尚需考虑借助其他一些诊断手段，以做进一步肯定。

（二）鉴别诊断

典型的急性阑尾炎一般诊断并不困难，但对于另一部分病例，由于临床表现并不典型，诊断相当困难，有时甚至诊断错误，以致采用错误的治疗方法或延误治疗，产生严重并发症，甚至死亡。要与急性阑尾炎相鉴别的疾病很多，常见的为以下3类。

1.内科疾病

临床上，不少内科疾病具有急腹症的临床表现，常被误诊为急性阑尾炎而施行不必要的手术探查，将无病变的阑尾切除，甚至危及患者生命，故诊断时必须慎重。常见的需要与急性阑尾炎鉴别的内科疾病有以下几种。

（1）急性胃肠炎：一般急性胃肠炎患者发病前常有饮食不慎或食物不洁史。症状虽亦以腹痛、呕吐、腹泻三者为主，但通常以呕吐或腹泻较为突出，有时在腹痛之前即已有吐泻。急性阑尾炎患者即使有吐泻，一般也不严重，且多发生在腹痛以后。

急性胃肠炎的腹痛有时虽很剧烈，但其范围较广，部位较不固定，更无转移至右下腹的特点。

（2）急性肠系膜淋巴结炎：急性肠系膜淋巴结炎多见于儿童，往往发生于上呼吸道感染之后。患者过去大多有同样腹痛史，且常在上呼吸道感染后发作。起病初期于腹痛开始前后往往即有高热，此与一般急性阑尾炎不同；腹痛初起时即位于右下腹，而无急性阑尾炎之典型腹痛转移史。其腹部触痛的范围亦较急性阑尾炎为广，部位亦较阑尾的位置高，并较靠近内侧。腹壁强直不甚明显，反跳痛亦不显著。Rovsing 征和肛门指检都是阴性。

（3）梅克尔憩室炎：梅克尔（Meckel）憩室炎往往无转移性腹痛，局部压痛点也在阑尾点之内侧，多见于儿童，由于 1/3 梅克尔憩室中有胃黏膜存在，患者可有黑粪史。梅克尔憩室炎穿孔时成为外科疾病。临床上如诊断为急性阑尾炎而手术中发现阑尾正常者，应即检查末段回肠至少约 100cm，以视有无梅克尔憩室炎，免致遗漏而造成严重后果。

（4）局限性回肠炎：典型局限性回肠炎不难与急性阑尾炎相区别。但不典型急性发作时，右下腹痛、压痛及白细胞升高与急性阑尾炎相似，必须通过细致临床观察，发现局限性回肠炎所致的部分肠梗阻的症状与体征（如阵发绞痛和可触及条状肿胀肠袢），方能鉴别。

（5）心胸疾病：如右侧胸膜炎、右下肺炎和心包炎等均可有反射性右侧腹痛，甚至右侧腹肌反射性紧张等，但这些疾病以呼吸、循环系统功能改变为主，一般没有典型急性阑尾炎的转移性右下腹痛和压痛。

（6）其他：如过敏性紫癜、铅中毒等，均可有腹痛，但腹软无压痛。详细的病史、体检和辅助检查可予以鉴别。

2. 外科疾病

（1）胃、十二指肠溃疡急性穿孔：为常见急腹症，发病突然，临床表现可与急性阑尾炎相似。溃疡穿孔患者多数有慢性溃疡史，穿孔大多发生在溃疡的急性发作期。溃疡穿孔所引起的腹痛，虽亦起于上腹部并可累及右下腹，但一般均迅速累及全腹，不像急性阑尾炎有局限于右下腹的趋势。腹痛发作极为突然，程度也颇剧烈，常可导致患者休克。体检时右下腹虽也有明显压痛，但上腹部溃疡穿孔部位一般仍为压痛最显著地方；腹肌的强直现象也特别显著，常呈"板样"强直。腹内因有游离气体存在，肝浊音界多有缩小或消失现象；X 线透视如能确定膈下有积气，有助于诊断。

（2）急性胆囊炎：总体上急性胆囊炎的症状与体征均以右上腹为主，常可扪及肿大和有压痛的胆囊，Murphy 征阳性，辅以 B 超不难鉴别。

（3）右侧输尿管结石：有时表现与阑尾炎相似。但输尿管结石以腰部酸痛或绞痛为主，可有向会阴部放射痛，右肾区叩击痛（＋），肉眼或镜检尿液有大量红细胞，B 超检查和肾、输尿管、膀胱 X 线片（KUB）可确诊。

3. 妇科疾病

（1）右侧异位妊娠破裂：这是育龄妇女最易与急性阑尾炎相混淆的疾病，尤其是未婚怀孕女性，诊断时更要细致。异位妊娠患者常有月经过期或近期不规则史，在腹痛发生以前，可有阴道不规则的出血史。其腹痛之发作极为突然，开始即在下腹部，并常伴有会阴部垂痛感觉。全身无炎症反应，但有不同程度的出血性休克症状。妇科检查常能发现阴道内有血液，子宫颈柔软而有明显触痛，一侧附件有肿大且具压痛；如阴道后穹窿或腹腔穿刺抽出新鲜不凝固血液，同时妊娠试验阳性可以确诊。

（2）右侧卵巢囊肿扭转：可突然出现右下腹痛，囊肿绞窄坏死可刺激腹膜而致局部压痛，与急性阑尾炎相似。但急性扭转时疼痛剧烈而突然，坏死囊肿引起的局部压痛位置偏低，有时可扪到肿大的囊肿，都与阑尾炎不同，妇科双合诊或 B 超检查等可明确诊断。

（3）其他：如急性盆腔炎、右侧附件炎、右侧卵巢滤泡或黄体破裂等，可通过病史、月经史、妇科检查、B 超检查、后穹窿或腹腔穿刺等做出正确诊断。

三、治疗

手术切除是治疗急性阑尾炎的主要方法，但阑尾炎症的病理变化比较复杂，非手术治疗仍有其价值。

（一）非手术治疗

1. 适应证

（1）患者一般情况差或因客观条件不允许，如合并严重心、肺功能障碍时，也可先行非手术治疗，但应密切观察病情变化。

（2）急性单纯性阑尾炎早期，药物治疗多有效，其炎症可吸收消退，阑尾能恢复正常，也可不再复发。

（3）当急性阑尾炎已被延误诊断超过 48 小时，病变局限，已形成炎性肿块，也应采用非手术治疗，待炎症消退，肿块吸收后，再考虑择期切除阑尾。当炎性肿块转成脓肿时，应先行脓肿切开引流，以后再择期进行阑尾切除术。

（4）急性阑尾炎诊断尚未明确，临床观察期间可采用非手术治疗。

2. 方法

非手术治疗的内容和方法有卧床、禁食、静脉补充水电解质和热量，同时应用有效抗生素以及对症处理（如镇静、止痛、止吐）等。

（二）手术治疗

如果诊断基本明确，经有效抗生素治疗 3 ~ 12 小时后腹痛缓减不明显，并且发病未超过 48 小时，则果断手术治疗为佳。超过 48 小时者手术难度大，术后并发症发生概率高。绝大多数急性阑尾炎诊断明确后均应采用手术治疗，以去除病灶、促进患者迅速恢复。但是急性阑尾炎的病理变化和患者条件常有不同，因此也要根据具体情况，对不同时期、不同阶段的患者采用不同的手术方式分别处理。

第四节　急性胆囊炎

一、临床表现

（一）症状

急性胆囊炎往往以腹痛为首要症状，其疼痛部位以右上腹为主，持续性加重，伴有恶心、呕吐，疼痛可放射至右肩或右腰背部。

1. 结石性急性胆囊炎

以胆绞痛为主，非结石性急性胆囊炎以腹上区及右上腹持续性疼痛为主要临床表现。如果伴有左上腹或腰部明显疼痛，应考虑合并胰腺炎。

2. 胆囊化脓或坏疽

剧痛，有尖锐刺痛感，疼痛范围扩大，提示不仅炎症重，而且有胆囊周围炎乃至腹膜炎。疼痛可放射至胸前、右肩胛下部或右肩部，个别可放射至左肩部或耻区。腹痛如因身体活动、咳嗽或呕吐而加重，主要是腹膜刺激所致。由于是炎症性腹痛，患者仰卧位或向右侧卧位并大腿屈向腹部可减轻疼痛，腹式呼吸减弱。疼痛阵发加剧时，患者常显吸气性抑制。

3. 急性化脓性胆囊炎

随着腹痛的持续加重，轻者常有畏寒、发热，若发展到急性化脓性胆囊炎，则可出现寒战、高热，甚至严重全身感染的症状。

4. 恶心和呕吐

恶心和呕吐是除腹痛外唯一有价值的症状。其出现可能是与胆囊压力迅速上升有关的反射现象。由于患者于呕吐后感到舒适，故常有诱发呕吐的企图。重症患者常反复呕吐，但不会变为粪性，呕吐也不能使腹痛减轻。患者常大便秘结，反复呕吐时亦应想到胆囊管或胆总管结石的可能。

（二）体征

最常见和最可靠的体征是右上腹、上腹正中或两处均有压痛。出现压痛非常多见，以至于对无压痛者应当怀疑此病的诊断。约半数患者在右上腹有肌紧张；严重患者有反跳痛。这些反映腹膜炎体征的检出率随疾病的进展而增加。15%～30%的病例可扪及肿大而有触痛的胆囊，并有典型的Murphy征（检查者用左手拇指轻按压胆囊下缘，嘱患者做深吸气使肝脏下移，因胆囊受到拇指的触碰时感到剧痛，患者将有突然屏气或停止吸气现象），是确诊急性胆囊炎的可靠体征。胆囊区触及肿块者约占40%，该肿块可能是扩张的胆囊或因炎症反应而黏附在胆囊上的大网膜；而疾病晚期出现的包块则是发生了胆囊周围脓肿的标志。

黄疸见于约10%的患者，一些患者主要由于急性炎症、水肿，波及肝外胆管而致发生黄疸，可能与胆色素经受损的胆囊黏膜进入血液循环或由于胆囊周围炎症过程继发胆总管括约肌痉挛引起胆管系统生理性梗阻有关。黄疸的存在提示同时并存胆总管结石的可能性占胆囊炎病例的10%～15%。

二、诊断及鉴别诊断

（一）诊断

患者大多有：

（1）突发的右上腹痛及右肩部放射痛；

（2）右上腹胆囊区有腹壁压痛和腹肌紧张，并有典型的 Murphy 征；

（3）白细胞计数常有增加，一般为（10 ~ 15）×10^9/L，有时可高达 $20×10^9$/L 以上，表示胆囊可能已有蓄脓；

（4）患者常有轻度体温升高 38 ~ 39℃，但寒战、高热不多见，有此现象时多表示已伴有胆管炎；

（5）少数病例发病 2 ~ 3 天后可出现轻度黄疸（血清胆红质低于 3mg/mL），为肝细胞有损害的表现，尿液中的尿胆素原常有增加；

（6）其他肝功能也可能有一定变化，如 SGPT 可超过 300U；

（7）影像学证据，B 超或 CT 检查有典型表现，但要指出，15% ~ 20% 的患者其临床表现可能较为轻微，或者症状发生后随即有所好转，以致有鉴别诊断上的困难。

（二）鉴别诊断

1.胆囊扭转

既往有腹痛病史者很少见，绝大多数是突发腹上区或右上腹痛，伴有恶心、呕吐，胆囊区可触及肿大肿块并有压痛；无全身症状及中毒症状，一旦绞窄引起腹膜炎，则全身症状明显，未合并胆总管病变时一般无黄疸。此种患者胆囊以"系膜"与肝相连，又称"钟摆胆囊"。

2.十二指肠溃疡合并十二指肠周围炎

患者呈右上腹疼痛剧烈并持续加重，常常误诊为急性胆囊炎。但溃疡病患者有季节性发作，疼痛呈规律性，以夜间为重，服药或适当进食后可暂时缓解，多数患者有反酸史，Murphy 征阴性，可有隐血或黑粪，血清胆红素无明显增高，X 线钡餐或胃镜检查是鉴别的主要方法。

3. 胃、十二指肠溃疡急性穿孔

发病较急性胆囊炎更突然，疼痛剧烈并迅速扩散至全腹。开始时发热不明显，甚至由于休克体温可低于正常。溃疡病穿孔患者腹膜刺激症状出现早并且非常明显，肝浊音界消失。腹部透视或平片常显示膈下有游离气体，可确诊。

4. 急性胰腺炎

急性胰腺炎和急性胆囊炎都可因饱餐或酒后发病，两病可同时存在。急性胰腺炎疼痛更为剧烈，尤其是出血坏死性胰腺炎，多为持续性胀痛，疼痛与触痛多位于上腹中部及左上腹，其次是右上腹和脐部，疼痛可放射至腰背部。呕吐常在腹痛后发生并且较重。绝大多数急性胰腺炎血清淀粉酶及其同工酶显著增高。B超检查和 CT 检查可帮助鉴别。

5. 肠梗阻

由于腹痛、恶心、呕吐及腹胀，可误诊为急性胆囊炎。其不同点是肠梗阻患者无特殊右上腹痛和触痛，Murphy 征阴性，亦无右肩背放射痛。腹部立位平片可帮助鉴别。

6. 肝癌出血

大多数原发性肝癌患者有肝炎或肝硬化病史，破裂出血时多为全腹痛和腹膜刺激征。当破裂出血仅限于肝周时，其疼痛局限于右季肋部或右上腹，并可有右肩部放射痛，可误诊为急性胆囊炎。B 超和 CT 检查可帮助鉴别。

三、治疗

急性胆囊炎的治疗应针对不同原因区别对待。对于结石性急性胆囊炎一般主张手术治疗，但手术时机的选择目前尚存在争论。一般认为，经非手术治疗，60%～80% 的结石性急性胆囊炎患者病情可以得到缓解，然后再进行择期手术，择期手术的并发症及死亡率远低于急性期手术。近年来，几组前瞻性随机研究表明，急性胆囊炎早期胆囊切除术（在诊断时即进行手术）优于急性发作解除后的择期胆囊切除术，其优点是并发症发生率明显降低，住院天数减少，并不再有发作出现。而对于非结石性胆囊炎患者，由于其情况多数较为复杂，并发症较多，应及早手术。因此，对于急性胆囊炎患者手术时机的选择是非常重要的。

手术方法主要是胆囊切除术或胆囊造瘘术，如病情允许而又无禁忌证时，一般行胆囊切除术。但对高度危重患者，应在局麻下行胆囊造瘘术，以达到减压、引流的目的。胆囊切除术是治疗最彻底的手术方式，在当前也是较安全的术式，总体手术死亡率不足 1.0%，但急性期手术死亡率要稍高一些。

（一）胆囊切除术

1. 自胆囊颈开始的切除法（顺行）

如果胆囊周围的粘连并不严重，胆囊管与胆总管交角（Calot 三角）的解剖关系可以辨认清楚，则自囊颈部开始先分离出胆囊管并予以结扎切断，再辨认清肝右动脉分出的胆囊动脉，予以结扎、切断，则较容易提起胆囊颈部，将胆囊自胆囊床中剥离出并予以切除。注意：在胆囊切除过程中最严重的事故是胆总管的损伤，这是由于胆囊管与胆总管的解剖关系辨认不清，或在胆囊切除时将胆囊管牵拉过度，以致胆总管被拉成锐角，血管钳夹得太低；或因胆囊动脉出血时，盲目使用血管钳在血泊中夹钳，而致误伤胆总管。所以，条件允许者先解剖出 Calot 三角中胆囊管、胆囊动脉与胆总管的关系，是防止误伤胆总管的根本保证，也是切除胆囊的常用方法。在解剖胆囊中发生大出血时，切勿在血泊中盲目钳夹，以免误伤胆总管、门静脉等重要组织。此时可先用左手示指伸入网膜孔，与拇指一起捏住肝十二指肠韧带中的肝固有动脉，使出血停止，再清理手术野并查明出血点所在，予以彻底止血。从肝床上剥离胆囊时，须仔细钳夹并结扎直接进入肝床的小血管支，并在胆囊窝放置引流，防止积血和感染。

2. 自胆囊底部开始的切除法（逆行）

若胆囊管和胆总管等组织因周围粘连过多而辨认不清，可以先自胆囊底部开始分离。若胆囊的边界不十分清楚，可以先切开胆囊底部，将左手示指伸入胆囊中，作为剥离胆囊的依据，正如剥离疝囊一样。做胆囊底部开始的切除术时出血可能较多，因胆囊动脉未能先行结扎，胆囊管的残端既可以因切除过多而伤及胆总管，也可能因切除不足而致残端过长，术后有形成残株综合征之虞，因在胆囊管残端中可有结石形成，或继发感染，致有轻度不适。所以，在胆囊周围粘连较多而必须做囊底开始的胆囊切除时，应紧贴胆囊壁做囊壁分离，以减少出血，而不一定要暴露右肝动脉，待胆囊颈部完全游离后，将囊颈向外牵拉暴露出胆囊管，随胆囊管向下追踪就可以找到胆总管，在认清胆囊管与胆总管和肝总管的关系后可以切断胆囊管，并切除胆囊。注意：切断胆囊管时，应将胆囊管残端保留长些（保证胆囊颈管内无结石嵌顿），切勿将胆囊管牵拉过长，血管钳也不可夹得太低，以免损伤胆总管。

手术副损伤的一个重要原因是显露不佳，结构辨认不清。而急性胆囊炎多有胆汁淤积，胆囊胀大，影响视野，有学者习惯先从胆囊底部电灼截孔减压，粗丝线结扎闭合后，钳夹提起哈氏袋，因浆膜水肿，钝性游离胆囊三角（如指掐法），多可分清结构。胆囊周围的粘连找对层次，也可钝性游离为主。有学者习惯常规放置腹腔引流管，防止积血积液及迷走胆管损伤后胆漏。此类胆漏只要引流通畅，短期内可自愈，患者无明显不适。

3. 胆囊半切除术

若手术时发现：

（1）胆囊的位置过深、粘连很多，致从胆囊窝中剥离胆囊非常困难或出血过多者；

（2）胆囊壁已有坏死，不耐受切除者；

（3）患者的情况在手术过程中突然恶化，需要尽快结束手术者，可以选择做胆囊部分切除术——将胆囊底部、体部及颈部前壁、紧贴肝脏的胆囊窝予以切除，刮除后壁上的剩余黏膜，并结扎胆囊管，然后将留下的胆囊边缘用肠线相对缝合，其中插入 1 支导管引出体外作为引流。该导管常在术后第 2 周予以拔除，所余瘘口不久可以自动愈合。

4. 胆囊部分切除术

成功的关键在于：

（1）在手术时胆囊颈必须予以结扎，否则有形成胆瘘的危险；

（2）胆囊后壁的黏膜必须刮除干净，或用碳酸或电烧灼予以烧毁，否则窦道也可能长期不愈。胆囊部分切除术虽不如全切除"正规"，但其疗效与全切除术无明显差异，较单纯胆囊造瘘术后须再次切除者显然更合理。故在胆囊周围粘连很多、炎症严重、胆囊管与胆总管的解剖关系辨认不清时，与其冒损伤胆总管或右肝管的危险而勉强做胆囊全切除术，不如知难而退，行胆囊部分切除术。外科医师应保持头脑清醒，临场时应该善于抉择。

（二）胆囊造瘘术

胆囊造瘘术适用于：

（1）病程已久，保守疗法无效，不得已须做手术治疗而又不能耐受长时间手术者；

（2）术中发现胆囊已有蓄脓或穿孔，胆囊周围的炎症也很严重，不能做胆囊切除者；

（3）术中发现胆总管内有大量结石和严重感染，而患者又病情严重，不易或不耐受暴露胆总管做探查者，待病情好转后再择期做胆囊切除或其他手术。唯后一种情况做胆囊造瘘前，必须肯定胆囊管是属通畅，且结石的位置又在胆囊管水平以上者，方属有益。

决定做胆囊造瘘时，应先对胆囊行穿孔减压。手术多采用距胆囊底最近的切口（有条件时经 B 超定位），如右肋缘下切口。在胆囊底部做双重荷包缝合线后于中心处抽吸减压，剪开小口探查胆囊尽量取净结石，再插入 18～22F 的蕈状导管，收紧并结扎双重荷包缝线，然后使用温盐水冲洗胆囊，并观察有无漏液，有可能时将胆囊底固定于腹壁上，胆囊旁放置引流管。胆囊造瘘后如病情逐渐好转，一般在术后 2～4 周便可拔除导管，所留胆瘘多能自行愈合。术后 3～6 个月后应考虑再做胆囊切除或其他手术，否则不仅胆囊炎有复发可能，胆管的其他病变也可能再度恶化。曾有做胆囊造瘘术的患者，发生胆囊癌的机会较多，这也是需要切除胆囊的另一理由。

如患者不能耐受手术，可在 B 超引导下行经皮经肝胆囊穿刺置管引流术，在一定程度上可缓解病情；条件允许时也可行腹腔镜胆囊切除术。需要再次强调，胆囊是整个胆管系统的一个组成部分，在处理胆囊病变时，如发现有胆管病变者切不可忘记同时做胆总管探查，即使患者的情况不允许做胆管病变（结石或癌肿）的彻底治疗，也必须尽可能放置 1 支 T 型管引流，以便术后通过 T 型管做胆管造影，必要时还应做 PTC 或 ERCP，然后在彻底了解胆系病变的基础上考虑选择正确的手术方案，方能使胆管的再次手术获得满意的疗效。

第五节　胆道出血

胆道出血系因创伤、炎症、结石、肿瘤、血管疾病或其他原因造成肝内或肝外的血管与胆道病理性沟通，血液经胆道流入十二指肠而发生的上消化道出血。

胆道出血的临床表现取决于出血的量和速度。临床上所指的胆道出血，一般是指有较大量的出血，以胆绞痛、消化道出血、阻塞性黄疸三大症状为特征，多需急诊外科处理。

胆道出血其发病率占上消化道出血的 1.3%～5%，仅次于溃疡病出血、食管胃底静脉曲张破裂出血与急性胃黏膜糜烂，死亡率较高。我国胆道出血的病因及发病率与西方有着明显的差异，国外较多为外伤所致，少见原因有肝肿瘤、肝血管瘤等。国内胆道出血主要继发于胆道感染。近年来胆道蛔虫与原发性胆管结石的发病率已趋下降，因而继发感染所致的胆道出血病例较前减少。随着经皮肝穿刺诊疗技术的推广应用和肝胆手术的广泛开展，医源性胆道出血的发病率有所增加。

一、临床表现与诊断

胆道大量出血的典型临床表现为：剧烈上腹部疼痛，呕血及便血，黄疸，肿大的胆囊。

出血常呈周期性，每隔数天至 1～2 周重复发生，除胆道出血的症状外，患者亦有原发病的临床表现。严重者可出现休克、严重贫血、低蛋白血症、全身水肿、营养不良、全身衰竭。

带有 T 管的手术后胆道出血时，腹痛的同时可见鲜血从 T 管内流出，并很快在管内凝固。

胆道出血周期性发作的机制：大量的血液涌入胆道，造成胆道内高压，引起胆道及括约肌痉挛，表现为剧烈绞痛。由于胆道内高压，胆囊肿大，胆道系统的腔隙有限，出血后血压下降，血液在胆管内迅速凝固，故出血往往能自行停止。

停止出血后胆道炎症更因引流受阻而加剧，待血凝块溶解后，出血又可再发，如此可周期性发作。

曾经做过胆肠吻合的患者，发生胆道大出血时，因无括约肌的强烈痉挛，疼痛程度较轻。由于大量血液突然涌入肠道亦可发生肠绞痛，出血往往不能自行停止。来自门静脉的胆道出血，由于门静脉的压力较低，除引起上腹部的胀感不适外，可以不伴有明显的胆绞痛。胆道完全梗阻者可无消化道出血。

胆道出血的临床诊断主要根据是：病史如肝外伤，胆道病史；上消化道出血，胆绞痛，胆囊肿大及有可能黄疸，周期性发作的典型表现。

胆道出血是上消化道出血的一种，所以诊断胆道出血首先要排除其他引起上消化道出血的原因。出血部位的定位诊断对治疗措施的选择以及治疗结果有重要的意义。目前在胆道出血的诊断和定位诊断上通常采用以下几种辅助检查。

（一）X线造影检查

1.选择性肝动脉插管造影

选择性肝动脉插管造影现在被认为是胆道出血中最佳的定位诊断方法。在急性出血期，可见造影剂从肝动脉支漏出汇集于肝动脉假性动脉瘤囊内，或经动脉胆管瘘流进胆管或肝内腔隙。间歇期动脉造影多表现为假性动脉瘤。如果出血来源于门静脉或肝静脉，则不能在动脉造影上显示。由于这种检查方法显影率高，定位准确，可重复检查以及能清楚显示肝动脉的解剖结构，为手术及选择性肝动脉栓塞止血提供依据。

有上腹部手术史者，由于腹腔粘连、解剖结构改变，易造成肝动脉插管失败。选择性肝动脉插管是一种比较安全的方法，它的主要并发症是可能加重出血或引起新的动脉破裂出血和假性动脉瘤形成。

近来有学者推行术中肝动脉造影，用于术中一般探查难以确定的病灶。因为胆道出血患者多起因于胆道感染，对多发性、双侧性或居肝深面病灶常常难以定位，通过胃右动脉或胃十二指肠动脉插入直径2mm聚乙烯导管到肝固有动脉，注入50%泛影葡胺20mL，从注入15mL时开始拍片，摄影时间需2.5～3秒，根据造影结果发现的病理改变选择术式，达到止血和处理原发病灶的目的。

2.胆道造影

造影的方法有：

（1）术中胆道造影；

（2）术后 T 管造影；

（3）静脉胆道造影，但是在肝功能严重障碍或黄疸时不适宜。

胆道出血的患者在胆道造影中可见：

（1）血凝块堵塞肝胆管，该部位出现特殊性充盈缺损；

（2）造影剂与肝内血肿、动脉瘤或肝腔隙相通；

（3）肝胆管有狭窄、囊性扩张、结石、肿瘤或其他病灶，有助于推测胆道出血的部位。

（二）纤维内窥镜检查

可在直视下排除食道、胃、十二指肠上段疾病引起的上消化道出血，可经十二指肠乳头明确出血是来源于胆道系统。此外，还可通过逆行胆道造影，显示血管胆道交通的部位，以辅助出血部位的诊断。然而临床上胆道出血量大时或在胆道出血间歇期内，常常不能清楚分辨出血的来源。

（三）超声显像、CT、同位素 99mTc 肝胆核素显像

这些检查方法可发现肝内各种原发病灶，如肝内血肿、肝脓肿、良性或恶性肿瘤、胆管有无扩张等。B 型超声显像检查方便易行，无损伤性；CT 的优点在于可以显示肝和肝周器官和组织的断面图像，有助于定位诊断；肝胆核素检查反映是否存在血管和胆道之间的交通。

（四）手术探查

如果术前未能确定出血部位，病情不允许做进一步检查或观察时，则可考虑手术探查，以明确原因及处理。

依序探查胃、十二指肠、肝、胰，排除其他原因的出血后再探查胆道。仔细探查肝表面质地与周围粘连等，可疑部位可做穿刺，对定位也有帮助。胆道出血时肝动脉扪诊有震颤，这是由于肝动脉管腔狭窄，受压迫或破裂，引起的血液旋涡所致，在胆道大量出血时可作为参考。胆管增粗，胆总管穿刺吸得血液，诊断

即可明确。如胆囊有明显急性炎症，甚至坏疽，则出血可能来自胆囊。有时肝内胆道出血时，胆囊可充满血液和凝块，因此在诊断胆囊出血时需注意探查，认真鉴别，防止遗漏肝内病变。

胆总管探查是术中诊断胆道出血最简单有效的方法。切口应靠近肝门，要有足够的长度，以便观察左、右肝管开口。首先迅速取尽胆管内残留的血液凝块和坏死组织，先探查肝外胆管有无胆石，管壁有无溃疡，肝外胆管有无与血管相通的病灶。如出血已停止，可分别置塑料管于双侧肝管，冲洗和吸尽洗液后，按摩肝脏诱发出血，确定出血来源。

术中胆道造影、胆道镜检查、术中 B 超检查、肝动脉造影和门静脉造影等，这些检查也都有助于定位诊断。

二、治疗

近几年来对本病的病因、病理日趋明确，诊断水平逐渐提高，治疗方法的选择亦更为合理，使疗效已有所提高。胆道出血国外报道经治疗后死亡率为 25% ~ 50%，国内报道死亡率为 7.2% ~ 33%。

胆道出血的处理主要根据出血部位、出血量、病理特点结合患者全身情况，选择相应的治疗方法。

（一）非手术治疗

非手术疗法适应证：

（1）出血量不大，且逐渐减少者；

（2）胆道大出血的第 1 ~ 2 个周期；

（3）无梗阻性黄疸或化脓性胆管炎的临床表现；

（4）经纤维内窥镜检查、T 形管造影、选择性肝动脉造影或已做手术探查，但出血病灶仍不明确者；

（5）全身情况太差，不能耐受手术者。

非手术治疗包括输血、补液、抗休克、营养支持疗法、应用抗生素和止血药。带有 T 形管的胆道出血患者，可试用肾上腺素或去甲肾上腺素生理盐水，反复冲洗胆道。本病的特点是周期性反复出血，因此非手术疗法止血后，宜继续用药巩固 10 天以上，以防再度出血和促使残余血块排出。血止后仍需做进一步检查，如胆道造影、B 型超声、同位素扫描、CT 等，明确出血病因和病灶部位，以利根治。对胆道大量出血和经非手术治疗仍继续出血的患者，应予手术治疗。

（二）手术治疗

1.手术适应证

（1）反复大量出血超过 2 个周期者；

（2）伴出血性休克不易纠正者；

（3）经查明出血病灶较严重，需要手术处理；

（4）有梗阻性化脓性胆管炎的临床表现，非手术治疗不能控制者。

2.手术时机

出血量大伴有休克，抗休克治疗又不易纠正，应施行急诊手术；出血期进行手术易判定病灶部位，增加手术止血的确切性；出血病灶定位明确，出血暂停或出血量较少，可择期或出血间歇期施行手术治疗。

（三）手术方式选择

手术方式的选择要根据病变的部位和性质、患者的全身情况来确定。

1.胆囊切除术

胆囊切除术适用于急性出血性坏疽性胆囊炎、胆囊肿瘤、胆囊动脉瘤或肝动脉瘤等所造成的胆囊出血。

2.胆总管探查加 T 管引流

胆总管探查加 T 管引流术因未能处理出血灶，除对部分因胆管黏膜炎性溃疡，引流后出血可渐停止外，对大多数胆道出血不能奏效，仅适用于严重的胆道感染和一般情况差、不能耐受复杂手术的患者。胆总管探查加 T 管引流的作用在于：

（1）探查出血来源，去除梗阻原因；

（2）引流胆汁，减低胆道内压，有助于控制感染、减轻黄疸、促进出血灶的愈合和改善肝功能；

（3）观察术后再出血；

（4）可经 T 型管注入抗生素或造影剂或止血药；

（5）部分因胆道黏膜炎症溃疡引起的出血可望治愈；

3. 肝动脉结扎术

肝动脉结扎只能阻断出血灶的血供，未处理出血病灶，故其应用范围受到一定限制，仅适用于：

（1）确属肝动脉支破裂引起的活动性肝内胆道出血，阻断肝动脉血流时，震颤消失，出血停止；

（2）双侧肝内胆道出血，肝内没有明显局限性病灶可见者；

（3）手术中出血已停止，不能明确出血灶；

（4）不能切除的肝肿瘤或胆管癌所致的胆道出血，或不能耐受手术者。

结扎部位以肝固有动脉为好，肝动脉结扎术选择结扎越接近出血部位的动脉分支，效果越好。若出血来自一侧肝胆管者，结扎患侧肝动脉止血效果较好，结扎时应细致解剖肝门，如有异常的肝副动脉，应一并结扎。若结扎后仍然出血，应做术中肝动脉、门静脉造影等进一步检查。有重度休克时或门静脉有血栓形成者，不宜采用肝动脉结扎术。

肝动脉结扎术治疗胆道出血，可造成肝功能损害，复发出血较多。肝动脉变异的发生率可高达45%，侧支循环多达26条，术后很快通过小叶间动脉、包膜下动脉及膈下动脉形成广泛侧支循环，一方面可改善肝动脉主干被结扎所致的肝功能损害，而另一方面也是造成肝动脉结扎后胆道出血复发的原因。

4. 肝动脉结扎、切除

用于肝外胆管壁的溃疡蚀破肝动脉分支所致的胆道出血，出血来源多为：

（1）肝右动脉胆管后部分，出血处在肝总管后壁；

（2）门静脉后动脉，出血在胆总管后壁；

（3）胰十二指肠上前动脉，出血处在胆总管下段前壁。

出血可以发生在胆肠吻合内引流术后或继发于急性化脓性胆管炎。处理的方法是找出出血相应的动脉支，将出血段的两头结扎并切除，该处动脉壁多已破坏，若切除动脉段有困难，则必须将出血处动脉上、下方妥善结扎。

5. 肝部分切除术

肝叶或肝段切除治疗肝内胆道出血，既达到止血目的，又去除病灶，是一种彻底的治疗手段。但手术创伤大、出血量大，对处于失血和感染双重侵袭下的重危患者来说，肝叶切除确有一定的危险性。肝部分切除的指征：

（1）可切除的肝脏良性或恶性肿瘤；

（2）定位局限的肝内感染或损伤灶；

（3）出血来自一侧肝内，但不能明确出血灶的病理性质；

（4）患者全身情况可耐受肝切除手术者。目前多是在选择性肝动脉栓塞失败或肝动脉结扎后胆道出血复发时采用。

其他手术治疗方式：如果胆道出血的原因由门静脉胆道瘘引起，可采用结扎门静脉分支，术中静脉穿刺插管行选择性门静脉分支栓塞；由胰腺假性囊肿引起胆道出血较少见，可采用囊肿切除或切开囊肿、缝扎出血的血管并行囊肿空肠内引流术。

第六节　急性胆道感染

一、急性非结石性胆囊炎

（一）概述

急性非结石性胆囊炎，其病理过程与一般急性结石性胆囊炎不同。当急性胆囊炎合并胆管结石、胆道感染、胆道寄生虫病时，胆囊内不含结石，胆囊的病理只是继发于胆道系统的改变，而非原发于胆囊，不包括在急性非结石性胆囊炎之内。继发于胆道系统肿瘤梗阻者也不应包括在内。急性非结石性胆囊炎之所以引起临床上的重视是因为其诊断不易、严重并发症率高、病死率高。当前，合并于手术后、外伤、烧伤的急性胆囊炎的报道已较为普遍。从所报道的材料来看，急性非结石性胆囊炎好发于严重创伤和烧伤之后，创伤患者多半是年轻男性，故创伤后急性非结石性胆囊炎多发生在男性患者。

急性非结石性胆囊炎亦可以合并在一些危重患者，因而使病情复杂化，病死率高。合并于全身脓毒症感染、多器官功能障碍等情况下的危重患者，急性非结石性胆囊炎像应激性溃疡出血一样，被作为评定多器官衰竭的一个指标，反映消化道系统的功能衰竭。

（二）临床表现

急性非结石性胆囊炎的症状有时不典型，故使临床诊断延迟。一般患者表现有右上腹痛，但有的老年患者开始时腹痛并不明显，或由于外伤、手术后疼痛、止痛药使用等使疼痛感觉到抑制；有时自开始时便有寒战、高热、菌血症。有的患者可能只表现为不明原因的发热，白细胞计数一般是升高的。约50%的患者可能有轻度黄疸。确诊急性非结石性胆囊炎依靠临床医生对此病的注意。当有明显的右上腹部疼痛和扪到肿大而有触痛的胆囊时，诊断比较容易。以下的一些诊断要点对临床有帮助。

1. 年龄

50岁以上，特别是老年男性患者，手术或创伤，或原有严重的内科病，发生右上腹痛。

2.B超

显像的特点为：

（1）胆囊内无结石；

（2）胆囊膨胀；

（3）胆囊壁增厚＞3mm；

（4）胆囊周围液体存积；

（5）用超声探头向胆囊加压引起疼痛。

3. 胆道核素显像

Tc标记的亚胺二醋酸衍生物如TcHIDA，静脉注射后，肝脏显影迅速，10～15分钟达到示踪剂摄取高峰，10～20分钟，肝内胆管显像，60分钟内大多数胆囊充盈完全，准确率达82%～97%。当有正常的肝脏显影和经胆管排至肠道内的影像，而胆囊持续不显示时，可诊断胆囊管阻塞。急性非结石性胆囊炎时，胆囊管阻塞，胆囊不显影。但是胆道核素显像在实际使用时，由于患者的严重情况和设备的关系，仍然难于普遍使用，何况此项检查有时亦会出现假阳性结果：当患者有肝脏病，在全肠道外营养时，因胆囊内胆汁积存，含示踪剂的胆汁不能进入胆囊内，致使胆囊核素显像呈现假阳性结果。

4.CT

CT 扫描对诊断急性非结石性胆囊炎准确率较高。诊断的依据基本与 B 型超声相同，不过，因检查时需要搬动患者，不利于创伤后和危重患者使用，不如实时超声检查那样方便。CT 诊断依据除包括超声的诊断标准外，胆囊壁增厚是较可靠的征象，当厚度＞ 3.5mm 时，则诊断准确率大为增加。83%～ 100%的急性非结石性胆囊炎患者，以往无胆囊疾病史，对此病的诊断主要是依靠医生对此病的警觉性、体征及床旁实时超声检查。但由于受原发病、创伤等多种因素的影响，所以常因诊断不清而延误治疗。

（三）诊断与诊断标准

1.国内诊断标准

近年来，由于对急性非结石性胆囊炎提高了认识，引起了广大临床医师的重视，特别是在有下列情况时更应警惕。

（1）创伤和手术。

（2）应用麻醉性镇痛药。

（3）术后禁食，腹胀，恢复期延长。

（4）输血超过 10U。

（5）呼吸末正压机械性通气（PEEP）。

（6）有感染病灶存在。

（7）长期静脉高营养。因此，凡创伤或手术后患者，如有右上腹痛和发热者，应考虑到有发生本病的可能。

2.Mirvis（1986）提出下列超声断层和 CT 诊断标准

（1）胆囊壁厚≥ 4mm。

（2）胆囊肿大，胆汁淤积。

（3）胆囊周围有液体或浆膜下水肿而无腹水。

（4）胆囊壁内有气体。

（四）治疗

因本病易坏疽穿孔，一经诊断，应及早手术治疗。可选用胆囊切除，或胆囊造口术，或 PTGD 治疗。未能确诊或病情较轻者，应在严密观察下行积极的非手术治疗，一旦病情恶化，及时施行手术。

二、急性结石性胆囊炎

（一）概述

急性结石性胆囊炎是指由胆囊内结石梗阻所致的急性胆囊炎以便和非结石引起的急性胆囊炎区别。急性结石性胆囊炎是指胆囊炎是原发的，在我国，急性胆囊炎继发于胆道感染、原发性胆管结石、胆道蛔虫病者亦很常见，此时胆囊的改变只是胆道系统改变的一部分。

（二）临床表现

1. 症状

急性结石性胆囊炎多见于中年以后的女性，经产妇较多，与胆囊结石病的高峰年龄相平行。患者多有胆道疾病的病史。多见于每年秋冬之交。起病前常有一些诱因，如饮食不当、饱食、脂餐、过劳、受寒、精神因素等。起病时多有胆绞痛。绞痛过后，有上腹痛持续加重，间有恶心、呕吐，但不如胆总管结石、胆道蛔虫时那样剧烈；一般有低度至中度发热。当发生化脓性胆囊炎时，可有寒战、高热，约有 1/3 的患者出现黄疸。当有胆囊周围炎及胆囊坏疽时，病情明显加重，腹痛增剧、范围扩大，呼吸活动及改变体位时均使腹痛加重，同时有全身感染症状。若有胆囊穿孔，则表现为有上腹及全腹性腹膜炎。然而，穿孔的发生有时与患者的全身或局部情况并不一定吻合，在少数情况下，经过治疗后，虽然全身及局部症状有所减轻，但由于胆囊壁坏死，仍可发生胆囊穿孔。

2. 体征

腹部检查可发现右上腹饱满，呼吸运动受限，右上腹部触痛，腹肌紧张，有 1/3 ~ 1/2 的患者，在右上腹可扪到肿大的胆囊或由胆囊与大网膜粘连形成的炎性肿块。肿大的胆囊在肋缘下呈椭圆形，随呼吸上下移动，并有明显绞痛。

其他一些内科疾病如肾盂肾炎、右侧胸膜炎、肺炎等，亦可发生有上腹痛症状，若对临床表现注意分析，一般不难获得正确的诊断。

（三）治疗

1. 治疗原则

对症状较轻微的急性结石性胆囊炎，可考虑先用非手术疗法控制炎症，待进一步查明病情后进行择期手术。对较重的急性化脓性或坏疽性结石性胆囊炎或胆囊穿孔，应及时进行手术治疗，但必须做好术前准备，包括纠正水电解质和酸碱平衡的失调，以及应用抗生素等。非手术疗法对大多数（80%～85%）早期急性结石性胆囊炎的患者有效。此法包括解痉镇痛，抗生素的应用，纠正水电解质和酸碱平衡失调，以及全身的支持疗法。在非手术疗法治疗期间，必须密切观察病情变化，如症状和体征有发展，应及时改为手术治疗。特别是老年人和糖尿病患者，病情变化较快，更应注意。据统计，约1/4的急性结石性胆囊炎患者将发展成胆囊坏疽或穿孔。对于急性非结石性胆囊炎患者，由于病情发展较快，一般不采用非手术疗法，宜在做好术前准备后及时进行手术治疗。

有下列情况时，应经短时的对症治疗准备后，施行紧急手术。

（1）临床症状重，不易缓解，胆囊肿大，周围渗液，且张力较大有穿孔可能者。

（2）腹部压痛明显，腹肌强直，腹膜刺激症状明显，或在观察治疗过程中，腹部体征加重者。

（3）化脓性结石性胆囊炎有寒战、高热、白细胞明显升高者。

（4）一般急性结石性胆囊炎在非手术治疗后症状未能缓解或病情恶化者。

（5）老年患者，胆囊容易发生坏疽及穿孔，对症状较重者应及早手术。

2. 手术治疗

手术方法有两种。一种为胆囊切除术，在急性期胆囊和周围组织水肿，解剖关系常不清楚，操作必须细心，以免误伤胆管和邻近重要组织。有条件时，应用术中胆管造影以发现胆管结石和可能存在的胆管畸形。另一种为胆囊造口术，主要应用于一些老年患者，一般情况较差或伴有严重的心肺疾病，估计不能耐受胆囊切除手术者，有时在急性期胆囊周围解剖不清而致手术操作困难者，也可先做胆囊造口术。胆囊造口手术可在局麻下进行，其目的是采用简单的方法引流胆囊炎症，使患者度过危险期，待其情况稳定后，一般于胆囊造口术后3个月，再做胆囊切除以根治病灶。对胆囊炎并发急性胆管炎者，除做胆囊切除术外，还须同时做胆总管切开探查和 T 管引流。

3.非手术治疗

非手术疗法包括卧床休息、禁食、输液、纠正水和电解质紊乱，应用抗生素及维生素，必要时进行胃肠减压。腹痛时可给予解痉药和镇痛药，如阿托品、哌替啶等，同时应密切观察病情变化。

三、急性梗阻性化脓性胆管炎

（一）概述

急性梗阻性化脓性胆管炎（AOSC）亦称急性重症型胆管炎（ACST），多继发于胆管结石、肿瘤、蛔虫或 Oddi 括约肌炎性水肿、痉挛引起的胆道阻塞。病情凶险，进展迅速，病死率高，是导致良性胆道疾病患者死亡的最主要原因，引起死亡的最常见原因是胆道感染所致的多系统器官功能不全，器官衰竭发生频率的顺序常为肝、肾、肺、胃肠道、心血管、凝血系统和中枢神经系统。

（二）临床表现

1.病史

患者常有胆管结石、肿瘤、蛔虫或胆道手术史。

2.症状

起病急，进程快，急性梗阻性化脓性胆管炎患者多呈典型的 Charcot 三联征，常表现上腹痛，而腹痛的性质可因原有疾病不同而异，如胆总管结石、胆道蛔虫多为剧烈的绞痛，肝管狭窄、胆道肿瘤梗阻则可能为右上腹胀痛。患者常有寒战，继之出现体温升高，一般可达 39℃以上，有时每天可能有不止一次的寒战、高热。黄疸也是常见症状，但随病程的长短和胆道梗阻的部位不同而异，由一侧肝胆管阻塞引起的急性梗阻性化脓性肝胆管炎，可能不表现黄疸或黄疸较轻。病程长者，多有明显的黄疸。约半数患者于 Charcot 三联征后很快出现烦躁不安、意识障碍、昏睡及昏迷等神志改变，同时出现血压下降，有时血压可一度略呈升高，随后很快下降，即 Reynolds 五联征，后期患者可并发肝脓肿、多器官功能衰竭，并出现相应症状、体征，严重者可出现中毒性休克，在发病后数小时内死亡。

3.体征

多有程度不同的黄疸，约 20% 的患者亦可无明显的黄疸。腹部检查右上腹有压痛和肌紧张，肝脏可肿大，若梗阻位于一侧的肝管，则肝脏常呈不均匀的肿大，肝区可有叩击痛，有时胆囊亦肿大。

（三）诊断

根据急性梗阻性化脓性胆管炎患者的临床表现可做出初步诊断，同时可做下列检查。

（1）白细胞计数常显著增高，其上升程度常与胆道感染的严重性成比例。

（2）部分患者血培养有细菌生长。

（3）肝功能常呈损害。

（4）尿中常有蛋白及颗粒管型。

（5）代谢性酸中毒及低钾血症均较常见。

（四）鉴别诊断

本病需与急性胆囊炎、消化性溃疡穿孔、急性坏疽性阑尾炎、重症急性胰腺炎以及右侧胸膜炎、右下大叶肺炎等鉴别诊断。在这些疾病中，都难以具有重症急性胆管炎的基本特征，综合分析，不难得出正确的结论。

（五）治疗

急性梗阻性化脓性胆管炎是一紧急的病症，严重威胁患者生命，及时解除胆道梗阻是救治急性梗阻性化脓性胆管炎患者的关键。

1.非手术治疗

非手术治疗既是治疗手段，也是为手术治疗做准备。部分患者经上述紧急处理后，若病情趋于稳定，生命体征保持平稳，可于度过急性期之后，再择期施行手术。但当有胆管梗阻、胆管内积脓时，非手术治疗多不能达到预期的效果，延长非手术治疗的时间，反而加重感染及休克对全身的不良影响，若经过紧急处理，病情未能稳定，则应积极地进行急症术。非手术治疗应控制在 6 小时之内。

（1）疾病早期，在严密观察下可试行非手术治疗，其包括以下几项：①监测生命体征，吸氧，降温，禁饮食，止痛、解痉；②补充血容量，改善组织灌注，预防急性肾功能不全等脏器功能障碍，必要时应用血管活性药，常用药物多巴胺、多巴酚丁胺等；③依据血气分析等化验室检查纠正代谢性酸中毒及水、电解质平衡失调；④使用肾上腺皮质激素，抑制全身炎症反应；⑤抗感染，宜早期、足量应用广谱抗生素及对厌氧菌（特别是类杆菌属）有效的抗生素，如有可能，可依据细菌培养药敏试验选用敏感抗生素，近年来，随着强力有效的抗生素问世和普遍应用，急性梗阻性化脓性胆管炎患者死亡率明显下降，但不可盲目过分依赖抗生素而错过最佳的手术时机；⑥全身营养支持治疗，静脉给予维生素 K。

（2）经内镜鼻胆管引流术（ENBD）：通过十二指肠镜经十二指肠乳头于胆道内置入导管，如可跨越胆道梗阻平面，即可有效引流梗阻近段胆管内高压感染的胆汁，达到胆道减压目的，部分患者可避免急诊手术。鼻胆管引流术一般只适用于胆管下端的梗阻，在高位的胆管阻塞时，引流常难以达到目的，如经 ENBD 治疗，病情无改善，应及时改行手术治疗。

2. 手术治疗

（1）手术原则：积极做好术前准备，紧急手术，解除胆管梗阻，通畅引流。手术力求简单、有效，选择有利的时机施行才能达到目的。如果已出现严重的并发症，则单纯的引流胆道不能达到目的，治疗的策略上又需要做相应的改变。

（2）手术方式：通常采用胆总管切开减压、T 管引流。手术时必须注意解除引流口以上的胆管梗阻或狭窄，胆道引流管的一臂必须放置于最高梗阻平面的上方，手术才能达到目的，在梗阻远端的引流是无效的，病情不能得到缓解。如病情条件允许，还可切除炎症的胆囊，待患者度过危险期后，再彻底解决胆管内的病变。禁忌手术中的造影、加压冲洗和反复搔刮，甚至对于胆总管下端结石引起的梗阻，如手术中患者情况不允许，不必强行取石，可待术后 6 ~ 8 周后，待患者病情稳定经胆道镜取石。多发性肝脓肿是本病严重而常见的并发症，应注意发现和及时处理。胆囊造瘘术因胆囊管细、迂曲，不能有效引流胆管，手术常常无效，应不予采用，所以强调对胆总管的直接减压、引流。

第七节　胆石症

胆石症属于常见病，欧美地区患病率为 10% ~ 15%；我国在 7% 左右。城镇居民的患病率为农村居民的 2 倍，女性为男性的 1.5 倍。

一、胆囊结石

在胆囊内有结石称为胆囊结石。

（一）临床特点

1. 症状

（1）胆绞痛：突然出现剑突下或右上腹阵发性或持续性疼痛，阵发加重，可向右肩或背部放射，多无发热，伴恶心、呕吐。疼痛多在夜间、进油腻食物或饱餐后发生，持续数分钟或数小时后自然缓解或用解痉药后缓解。

（2）上腹部隐痛：多数患者仅表现为上腹部隐痛，或饱胀不适、嗳气、呃逆等。

（3）梗阻性黄疸：多是结石堵塞胆总管引起的，也可以是胆囊颈或胆囊管结石持续压迫引起胆总管狭窄或胆囊—胆管瘘，称为 Mirrizzi 综合征。结石压迫胆囊壁引起胆囊慢性穿孔，可造成胆囊—十二指肠瘘、胆囊—胃瘘或胆囊—结肠瘘，巨大结石通过瘘口降入肠道无法排出，引起结石堵塞性肠梗阻。

（4）胆囊结石引起的并发症：如急性胆囊炎、急性胆管炎、胆源性胰腺炎等，可以出现相应的症状。

2. 体征

右上腹压痛但无肌紧张。如结石堵塞胆囊管或胆囊颈部，胆囊胀大，右上腹可触及肿物；如出现急性胆囊炎，可触及痛性肿物；如出现急性胆囊炎、急性胆管炎、胆源性胰腺炎等，除压痛外，还可出现右上腹、剑突下和上腹反跳痛和肌紧张等。

3. 辅助检查

（1）B 超检查：可见胆囊内强回声伴声影，胆囊壁有无增厚等。如结石嵌顿于胆囊颈部，胆囊可胀大；如出现胆源性胰腺炎，B 超检查可见胆管扩张，但胆管内结石影较少见；胰腺可见肿胀、胰周渗出等。

（2）强化 CT 检查：如胆囊壁局限性增厚、疑胆囊癌等，需行强化 CT，了解增厚的胆囊壁的情况等；合并胆源性胰腺炎，可行强化 CT 了解胰腺炎性水肿坏死情况。

（3）MRCP 检查：极少使用，如疑胆管有结石，可行 MRCP，了解胆管情况。

（二）诊断及鉴别诊断

1. 判断胆囊有无结石

较容易，B 超检查正确率超过 95%。辅以 CT 和 MRCP 常可确诊。

2. 判断症状与结石的关系

较难，关键是胆囊结石没有特异性临床表现，需与很多疾病进行鉴别：

（1）梗阻性黄疸：需与引起梗阻性黄疸的各种常见疾病鉴别，尤其是肝性黄疸（病毒性肝炎等）、恶性肿瘤（胆管癌、胰腺癌、壶腹周围癌等）引起的黄疸等。B 超、MRCP、ERCP，必要时强化 CT 可帮助诊断。

（2）胆绞痛：需与心绞痛相鉴别，关键是必须做心电图了解心脏情况，排除心绞痛。

（3）消化道症状：胆囊结石时有 1/3 合并胃肠道疾病，单从临床表现无法判断，需行胃镜、上消化道造影等帮助诊断。

（三）治疗

1. 非手术治疗

（1）口服药物溶石：曾有口服熊去氧胆酸和鹅去氧胆酸溶解胆固醇结石（CS）的应用，由于效果不肯定、停用后复发、药物昂贵等原因，现应用较少。

（2）观察随访：对无症状胆囊结石，无需服药，可定期随访，60%～80% 的无症状患者，可终身带石。如有下列情况时应行胆囊切除术：①胆囊壁局限性增厚；②合并胆囊息肉；③胆囊壁钙化（瓷性胆囊）；④结石直径大于 2cm（比小于 1cm 癌变率大 5 倍）；⑤胆囊内充满结石；⑥胆囊无功能；⑦胆囊萎缩；⑧

合并糖尿病；⑨上腹部手术时发现胆囊结石。

2. 手术治疗

手术治疗最有效，目的是防止胆囊结石引起的合并症及诱发胆囊癌。故对有症状的胆囊结石，只要条件允许，均应行手术治疗。

（1）胆囊切除术：可开腹或腹腔镜胆囊切除，效果最好，病死率低（0～0.4%）。胆囊切除术中探查胆总管的指征包括：①有黄疸或黄疸病史；②有胆源性胰腺炎病史；③影像学检查胆管内有结石或异物，或手术时触到胆管内结石或异物；④胆管扩张直径大于1cm，或术中见胆总管壁明显增厚；⑤胆管内胆汁呈脓性，或肝组织肿胀、充血、表面有脓性纤维素渗出物附着；⑥胆囊内结石小，胆囊管粗，疑结石可以经胆囊管降入胆总管；⑦胆囊内结石为棕色胆色素类结石（PS）；⑧肝内、外胆管有结石或狭窄。

（2）胆囊造瘘术：对无法耐受大手术者，可在局部麻醉下行胆囊切开取石、胆囊造瘘。6周后经引流管窦道用微波或双极电凝将胆囊管闭塞后，用无水乙醇反复注入胆囊腔，破坏胆囊黏膜，防止结石复发。

（3）保留胆囊的其他方法：较多，但共同问题是胆汁的成石特性没有改变又保留了胆囊，因而结石难免复发。其主要方法有：①保胆取石术，开腹或腹腔镜下打开胆囊，取出结石；②胆道镜探查无石，直接关闭胆囊壁经皮肝穿刺胆囊置管直接灌注药物溶石；③经皮胆镜碎石取石术；④体外震波碎石排石术。这些方法临床极少使用。

三、肝外胆管结石

在胆总管和肝总管内的结石统称为肝外胆管结石。

（一）临床特点

肝外胆管结石堵塞胆总管时可出现"慢性胃病症状"，如反酸、嗳气、消化不良、上腹部隐痛等，堵塞严重可出现梗阻性黄疸；合并感染则表现为急性胆管炎、胆源性胰腺炎等。这种炎症以发作缓解反复交替为其特点。

（二）诊断及鉴别诊断

根据临床特点要考虑肝外胆管结石的可能性。B超可以发现肝内、外胆管扩张,胆管内结石回声,但未发现结石不能否定诊断。MRCP 和 ERCP 可以确诊,后者不但是诊断,还是治疗。部分患者在胆囊切除术中行胆道造影时才发现。

（三）治疗

胆囊切除、胆总管切开取石、术中胆道镜、胆道造影、T 管引流术。随着微创技术的进展,已经可以不使用传统的开腹手术达到上述目的。手术方式包括以下几种。

1.经内镜 Oddi 括约肌切开（或气囊扩张）取石术

对于胆总管直径＜ 7mm、结石＜ 1.5cm 者,可经内镜 Oddi 括约肌切开或气囊扩张后,用取石网取石;如结石过大,可以机械碎石后再取出,然后置管引流。

2.腹腔镜下经胆囊管取石

胆囊管宽＞ 5mm,经胆囊管用取石网在造影下直接取石或用胆道镜经胆囊管取胆管结石后,直接缝扎或夹闭胆囊管。如上述取石失败,可切开胆囊管至与肝总管交汇处,打开部分胆总管胆道镜取石,结石取净,直接缝合胆管壁。

3.腹腔镜下胆总管切开取石术

对胆总管直径≥ 7mm,直接腹腔镜下打开胆总管前壁,胆道镜取石,T 管引流。如结石较多较大、或嵌顿在 Oddi 括约肌,无法用一般方法取出,可用等离子体冲击波（PSWL）碎石后再取出。

4.胆管—空肠端—侧 R-Y 吻合术

属传统开腹手术,对于反复出现胆管结石、胆总管直径大于 2.5cm,尤其合并胆管下端狭窄者,可行胆管—空肠端—侧 R-Y 吻合术。

四、肝内胆管结石

在左右肝管汇合部以上的胆管结石称为肝内胆管结石。

（一）临床特点

肝内胆管结石堵塞肝内胆管时也可出现"慢性胃病症状",如反酸、嗳气、消化不良、上腹隐痛等,堵塞严重,尤其是双侧肝内胆管堵塞可出现梗阻性黄疸的临床特点;合并感染则表现为肝内型急性胆管炎、肝脓肿等。这种炎症以缓解反复交替为其特点。由于肝内胆管炎反复发作，可以出现病变段肝纤维化、肝萎缩，非病变段肝代偿性肥大，还可以出现肝内胆管炎性狭窄、肝硬化、门静脉高压、胆管癌等。

（二）诊断及鉴别诊断

根据临床特点要考虑肝内胆管结石的可能性。B超可发现肝内胆管扩张，肝内胆管结石回声，但未发现结石不能否定诊断。MRCP、ERCP和CT可以帮助诊断。术中造影、术中胆道镜是更重要的诊断手段，尤其对肝内胆管结石合并胆管狭窄者更是如此。

（三）治疗

肝内胆管结石目前仍是胆道外科最复杂、治疗效果最差、病死率最高的良性疾病。死亡原因除反复发作胆管炎引起的肝脓肿、败血症、感染中毒性休克、手术并发症外，还有结石炎症引起的肝纤维化、肝萎缩、肝硬化、门静脉高压等。因此，评定治疗效果的临床指标就是急性胆管炎复发率。复发的原因多是肝内胆管残留结石、狭窄和再发的结石和狭窄。手术目的是去除病灶、纠正狭窄、取净结石、通畅引流、为再发结石取出留置永久通道。手术方法主要有以下几种。

1.胆总管切开取石、引流术

胆总管切开取石、引流术是急诊治疗胆管炎最基本的术式，但对肝内胆管的狭窄或结石基本无效。随着腹腔镜下胆管切开取石、引流、PTCD等胆道介入或内镜下ENBD引流胆道的开展，开腹行此手术已逐渐少用。

2.肝部分切除术

（1）以清除病灶为目的的部分肝切除术：既切除了萎缩、纤维化的肝、扩张的胆管和结石，又切除了狭窄胆管，同时也切除了可能引起胆管癌的病变组织，是理想的手术方式。术后效果好、胆管炎复发率低（20%左右）。但仅有50%左右的患者适合此手术。

（2）以减少病灶为目的的部分肝切除术：由于结石、狭窄、纤维化分布广泛，无法用切肝的方式清除病灶，在肝部分切除术的基础上加胆—肠吻合术，效果同胆—肠吻合术。

（3）胆—肠吻合术：①胆总管—肠吻合术，包括胆总管—十二指肠吻合术和胆总管—空肠 R-Y 吻合术，由于没有根本解决肝内胆管结石和狭窄的问题，又废弃了 Oddi 括约肌的功能，术后反流性胆管炎的发生比术前更频繁、更严重（70% 左右），故应弃用；②肝胆管盆—空肠吻合术，该手术把肝门及 1 ~ 2 级肝管狭窄纠正；肝内胆管结石取出；把肝门胆管成形呈盆状，与空肠行 R-Y 吻合术，解决了肝内胆管结石和狭窄的问题，因此，胆管炎复发率降至 35% 左右；③保留 Oddi 括约肌功能的肝胆管狭窄成形术，开始步骤同肝胆管盆—空肠吻合术，与空肠吻合时改用游离空肠袢（或胆囊），远端（或胆囊颈部）与成形肝门部胆管吻合修复重建、近端（或胆囊底部）埋置皮下，为术后胆管炎复发引流或再发结石的取出提供了一个永久通道，又保留了 Oddi 括约肌的功能。术后胆管炎复发率为 10% 左右。

第三章　腹部外科急症

第一节　急性腹膜炎

一、临床表现

（一）症状

急性腹膜炎的主要临床表现，早期为腹膜刺激症状如（腹痛、压痛、腹肌紧张和反跳痛等），后期由于感染和毒素吸收，主要表现为全身感染中毒症状。

1. 腹痛

腹痛是腹膜炎最主要的症状。疼痛的程度随炎症的程度而异，但一般都很剧烈，不能忍受，且呈持续性。深呼吸、咳嗽，转动身体时都可加剧疼痛，故患者不易变动体位。疼痛多自原发灶开始，炎症扩散后蔓延及全腹，但仍以原发病变部位较为显著。

2. 恶心、呕吐

此为早期出现的常见症状。开始时因腹膜受刺激引起反射性的恶心、呕吐，呕吐物为胃内容物。后期出现麻痹性肠梗阻时，呕吐物转为黄绿色的含胆汁液，甚至为棕褐色粪样肠内容物。由于呕吐频繁可出现严重脱水和电解质紊乱。

3. 发热

突然发病的腹膜炎，开始时体温可以正常，之后逐渐升高。老年衰弱的患者，体温不一定随病情加重而升高，但脉搏通常随体温的升高而加快。如果脉搏增快而体温下降，多为病情恶化的征象，必须及早采取有效措施。

4.感染中毒

当腹膜炎进入严重阶段时，常出现高热、大汗、口干、脉快、呼吸浅促等全身中毒表现。后期由于大量毒素吸收，患者则处于表情淡漠，面容憔悴，眼窝凹陷，口唇发绀，肢体冰冷，舌黄干裂，皮肤干燥、呼吸急促、脉搏细弱，体温剧升或下降，血压下降、休克、酸中毒。若病情继续恶化，终因肝肾功能衰竭及呼吸循环衰竭而死亡。

（二）体征

由于致病原因的不同，腹膜炎可以突然发生，也可以逐渐发生。例如，胃、十二指肠溃疡急性穿孔或空腔脏器损伤破裂所引起的腹膜炎，常为突然发生；而急性阑尾炎等引起者，则多先有原发病的症状，而后再逐渐出现腹膜炎征象。

1.腹胀

腹部体征表现为腹式呼吸减弱或消失，并伴有明显腹胀。腹胀加重常是判断病情发展的一个重要标志。

2.压痛及反跳痛

压痛及反跳痛是腹膜炎的主要体征，始终存在，通常是遍及全腹而以原发病灶部位最为显著。

3.腹肌紧张程度

随病因和患者全身情况的不同而轻重不一。突发而剧烈的刺激，胃酸和胆汁这种化学性的刺激，可引起强烈的腹肌紧张，甚至呈"木板样"强直，临床上称"板样腹"。而老年人、幼儿或极度虚弱的患者，腹肌紧张可以很轻微而易被忽视。

4.腹部叩诊

当全腹压痛剧烈而不易用叩诊的方法去辨别原发病灶部位时，轻轻叩诊全腹部常可发现原发病灶部位有较显著的叩击痛，对定位诊断很有帮助。腹部叩诊可因胃肠胀气而呈鼓音。

5.腹部听诊

胃肠道穿孔时，因腹腔内有大量游离气体平卧位叩诊时常发现肝浊音界缩小或消失。腹腔内积液多时，可以叩出移动性浊音，也可以用来为腹腔穿刺定位。听诊常发现肠鸣音减弱或消失。

6. 直肠指诊

如直肠前窝饱满及触痛，则表示有盆腔感染存在。

二、诊断

根据腹痛病史，结合典型体征、白细胞计数及腹部 X 线检查等，诊断急性腹膜炎一般并不困难。

（一）致病菌

一般空腔脏器穿孔引起的腹膜炎多是杆菌为主的感染，只有原发性腹膜炎是球菌为主的感染。

（二）病因诊断

病因诊断是诊断急性腹膜炎的重要环节。在诊断时需要做进一步的辅助检查，如肛指检查、盆腔检查、低半卧位下诊断性腹腔穿刺和女性后穹窿穿刺检查。

1. 诊断性腹腔穿刺

（1）如果腹腔液体在 100mL 以下，诊断性腹穿不易成功。

（2）根据穿刺所得液体颜色、气味、性质及涂片镜检，或淀粉酶值的定量测定等来判定病因，也可做细菌培养。

（3）腹腔抽出的液体大致有透明、混浊、脓性、血性和粪水样几种。

（4）结核性腹膜炎为草黄色透明的黏性液，上消化道穿孔为黄绿色混浊液，含有胃液、胆汁。

（5）急性阑尾炎穿孔为稀薄带有臭味的脓液。

（6）而绞窄性肠梗阻肠坏死，可抽出血性异臭的液体。

（7）急性出血坏死性胰腺炎可抽出血性液而且胰淀粉酶含量很高。

（8）若腹穿为完全的新鲜不凝血则考虑为腹腔内实质性脏器损伤。

2. 诊断性腹腔冲洗

为明确诊断，可行诊断性腹腔冲洗，在无菌下注入生理盐水后再抽出，进行肉眼检查和镜检，给明确诊断提供可靠资料。

3. 剖腹探查

对病因实在难以确定而又有肯定手术指征的病例，则应尽早进行剖腹探查以便及时发现和处理原发病灶，不应为了等待确定病因而延误手术时机。

（三）根据腹膜炎的类型诊断

1. 原发性腹膜炎

原发性腹膜炎常发生于儿童呼吸道感染期间。患儿突然腹痛呕吐、腹泻并出现明显的腹部体征，病情发展迅速。

2. 继发性腹膜炎

病因很多，只要仔细询问病史结合各项检查和体征进行综合分析即可诊断，腹肌的紧张程度并不一定反映腹内病变的严重性。例如，儿童和老人的腹肌紧张度不如青壮年显著；某些疾病如伤寒肠穿孔或应用肾上腺皮质激素后，腹膜刺激征往往有所减轻，故不能单凭某一项重要体征的有无而下结论，要进行全面分析。

三、治疗

治疗原则上应积极消除引起腹膜炎的病因，并彻底清洗吸尽腹腔内存在的脓液和渗出液，或促使渗出液尽快吸收或通过引流而消失。为了达到上述目的，应根据不同的病因、不同的病变阶段、不同的患者体质，采取不同的治疗措施。总的来说，急性腹膜炎的治疗可分为非手术治疗和手术治疗两种。

（一）适应证

1. 非手术治疗的适应证

非手术治疗应在严密观察及做好手术准备的情况下进行，其指征如下：

（1）原发性腹膜炎或盆腔器官感染引起的腹膜炎，前者的原发病灶不在腹腔内，后者对抗生素有效一般不需手术，但在非手术治疗的同时，应积极治疗其原发病灶；

（2）急性腹膜炎的初期尚未遍及全腹，或因机体抗病力强，炎症已有局限化的趋势，临床症状也有好转，可暂时不急于手术；

（3）急性腹膜炎病因不明病情也不严重，全身情况也较好，腹腔积液不多，腹胀不明显，可以进行短期的非手术治疗进行观察（一般 4～6 小时）。观察其症状、体征、化验以及特殊检查结果等，根据检查结果和发展情况决定是否需要手术。

2. 手术治疗的适应证

手术治疗通常适用于病情严重，非手术治疗无效者，其指征如下：

（1）腹腔内原发病灶严重者，如腹内脏器损伤破裂、绞窄性肠梗阻、炎症引起的肠坏死、肠穿孔、胆囊坏疽穿孔、术后胃肠吻合口瘘所致的腹膜炎；

（2）弥漫性腹膜炎较重而无局限趋势者；

（3）患者一般情况差，腹腔积液多，肠麻痹重，或中毒症状明显，尤其是有休克者；

（4）经保守治疗（一般不超过 12 小时），如腹膜炎症状与体征均不见缓解，或反而加重者。

（5）原发病必须手术解决的，如阑尾炎穿孔、胃及十二指肠穿孔等。

（二）非手术治疗

1. 体位

在无休克时，患者应取半卧位，以利于腹内的渗出液积聚在盆腔，因为盆腔脓肿中毒症状较轻，也便于引流处理。半卧位时要经常活动双下肢，改变受压部位，以防发生静脉血栓和压疮。

2. 禁食

对胃肠道穿孔患者必须绝对禁食，以减少胃肠道内容物继续漏出。对其他病因引起的腹膜炎已经出现肠麻痹者，进食则使肠内积液积气腹胀加重，必须待肠蠕动恢复正常后，才可开始进食。

3. 胃肠减压

胃肠减压可以减轻胃肠道膨胀，改善胃肠壁血运，减少胃肠内容物通过破口漏入腹腔，是腹膜炎患者不可少的治疗，但长期胃肠减压妨碍呼吸和咳嗽，增加体液丢失，可造成低氯低钾性碱中毒，故一旦肠蠕动恢复正常应及早拔去胃管。

4. 静脉输液

腹膜炎禁食患者必须通过输液以纠正水、电解质和酸碱失调。对严重衰竭患者应增加血和血浆的输入量，白蛋白以补充因腹腔渗出而丢失的蛋白，防止低蛋白血症和贫血。对轻症患者可输注葡萄糖液或平衡盐，对有休克的患者在输入晶胶体液的同时要有必要的监护，包括血压、脉率、心电图、血气、中心静脉压、尿相对密度和酸碱度，血细胞比容、电解质定量观察、肾功能等，以便及时修正液体的内容和速度，增加必要的辅助药物，也可给予一定量的激素治疗。在基本扩容后可酌情使用血管活性药，其中以多巴胺较为安全，确诊后可边抗休克边进行手术。

5. 补充热量与营养

急性腹膜炎需要大量的热量与营养以补其需要，其代谢率为正常的140%，每日需要热量达 12 558 ~ 16 744kJ。当不能补足所需热量时，机体内大量蛋白质被消耗，则患者承受严重损害，目前除输入葡萄糖供给部分热量外，尚需输注复方氨基酸液以减轻体内蛋白的消耗，对长期不能进食的患者应考虑深静脉高营养治疗。

6. 抗生素的应用

由于急性腹膜炎病情危重且多为大肠杆菌和粪链球菌所致的混合感染，早期即应选用大量广谱抗生素，再根据细菌培养结果加以调整，给药途径以静脉滴注较好，除大肠杆菌、粪链球菌外，要注意有耐药的金黄色葡萄球菌和无芽孢的厌氧菌（如粪杆菌）的存在，特别是那些顽固的病例，适当选择敏感的抗生素，如氯霉素、氯林可霉素、甲硝唑、庆大霉素、氨基青霉素等。对革兰阴性杆菌败血症者可选用第三代头孢菌素如头孢曲松钠（菌必治）等。

7. 镇痛

为减轻患者痛苦适当地应用镇静镇痛药是必要的。对于诊断已经明确，治疗方法已经决定的患者，用哌替啶或吗啡来制止剧痛也是允许的，而且对增强肠壁肌肉张力和防止肠麻痹有一定作用。但如果诊断尚未确定，患者还需要观察时，不宜用镇痛药以免掩盖病情。

（三）手术治疗

1. 病灶处理

清除腹膜炎的病因是手术治疗的主要目的。感染源消除得越早，则预后越好，原则上手术切口应该越靠近病灶的部位越好，以直切口为宜，以便于上下延长，并适合于改变手术方式。

（1）探查应轻柔细致，尽量避免不必要的解剖和分离，防止因操作不当而引起感染扩散。对原发病灶要根据情况做出判断后再行处理：坏疽性阑尾炎和胆囊炎应予切除；若局部炎症严重，解剖层次不清或病情危重而不能耐受较大手术时可简化操作，只做病灶周围引流或造瘘术。待全身情况好转、炎症愈合后 3～6 个月择期行胆囊切除或阑尾切除术。

（2）对于坏死的肠段必须切除，条件不允许时可做坏死肠段外置术。一边抗休克一边尽快切除坏死肠段以挽救患者，此为最佳手术方案。

（3）对于胃、十二指肠溃疡穿孔，在患者情况允许下，如穿孔时间短，处在化学性腹膜炎阶段，空腹情况下穿孔、腹腔污染轻，病变需切除时应考虑行胃大部分切除术；若病情严重，患者处于中毒性休克状态，且腹腔污染重，处在化脓性腹膜炎阶段，则只能行胃穿孔修补术，待体质恢复，3～6 个月后住院择期手术。

2. 清理腹腔

在消除病因后，应尽可能地吸尽腹腔内脓汁、清除腹腔内的食物和残渣、粪便、异物等，清除最好的办法是负压吸引，必要时可以辅以湿纱布擦拭，应避免动作粗糙而伤及浆膜表面的内皮细胞。

（1）若有大量胆汁，胃肠内容物严重污染全腹腔时，可用大量生理盐水进行腹腔冲洗，一边洗一边吸引，为防止冲洗时污染到膈下，可适当将手术床摇为头高的斜坡位，冲洗到水清亮为止，若患者体温高时，亦可用 4～10℃ 的生理盐水冲洗腹腔，也能收到降温效果。

（2）当腹腔内大量脓液已被形成的假膜和纤维蛋白分隔时，为达到引流通畅的目的，必须将假膜和纤维蛋白等分开、去除，虽有一定的损伤但效果较好。

3. 引流

引流的目的是使腹腔内继续产生的渗液通过引流物排出体外，以便残存的炎症得到控制、局限和消失，防止腹腔脓肿的发生。弥漫性腹膜炎手术后，只要清洗干净，一般不需引流。

（1）必须放置腹腔引流的病例：①坏疽病灶未能切除，或有大量坏死组织未能清除；②坏疽病灶虽已切除，但因缝合处组织水肿影响愈合有漏的可能；③腹腔内继续有较多渗出液或渗血；④局限性脓肿。

（2）腹腔引流的方式：通常采用的引流物有烟卷引流、橡皮管引流、双套管引流、潘氏引流管、橡皮片引流，引流物一般放置在病灶附近和盆腔底部。

第二节　腹腔脓肿

一、膈下脓肿

由于腹腔内的炎症扩散，脓液积聚于膈肌下，横结肠及其系膜上方的间隙内，统称为膈下脓肿。常继发于脏器穿孔、炎症等腹膜炎的并发症。经治疗，脓肿小者，有可能消散吸收；若脓肿大、积脓多、内压高，往往自行向腹腔、体外，甚至胸腔溃破。由于患者久病衰弱、抵抗力低下，脓毒败血症、感染性休克的发生率和死亡率均较高。致病菌多为大肠杆菌、链球菌为主的需氧菌和类杆菌，以及厌氧球菌为主的厌氧菌，并右侧多于左侧。

（一）临床表现

1. 症状

开始时往往被原发疾病或手术引起的机体反应所掩盖，在上述情况略见好转后又有发热、乏力，上腹部疼痛等表现，一旦脓肿形成，症状与体征逐渐明显。患者常感患侧上腹部持续性钝痛，向肩背部放射，深呼吸或咳嗽时加重。脓肿大、细菌毒力强时，患者可出现全身中毒症状，如弛张型发热，伴有寒战、出汗、脉速、不思饮食、贫血、消瘦以致极度衰弱。

2. 体格检查

可发现患侧下胸部或上腹部呼吸运动度变小，局部有深压痛或叩击痛，严重时出现局部皮肤凹陷性水肿，患侧肺底部呼吸音减弱或消失。右侧膈下脓肿可使肝浊音界扩大。脓肿位于肝下靠后方可有肾区痛。膈下脓肿可通过淋巴引起胸膜、肺反应，出现胸水、咳嗽、胸痛；脓肿也可穿破到胸腔发生脓胸。

3. 实验室检查

白细胞计数升高及中性粒细胞比例增加；X线检查，可见患侧膈肌升高，活动度受限或消失，肋膈角不清或有积液征象，可发现液平面及脓肿大小和部位，对明确诊断和脓肿穿刺定位有帮助。

（二）诊断要点

（1）有腹腔感染史或手术史。

（2）右上腹部典型的症状及体征，如上腹部疼痛，向右肩放射痛，伴有明显全身中毒症状。

（3）X线检查、B超检查及CT检查均有阳性发现。

（4）经皮膈下脓肿穿刺，在B超、X线定位引导下，进行穿刺引流，并做脓液培养。

（三）治疗

1. 支持疗法

卧床休息，加强营养，给高热量、高维生素、高蛋白质饮食。高热者给补液以纠正水、电解质和酸碱平衡失调。

2. 抗生素应用

继续选用有效的抗生素，如青霉素、红霉素、头孢菌素类抗生素及甲硝唑等。如已行抽出脓液培养及药敏试验，应选用敏感的抗生素。

3. 对症处理

分别根据临床表现给降温、止痛、镇静等治疗。

4. 手术疗法

适用于经上述治疗无效或较大膈下脓肿的治疗，其方法有穿刺引流和手术引流两种。膈下脓肿较小时，非手术治疗或穿刺抽脓有时能使脓肿吸收消失，较大的脓肿，症状较重时必须及早手术引流。因为脓肿不但可使病情逐日加重，并且易产生严重并发症，如穿破膈肌引起脓胸，穿入腹腔再次引起弥漫性腹膜炎，穿破附近血管引起大出血等。

二、盆腔脓肿

盆腔脓肿为急性腹膜炎最常见的并发症，常位于盆腔最低处的膀胱直肠窝或子宫直肠窝内。致病菌多为需氧菌与厌氧菌的混合感染。由于盆腔腹膜吸收毒素的能力较低，临床表现轻而迟缓，早期易被忽略。

（一）临床表现

1. 症状

腹膜腔内有感染的患者，经治疗好转后或腹部手术1周后出现体温逐步升高，脉搏加速，全身乏力，排便频繁伴里急后重，大便粪汁少而黏液多。较大的脓肿可引起下腹痛，或有小便频繁，排尿疼痛、困难。

2. 查体

腹部检查多无阳性发现。直肠指检可发现肛门括约肌松弛、直肠前壁有触痛，脓肿形成后，可触及肠壁外肿块、突向肠腔，若脓肿形成，则有波动感。

3. 实验室检查

白细胞和中性粒细胞明显增多，B超检查可发现液性平段，明确其部位和大小，以协助明确诊断。

（二）诊断要点

（1）有腹腔感染史及手术史。

（2）消化道症状，如大便次数增多，里急后重，黏液便及膀胱刺激症。

（3）直肠指检有阳性发现。

（4）已婚妇女可做阴道检查以鉴别，如是盆腔炎性包块或脓肿，可做后穹窿穿刺抽脓。

（5）CT、B超检查可明确有无脓肿、部位及大小。

（三）治疗

1. 非手术治疗

仅有炎性肿块而未化脓或积脓很少时，可行非手术治疗。其包括采用温热盐水保留灌肠，每日1次。同时应用有效抗生素，可选用氨苄西林（氨苄青霉素）、头孢菌素类抗生素、庆大霉素和甲硝唑等联合抗感染治疗。

2. 手术治疗

如非手术治疗无效，肿块继续增大，中毒症状显著者，可行手术引流。手术方法有三种。

（1）经直肠切开引流：适用于脓肿向直肠腔内突出明显，波动清楚，穿刺有脓者。

（2）经阴道切开引流：适用已婚妇女，直肠触诊肿块不清而后穹窿突出明显者。

（3）经腹切开引流：适用于位置高，在耻骨上可扪及肿块者。

第三节　急性胰腺炎

急性胰腺炎是一种常见的急腹症。按病理分类可分为水肿性和出血坏死性。急性水肿性胰腺炎病情轻，预后好；而急性出血坏死性胰腺炎则病情险恶，病死率高，不仅表现为胰腺的局部炎症，而且常常累及全身的多个脏器。

一、临床表现

由于病变程度不同，患者的临床表现也有很大差异。

（一）腹痛

腹痛是本病的主要症状。常于饱餐和饮酒后突然发作，腹痛剧烈，多位于左上腹，向左肩及左腰背部放射。胆源性者腹痛始发于右上腹，逐渐向左侧转移。病变累及全胰时，疼痛范围较宽并呈束带状向腰背部放射。

（二）腹胀

腹胀与腹痛同时存在，是腹腔神经丛受刺激产生肠麻痹的结果，早期为反射性，继发感染后则由腹膜后的炎症刺激所致。腹膜后炎症越严重，腹胀越明显。腹腔积液时可加重腹胀。患者排便、排气停止。

（三）恶心、呕吐

恶心、呕吐症状早期即可出现。呕吐剧烈而频繁，以后逐渐减少。呕吐物为胃、十二指肠内容物，偶可呈咖啡色。呕吐后腹痛不缓解。

（四）腹膜炎体征

急性水肿性胰腺炎时压痛多局限于上腹部，常无明显肌紧张。急性出血坏死性胰腺炎压痛较明显，并有肌紧张和反跳痛，范围较广或延及全腹。移动性浊音多为阳性。肠鸣音减弱或消失。

二、诊断

根据临床表现、体征、实验室检查和影像检查不难做出诊断。

（一）实验室检查

1. 胰酶测定

血清、尿淀粉酶测定是最常用的诊断方法。血清淀粉酶在发病数小时开始即升高，24小时达高峰，4～5天后逐渐降至正常；尿淀粉酶在24小时后才开始升高，48小时到高峰，下降缓慢，1～2周恢复正常。血清淀粉酶值超过500U/dl（正常值40～180U/dl），尿淀粉酶也明显升高（正常值80～300U/dl），有诊断价值。淀粉酶值越高诊断正确率也越大，但应注意淀粉酶值升高的幅度和病变严重程度不成正相关。

2. 其他项目

其他项目包括白细胞增高、高血糖、肝功能异常、低血钙、血气分析及DIC指标异常等。诊断性腹腔穿刺若抽出血性渗出液，所含淀粉酶值高对诊断也很有帮助。

（二）影像学诊断

1. 腹部B超

腹部B超是首选的影像学诊断方法，B超示胰腺肿大和胰周液体积聚。胰腺水肿时显示为均匀低回声，出现粗大的强回声提示有出血、坏死的可能。还可检查胆管有无结石，胆管有无扩张。但由于上腹部胃肠气体的干扰，可影响诊断的准确性。

2. 胸、腹部 X 线片

胸片可示左肺下叶不张，左侧膈肌抬高、胸腔积液等征象；腹部平片可见十二指肠环扩大、充气明显以及出现前肠袢和结肠中断征等。

3. 增强 CT 扫描

不仅能诊断急性胰腺炎，而且对鉴别水肿性和出血坏死性胰腺炎提供依据。在胰腺弥漫性肿大的背景上若出现质地不均、液化和蜂窝状低密度区，则可诊断为胰腺坏死，还可在网膜囊内、胰周、肾旁前或肾旁后间隙、结肠后甚至髂窝等处发现胰外侵犯的征象。此外，对其并发病如胰腺脓肿和假性囊肿等也有诊断价值。

4. MRI

MRI 可提供与 CT 相同的诊断信息。

（三）临床分型

1. 轻型急性胰腺炎

轻型急性胰腺炎或称水肿性胰腺炎，主要表现为上腹痛、恶心、呕吐；腹膜炎限于上腹，体征轻；血、尿淀粉酶增高；经及时的液体治疗短期内可好转，病死率很低。

2. 重症急性胰腺炎

重症急性胰腺炎或称出血坏死性胰腺炎，除上述症状外，腹膜炎范围宽，体征重，腹胀明显，肠鸣音减弱或消失，可有腹部包块，偶见腰胁部或脐周皮下淤斑征。腹水呈血性或脓性。可伴休克，也可并发脏器功能障碍和严重的代谢障碍。

（四）并发症

并发症包括胰腺及胰周组织坏死、胰腺及胰周脓肿、急性胰腺假性囊肿及胃肠道瘘。

1. 胰腺及胰周组织坏死

胰腺及胰周组织坏死指胰腺实质的弥漫性或局灶性坏死，伴胰周（包括腹膜后间隙）脂肪坏死。根据有无感染又分为感染性和无菌性胰腺坏死。

2. 胰腺及胰周脓肿

胰腺及胰周脓肿指胰腺和（或）胰腺周围的包裹性积脓,由胰腺组织和（或）胰周组织坏死液化继发感染所致,脓液培养有细菌或真菌生长。

3. 急性胰腺假性囊肿

胰腺周围液体积聚,被纤维组织包裹形成假性囊肿。

4. 胃肠道瘘

胰液的消化和感染的腐蚀均可使胃肠道壁坏死、穿孔而发生瘘。常见的部位是结肠、十二指肠,有时也发生在胃和空肠。

三、治疗

根据急性胰腺炎的分型、分期和病因选择恰当的治疗方法。

（一）非手术治疗

急性胰腺炎全身反应期、水肿性胰腺炎及尚无感染的出血坏死性胰腺炎均应采用非手术治疗。

1. 禁食、胃肠减压

持续胃肠减压可防止呕吐、减轻腹胀、增加回心血量,并能降低缩胆囊素（促胰酶素）和促胰液素的分泌,从而减少胰酶和胰液的分泌,使胰腺得到休息。

2. 补液、防治休克

静脉输液,补充电解质,纠正酸中毒,预防治疗低血压,改善微循环,维持循环稳定。对重症患者应进行重症监护。

3. 镇痛解痉

在诊断明确的情况下给予镇痛药,同时给予解痉药如山莨菪碱、阿托品,禁用吗啡,以免引起肝胰壶腹括约肌痉挛。

4. 抑制胰腺分泌

H_2 受体拮抗剂（如西咪替丁）可间接抑制胰腺分泌;生长抑素疗效较好,但由于价格昂贵,多用于病情比较严重的患者。

5. 营养支持

早期禁食,主要靠完全肠外营养。可考虑手术时附加空肠造瘘,待病情稳定、肠功能恢复后可经造瘘管输入营养液。当血清淀粉酶恢复正常,症状、体征消失后可恢复饮食。

6.抗生素的应用

在合并胰腺或胰周坏死时，应经静脉使用致病菌敏感的广谱抗生素。

7.腹腔灌洗

可将富含胰酶和多种有害物质的腹腔渗出液移出体外，减少由它们所造成的局部和全身损害。方法：经脐下做小切口，向上腹部和盆腔分别置入进水管和出水管，用平衡液灌洗。

（二）手术治疗

1.手术适应证

（1）不能排除其他急腹症者。

（2）胰腺和胰周坏死组织继发感染。

（3）虽经合理支持治疗，但临床症状继续恶化。

（4）暴发性胰腺炎经过短期非手术治疗多器官功能障碍仍不能得到纠正。

（5）胆源性胰腺炎。

（6）病程后期合并肠瘘或胰腺假性囊肿。

2.手术方式

坏死组织清除加引流术最为常用。经上腹弧形切口开腹，游离、松动胰腺，切断脾结肠韧带，将结肠向中线翻起，显露腹膜后间隙，清除胰周和腹膜后的渗液、脓液以及坏死组织，彻底冲洗后放置多根引流管从腹壁或腰部引出，以便术后灌洗和引流。缝合腹部切口，若坏死组织较多，切口也可部分敞开，以便术后经切口反复多次清除坏死组织。同时行胃造瘘、空肠造瘘及胆管引流术。

3.胆源性胰腺炎的处理

伴有胆管下端梗阻或胆管感染的重症患者，应该急诊或早期手术。取出结石，解除梗阻，畅通引流，并按上述方法清除坏死组织，做广泛引流。若以胆管疾病表现为主，急性胰腺炎的表现较轻，可在手术解除胆管梗阻后，行胆管引流和网膜囊引流术，病情许可时同时切除胆囊。若有条件可经纤维十二指肠镜行肝胰壶腹括约肌切开、取石及鼻胆管引流术。如果患者经非手术治疗后病情缓解，可在急性胰腺炎治愈后 2 ~ 4 周做胆管手术。

第四节　腹腔内脏损伤

一、脾破裂

脾是腹部内脏最容易受损的器官，如有慢性病理改变（如血吸虫病、疟疾、淋巴瘤等）的脾则更易破裂。腹部闭合性损伤所致内脏器官损伤中脾破裂发生率位居第一，高达 20% ~ 40%。

（一）分级

脾破裂的分级至今尚未达成统一标准，主要是基于术中所见和（或）影像学特点，目前我国推荐采用天津四级法。Ⅰ级：脾被膜下破裂或被膜及实质轻度损伤，手术所见脾裂伤长度 ≤ 5cm、深度 ≤ 1cm。Ⅱ级：脾裂伤总长度 > 5cm、深度 > 1cm，但脾门未累及或脾段血管受损。Ⅲ级：脾破裂伤及脾门部或脾脏部分离断或脾叶血管受损。Ⅳ级：脾广泛破裂，或脾蒂、脾动静脉主干受损。此分级仅针对成人无病理改变情况下的脾损伤，对于儿童及病理性脾脏，上述分级尚不能概括其具体分级及相应的处理策略。该分级可对脾实质及血管损伤进行量化，并对治疗方式的选择有重要指导意义。

（二）治疗

近年来研究表明脾脏具有多种免疫功能，少数脾切除术后的患者，主要是婴幼儿，对感染的抵抗力减弱，甚至可发生以肺炎链球菌为主要病原菌的脾切除后凶险性感染（OPSI）而致死。故脾破裂的治疗须遵循"抢救生命第一、保留脾脏第二"及"损伤控制"的原则，在条件允许的情况下尽量保留脾脏（特别是儿童）。

1.非手术治疗

患者无休克或容易纠正的一过性休克，影像学检查（B超、CT）证实脾裂伤比较局限、表浅，无其他腹腔脏器合并伤者，可在严密观察血压、脉搏、腹部体征、血细胞比容及影像学变化的条件下采用非手术治疗。观察过程中如发现继续出血或发现有其他脏器损伤，应立即急诊手术。

2. 脾保留性手术

手术中探查证实如患者无其他严重合并伤，且脾脏损伤程度较轻，尤其是年龄小者，可根据条件及术者经验选择合适的脾保留性手术。如生物胶黏合止血、物理凝固止血、缝合修补术及部分脾切除（包括腹腔镜脾保留性手术）等。施行脾保留性手术后应注意严密观察，防止出现延迟性脾破裂。

3. 脾切除术

对高龄、严重多发伤、脾门撕裂、病理性脾大、延迟性脾破裂及凝血酶原时间显著延长者，需迅速施行脾切除术。可将 1/3 脾组织切成无被膜薄片埋入大网膜囊内施行自体脾组织移植。

二、肝损伤

肝脏血液循环丰富，质地较脆易损伤。肝损伤在腹部闭合性损伤中占 20%～30%，占比仅次于脾破裂，居第二位。肝损伤的致伤因素、病理类型和临床表现与脾破裂极为相似，肝损伤后主要表现为肝实质及肝内血管损伤所引起的腹腔内大出血、失血性休克及肝内胆管损伤所引起的胆汁性腹膜炎等，往往伤情比较复杂、并发症多，死亡率大于 10%，居于腹部外伤的首位。因此，对肝损伤早期进行及时的诊断、准确的损伤程度判断以及合理的治疗是降低死亡率、减少并发症的关键。

（一）分级

对于肝损伤的分级，目前尚无统一标准。目前广泛应用美国创伤外科协会（AAST）的分类法（表 3-1）。

表 3-1　美国创伤外科协会（AAST）肝脏外伤分级

分级	类型	损伤情况
I	血肿	肝包膜下血肿，不膨胀，表面部分 < 10%
	撕裂伤	肝包膜撕裂，无活动性出血，裂伤深度 < 1cm

分级	类型	损伤情况
II	血肿	肝包膜下血肿，不膨胀，表面部分 10%～50%
	撕裂伤	肝包膜撕裂，无活动性出血，裂伤深度 1～3cm，长度＜10cm
III	血肿	肝包膜下血肿，膨胀，或表面部分＞50%；包膜下血肿破裂，伴活动性出血；肝实质内血肿直径＞10cm
	撕裂伤	肝实质裂伤深度＞3cm
IV	血肿	肝实质内血肿破裂伴活动性出血
	撕裂伤	肝实质裂伤占 25%～75% 肝叶或者在一叶内累及 1～3 个肝段
V	撕裂伤	肝实质破裂累及肝叶＞75% 或在一叶内累及 3 个以上肝段
	血管损伤	肝周静脉的损伤、肝后下腔静脉与肝静脉损伤
VI	血管损伤	肝脏撕脱

（二）临床表现

肝损伤病情的轻重主要取决于肝损伤的程度、就诊的时间、出血量的多少及合并伤的情况，临床主要表现为腹痛、腹腔内出血、失血性休克及胆汁性腹膜炎，肝破裂如伤及胆管，血液可通过胆管进入十二指肠而出现黑粪或呕血。

（三）病情评估及早期诊断

对于病情稳定的患者在保守治疗的同时应进行 B 超、增强 CT 扫描检查，CT 是诊断腹部损伤血流动力学稳定患者的金标准。肝损伤的诊断、类型、分级和非手术治疗的判断主要依靠 CT 检查结果。多层 CT 增强扫描血管重建可了解肝血管是否损伤，还可测量 CT 值以判断血凝块（45～70HU）和活动性出血（30～45HU），最高的 CT 值集中部位则是出血的根源。

（四）治疗

1. 非手术治疗

肝脏外伤早期复苏要遵循创伤生命支持原则，积极地给予液体复苏，监测中心静脉压和尿量。尽量避免低体温、凝血功能障碍和代谢性酸中毒，因为这三种情况可导致病死率明显升高。非手术治疗是当前治疗肝损伤的重要变化，肝损伤（Ⅱ－Ⅴ级）采用非手术治疗已经成为趋势。其原因为：

（1）50%～80%肝损伤出血可以自行停止。

（2）肝脏 CT 扫描技术明显进步。

肝损伤非手术治疗的适应证有：

（1）经液体治疗后血流动力学稳定，此条件是非手术治疗的前提。

（2）无其他脏器损伤或者腹膜后脏器损伤不需要手术治疗。

2. 手术治疗

手术治疗包括损伤控制手术和确定性手术。

（1）损伤控制手术：肝损伤最常用的切口是腹部正中切口，必要时可劈开胸骨进入胸腔。肋缘下斜切口也可以良好地显露肝右叶、肝静脉和下腔静脉，而不用打开胸腔和膈肌。开腹后发现肝破裂并有汹涌出血时，立即用手合拢并压迫肝脏以止血，然后用纱布填塞，同时用手指或橡皮管阻断肝十二指肠韧带以控制出血，每次阻断的时间不宜超过 20 分钟，若需控制更长时间，应分次进行。如果肝门阻断后出血停止，则说明主要肝静脉或下腔静脉损伤的可能性较小。如果肝门阻断后仍出血汹涌、量大，提示肝静脉主干或肝后段下腔静脉损伤，此时有并发空气栓塞的可能，死亡率高达 80%。如果继续用纱布填塞止血无效时，应快速劈开胸骨以扩大为胸腹联合切口并解剖第二肝门，显露出破裂的肝静脉主干或肝后段下腔静脉，实行全肝血流（肝十二指肠韧带和上、下腔静脉）及腹主动脉阻断后，缝补静脉破裂口。

在严重肝损伤治疗中，纱布填塞是损伤控制的关键措施，特别是有利于防止低体温、凝血功能障碍和代谢性酸中毒。此损伤控制技术特别适用于基层医院。肝脏周围纱布填塞方法是先用手法压迫肝脏实质使其靠拢，然后用长而宽的纱条按顺序填塞到肝脏表面和膈肌、腹壁之间，不能将纱布强力填塞到肝脏实质内，以防加重肝损伤，引起肝静脉撕裂出血。纱条尾端自腹壁切口或另做腹壁戳孔引出以作为引流。手术后第 3～5 日起，每日抽出纱条 1 段，于 7～10 日取完，拔除纱布时有再次出血的危险。

如果取出纱布后仍有出血，需确定下一步治疗方案。依据患者生命体征是否稳定以决定继续探查和修复或肝周纱布填塞。对于凝血功能障碍及病情不稳定的患者应该继续进行肝周纱布填塞。如果病情相对稳定，没有凝血功能障碍，可采取确定性手术治疗。

（2）确定性手术：

①肝脏部分切除及选择性血管缝合或结扎：对于肝静脉、门静脉和肝动脉损伤者应首选肝脏部分切除及血管结扎。间断阻断第一肝门可以判断肝动脉或门静脉分支损伤并给予直接缝合。对于有大块肝组织破损，特别是粉碎性肝破裂，或肝组织挫伤严重的患者应施行肝切除术，但不宜采用创伤大的规则性肝叶切除术，而应做清创式肝切除术，尽量多保留尚有生机的肝组织。

②选择性肝动脉结扎：目前多被肝脏部分切除、血管缝合或者纱布填塞所取代。当肝动脉分支损伤合并肝门部损伤时应慎用，此时应确认同侧门静脉是否完好，方可结扎而避免肝脏缺血的危险。肝右动脉结扎应切除胆囊以避免其缺血坏死。结扎肝固有动脉后患者存在肝功能衰竭的危险，应慎用。

三、胰腺损伤

胰腺损伤较少见，其发生率约占腹部外伤的3%，国内胰腺损伤常系由交通事故中方向盘挤压或重物撞击上腹中部所致腹部闭合性损伤引起，损伤多为胰颈、胰体部分或完全断裂，并合并有肠系膜血管损伤。由于胰腺位置深而隐蔽，加之后腹膜屏蔽作用，症状出现延缓而模糊，且常合并其他部位的损伤，伤情危重而复杂，早期误诊率高，胰腺损伤的死亡率高达20%左右。

（一）临床表现及诊断

胰腺损伤后早期诊断相对困难，首先应详细全面询问病史，包括受伤原因、部位、机制等，凡上腹部损伤都存在胰腺损伤的可能。有下列临床表现及体征者应高度警惕胰腺损伤：

（1）上腹痛、进行性腹胀。

（2）心律快、大汗、高热、恶心、呕吐。

（3）进行性肠麻痹，全身中毒症状逐渐加重，腰背部疼痛。

（4）腹膜刺激征明显，尤以上腹部区显著，肝区叩痛，肠鸣音减弱或消失，腹部穿刺抽出不凝血。

血清、尿液淀粉酶测定在胰腺损伤中特异性与敏感性均不高；血清淀粉酶和腹腔穿刺液的淀粉酶同步升高，则具有一定诊断参考价值。B超可在床头检查，可见胰腺肿胀、周围渗出及小网膜囊内积液等，但易受到腹腔胀气的干扰，其误诊、漏诊率较高。增强 CT 扫描是诊断胰腺损伤最有价值的方法，CT 表现为胰腺实质不均匀或断裂、血肿，左肾前筋膜增厚和腹膜后血肿或积液等，但 CT 对主胰管损伤的判断价值有限。磁共振胰胆管造影（MRCP）在诊断胰腺损伤方面与 CT 相同，但对主胰管损伤的诊断具有无创、敏感性和特异性均较高的优势，缺点是检查时间长，不如 CT 快捷方便。

2. 分级

胰腺损伤的分级对治疗有重要意义。目前多采用美国创伤外科协会（AAST）制定的分级标准（表 3-2），根据分级和结合患者情况选用恰当的治疗方案。

表 3-2　胰腺损伤的分级（美国创伤外科协会）

级别	损伤的描述
Ⅰ	小血肿、浅表裂伤，无大胰管损伤
Ⅱ	较大血肿、较深裂伤，无大胰管损伤
Ⅲ	胰腺远侧断裂伤，有大胰管损伤
Ⅳ	胰腺近侧断裂伤或累及壶腹部，有大胰管损伤
Ⅴ	胰头严重损毁，有大胰管损伤

注：胰腺若为多发伤，即提高一个损伤级别。

3. 治疗

胰腺损伤的治疗方案取决于有无主胰管损伤及损伤级别。血流动力学稳定的单纯胰腺损伤，应通过 CT、经内镜逆行性胰胆管造影（ERCP）或 MRCP 等手段以判断主胰管是否损伤。单纯胰腺Ⅰ、Ⅱ级损伤的患者，可在密切观察腹部及生命体征的情况下给予抑酸、抑酶、静脉营养等保守治疗，一般不需要手术。各级胰腺损伤的手术原则为：剖腹探查术中发现的Ⅰ、Ⅱ级胰腺损伤，手术方式是止血与引流；Ⅲ级胰腺损伤，条件允许者可行胰腺远端切除术，否则只需引流即可；Ⅳ级胰腺损伤采用近侧胰腺断端胰管结扎、断端缝合，远侧胰腺断端—空肠 Roux-en-Y 吻合术；Ⅴ级胰腺损伤以控制出血、充分胰周引流为宜，尽量避免行胰十二指肠切除术，待病情稳定后再行二期手术。

四、小肠破裂

小肠占据着中下腹的大部分空间，故受伤的机会比较多。小肠破裂后可在早期即产生明显的腹膜炎，故诊断一般并不困难。小肠破裂后气腹发生率低，不能因无气腹表现就否定小肠破裂的诊断。一部分患者的小肠裂口不大，或穿破后被食物残渣、纤维蛋白素甚至突出的黏膜所堵塞，可能无弥漫性腹膜炎的表现。

小肠破裂的诊断一旦确定，应立即进行手术治疗。手术时要对整个小肠和系膜进行系统细致的探查，系膜血肿即使不大也应切开检查以免遗漏小的穿孔。手术方式以简单修补为主，一般采用间断横向缝合以防修补后肠腔发生狭窄。有以下情况时，则应采用部分小肠切除吻合术：

（1）裂口较大或裂口边缘部肠壁组织挫伤严重者；

（2）小段肠管有多处破裂者；

（3）肠管大部分或完全断裂者；

（4）肠管严重挫伤、血运障碍者；

（5）肠壁内或系膜缘有大血肿者；

（6）肠系膜损伤影响肠壁血液循环者。

五、结肠破裂

结肠破裂机会较少。因其内容物液体成分少而细菌含量多，故腹膜炎出现较晚，但感染严重。腹膜后的结肠穿孔可导致严重的腹膜后感染，由于腹部体征不明显，容易漏诊。

除少数裂口小、腹腔污染轻、全身情况良好的患者可以考虑一期修补或一期切除吻合（限于右半结肠）外，大部分患者先采用肠造口术或肠外置术处理，待3～4周后患者情况好转时，再行关闭瘘口。近年来随着急救措施、感染控制等技术的进步，施行一期修补或切除吻合的病例有增多趋势。对比较严重的损伤进行一期修复后，可加做近端结肠造口术，以确保肠内容物不再进入远端。一期修复手术的主要禁忌为：

（1）腹腔严重污染；

（2）全身严重多发伤或腹腔内其他脏器合并伤，须尽快结束手术；

（3）伴有重要的其他疾病如肝硬化、糖尿病等，失血性休克需大量输血（＞

2000mL）者、高龄患者、高速火器伤者、手术时间已延误者。

第五节 小儿腹部外科急症

患儿主诉腹部不适，包括一些与消化道病变无关的疾病，如果以胃肠道疾病来急症科就诊，医生有责任准确地评估患者的病情并做出正确的诊断详细询问病史，包括：以前症状的性质及发展过程，主要症状、既往病史，询问病史的过程有助于对幼儿的疾病做出正确的诊断。没有完整语言表述能力的患儿，监护人的观察很重要，但是也可能有误导倾向。因此，腹部四项检查（望、触、叩、听）在婴幼儿疾病的诊断中起着更为重要的作用。

有少数非外伤性腹部疾病也可表现为"急腹症"。经治医生必须尽快区分一些需要外科手术治疗的患者，并立即着手处理。一些实验室检查、影像学检查，有助于临床诊断，并给外科医生提供基本依据。

需要手术治疗的急腹症都有类似的病史及体征。呕吐是急腹症中最容易引起监护人及急诊医生关注的症状，呕吐物的性质（血性、胆汁样、粪汁样）具有决定意义。有无腹部疼痛可以缩小鉴别诊断的范围。通过观察患者的一般表现以及望、触、叩、听所获得的详尽的腹部体检，也能进一步缩小鉴别诊断的范围。以下着重就梗阻性疾病、腹内感染、胃肠道异物以及先天无神经节性巨结肠（赫希施普龙病）等方面进一步叙述。

一、梗阻性疾病

（一）肠旋转不良伴中肠扭转

正常胚胎期消化道旋转停滞会导致部分肠管发育异常，包括由于索带压迫所造成的血运障碍。肠旋转不良可能产生以下三种结果：首先是少于10%的肠旋转不良的患者可能终身都不表现出任何症状（可能性最小）；其次是旋转异常会产生轻微的胃肠道症状，诸如生长发育迟缓、反复发作的慢性腹胀、间歇性发作无痛性呕吐或者不明原因的腹泻；最有可能的是绞窄性肠扭转导致出现严重的症状，尤其是十二指肠、小肠和横结肠中部（中肠）旋转不良的患儿。男性发病率是女性的2倍。近50%的患儿在生后第1周内出现症状，2/3的患儿在生后1个月内出现症状，超过90%的患儿在生后第1年内出现症状。

中肠扭转的新生儿及婴儿有特征性的胆汁性呕吐，患儿会有阵发性哭闹，甚至很剧烈，部分患儿可能没有腹部不适的临床表现，但大多数患儿不能排便或者便秘。当出现罕见的肠系膜上动脉受压时，患儿排出血便可能提示肠坏死。

肠扭转患儿的体格检查具有易变性及年龄依赖性的特点。近90%的新生儿在首次呕吐后短时间内身体状况仍表现良好，腹部平软，腹肌不紧张。另外，10%的患儿存在肠系膜血管受压，表现出病态及痛苦貌，有面色苍白以及血容量不足的表现，这些患儿可能会有很明显的腹胀，剖腹探查可以看到肠管已坏死变色。所有年龄段的儿童，如果长期缺血或婴儿早期即有肠扭转，都容易出现肠管扩张、腹肌紧张以及全腹压痛。粪便常规检查隐血阳性。

腹部正侧位片可能显示肠管积气，平片更能显示存在肠梗阻及明确梗阻的部位。

十二指肠梗阻的患儿可以在扩张的胃部看到液气平面，十二指肠部也有少量气体（双泡征），其余肠管无气体。

更远端肠管完全性梗阻的典型征象是可见到多个扩张并有液气平面的肠襻，梗阻远端肠管无气体。不完全性肠梗阻的肠管可能气体显示正常，有必要做进一步的影像学检查。腹部超声能显示肠系膜上动脉和肠系膜上静脉之间的异常解剖关系，或者显示肠系膜上静脉绕着肠系膜上动脉形成血管环，即"旋涡征"。超声影像学还提供其他的显示肠梗阻的证据，如肠壁水肿和肠间积液。造影检查可提供确诊依据，上消化道连续造影更有诊断价值。中肠扭转，包括十二指肠水平部梗阻，以及屈氏韧带没有正常固定在脊柱左侧，位于脊柱右侧的十二指肠降部肠管的梗阻，有特定病理意义。另外，中肠扭转引起梗阻的远端肠管在肠系膜上静脉周围缠绕形成"螺钉征"。

患儿肠梗阻需要胃肠减压，血容量不足者给予补液，条件允许可术前输血，有中毒症状的患儿要预防性使用抗生素。及时手术和必要的护理对于挽救肠管是关键，疗效也最可靠。

（二）幽门狭窄

幽门狭窄是满月后的婴儿出现肠梗阻最常见的病因。患儿出现呕吐的时间差别较大，早则生后 1 周内，晚则出生后 3 个月才出现呕吐，典型的在生后第 2 周到第 6 周出现症状。早产儿出现症状的时间相对较晚，男女比为 4 : 1。有学者认为兄弟姐妹中的老大更易患此病，梗阻症状是由幽门环肌肌纤维肥厚所引起的。

初起症状多突发、不频繁的喷射性呕吐，渐渐地，呕吐变得越发频繁和剧烈，最后发展为不停呕吐。发病第 1 周，非胆汁性、餐后即发生的喷射性呕吐是共有的症状，如果同时伴有胃炎则胃内容物中含有血性。患儿不厌食，大便次数不多，每次量少，脱水会引起小便次数减少，由于患儿实际进奶量减少，体重不断下降。

幽门狭窄的患儿脂肪组织减少，皮肤弹性变差，尤其在脱水的情况下，呕吐长期存在脱水将会很严重。如果没有电解质紊乱和血容量不足，患儿看上去会很健康，饥饿感明显，喂养时无吞咽困难。在呕吐之前可看到中腹部的胃肠蠕动波，1/4 ~ 1/2 的患儿上腹部触及圆形的橄榄样肿块，部分胃扩张会改变幽门的位置，使肿块不易触及。患儿呕吐后，或胃肠减压后，使患儿处于卧姿时更容易触摸到肿块，即使腹部肿块不能触及，通过影像学检查也可以确诊。

普通的腹部平片显示胃腔扩张以及胃壁肥厚。

超声直接测量幽门肌层厚度，显示幽门括约肌延长和肥厚，可看到增厚的黏膜突入胃窦中（胃窦乳头征）。如果不能进行超声检查或者超声不能确诊，可行上消化道造影，钡剂造影可以显示屈曲、延长和狭窄的幽门管（线征）。

频繁呕吐会导致钾离子和氢离子丢失，从而引起特征性的低钾、低氧血症及代谢性碱中毒。当患儿存在幽门狭窄时要插鼻胃管并且及时补充电解质以及维持血容量。该病一旦确诊，都要行幽门环肌切开术治疗。

（三）肠套叠

肠套叠是指某段肠管的近端部分套入远端邻近肠管，是 3 个月至 5 岁年龄儿童肠梗阻的最常见病因。肠套叠在早产儿、婴儿、成人中均有发生。超过 60% 发生在 1 岁以内，其中以 5 ~ 9 个月患儿最多见，近来，有更多的超过 5 岁小儿的病例报告。一般而言，肠套叠发生在营养发育良好的儿童中，男女之比为2∶1。

典型肠套叠表现临床三联症：痉挛性腹痛、呕吐、血便。典型病例中，有突然发作的剧烈腹痛，可持续几分钟，一个无症状的间歇期后，腹痛反复发作使患儿再次哭闹不止，胸膝位或者双臂抱着肚子会舒服些。超过50%的患儿首先表现为腹痛，疼痛发作的间歇性和两次发作间有静止期是一个重要的诊断依据。呕吐可能伴随着腹痛出现，患儿一般有数次排便，成形便或稀便。12～24小时出现凝胶状、黏液样便，粪便中的血量从少到多。

少于1/3的患儿表现为肠套叠经典三联症：间歇、剧烈、绞窄性腹痛，呕吐，血便。85%～92%的儿童表现绞窄性腹痛，60%～80%的患儿表现为呕吐。40%～50%的患儿血便，粪便呈血性，暗红色、黏液性便出现晚，占血便的少数。

相关研究表明表现为典型的三联症多见，但也可能仅仅单独出现一个症状，仅限制在腹部，望诊表现为舟状腹，右下腹空虚，腹肌紧张或腹胀一般不常见，肠鸣音可正常、减弱或缺失。腊肠样包块可能被发现，逐渐进展、边界不清且易误诊。胃纳差普遍存在而不是特有的症状，完全性肠梗阻近7%～10%的病例可能出现腹泻，而约40%不全性肠梗阻病例有腹泻，患儿因表情淡漠或精神萎靡逐渐受到关注，肠套叠神志改变可能出现在病程后期，也可作为疾病最初表现，精神状态的改变可能伴随严重脸色苍白，类似休克样表现。

患儿临床表现多变，从兴奋和活泼到嗜睡和休克，水电解质紊乱或血液丢失的重症病例，可能出现低反应性状态，肠道症状病史短的患儿病情缓和。除非患儿有基础性疾病如过敏性紫癜或囊性纤维化，阳性体征一般有触痛的包块可在腹部任何部位或在直肠指检时触及，严重的血便可能在直肠指检时被发现，或者出现粪便隐血。

正侧位腹部平片检查，了解是否肠套叠。平片提示肠套叠征象包括液气平、小肠肠管扩张、肠道内气体减少，结肠内粪内容物极少，看不到肝缘或肿块影。

有时，平片上可以看到肠管内肠套叠的头部，可以确诊。要注意腹部平片不能排除肠套叠的诊断，因为在25%～30%的肠套叠病例中腹部平片可能正常，腹部平片的第二个作用是发现钡剂灌肠的禁忌证，当平片提示完全性肠梗阻、腹腔积气、腹水，或肠壁积气时不应当进行钡剂灌肠造影。

腹部 B 超在肠套叠的诊断中很有价值，腹部 B 超在病史不典型、腹部症状正常的不典型患儿中更有实用性，肠套叠横切面的超声影像表现包括很多如牛眼征、靶征，在纵切面影像表现为圆筒征或假肾脏征。这些异常的边缘都代表肠套叠的头部，可以建议最合适的复位方式。对诊断困难的病例，也可以应用螺旋 CT 检查。

螺旋 CT 影像表现为肠管扩张、水肿，肠管壁增厚，肠管内可见偏心的新月形或楔形、低密度肿块，肿块可能是套入的肠系膜。

无中毒和脱水症状的儿童，一旦被诊断为肠套叠都应禁饮禁食，有脱水症状的儿童除禁饮禁食外，应先给予一剂生理盐水，再根据血电解质情况静脉输离子液体。插肛管，需明确有无非手术复位的禁忌证。无禁忌证的患儿，放射科和外科医生可以决定行空气灌肠或钡剂灌肠，当气体压力或液体压力无法复位肠套叠，可选择多次非手术复位。非手术治疗失败后，应行手术治疗。

（四）嵌顿疝

疝是器官组织通过异常开口的突出。在儿童中，疝发生在脐、腹股沟区、阴囊、腹白线、腹直肌外侧缘，发生率依次降低。由于肌筋膜层、腹膜外脂肪变薄，腹部或盆腔脏器包括小肠、大肠、卵巢、输卵管、睾丸、睾丸附件可能通过薄弱部位突出来。当被钳闭的疝内容物不能回纳入腹腔，会导致囊内容物组织绞窄和坏死。男孩子发生疝的概率大于女孩子，比例为 8：1～10：1。6 个月内的患儿发生绞窄的风险最高，随着年龄的增长，绞窄的机会越来越小。在 8 岁以后的儿童发生绞窄的概率很小。

儿童疝的特点是无症状的异常突起，并随着腹压的增大肿块更突出，如在用力排便、哭闹、咳嗽或大笑时。一般疝长期存在，在发生绞窄前可能已被家长或医生发现，极少情况下，首发即表现为绞窄疝。

婴儿绞窄疝表现为突然烦躁不安，出现痉挛性疼痛时儿童不一定能说出疝的准确位置。婴儿发生绞窄疝时短时间内即会出现胃纳差或拒奶，大龄儿童可能表现为厌食或恶心、呕吐，偶尔非胆汁性呕吐可进展为胆汁性呕吐。如果绞窄长期存在，可能表现为肠绞窄时的粪性呕吐。

当儿童被完全暴露，做出嵌顿疝的诊断不难，所有嵌顿疝的儿童都表现烦躁不安。根据嵌顿的组织不同，腹部症状也不同，嵌顿的网膜、生殖器官或肠的包块通常无触痛、有波动感。随着时间的推移，当内脏的活动力受压制时，肿块变得固定伴有触痛。在视诊时嵌顿疝的体征很明显。

很少需要 X 线证实，腹部平片可以显示部分或完全性肠梗阻，在腹股沟斜疝中，可在阴囊内发现含气组织。早产儿可以应用超声辨别嵌顿疝的内容物。

在美国，嵌顿疝非手术复位治疗通常由急诊医生完成。禁食、禁饮、镇静，用冰覆疝囊一段时间，然后双手施压回纳可提高成功率。当怀疑肠坏死或急诊手法复位失败时需要外科手术治疗。

二、腹腔感染

（一）未穿孔的阑尾炎

阑尾炎可发生在任何年龄段，儿童时期以小学高年级段发病率最高。急性阑尾炎随着年龄减小发病率逐渐下降，尤其小于 2 岁的儿童发病非常少见（＜2%），性别比例无差别。病变可能起因于阑尾腔内感染或阑尾腔梗阻，肿大的淋巴组织、肠内寄生虫、异物或者粪石可造成阑尾腔梗阻，60%～75%的病例有典型的感染过程。

阑尾炎三联征：腹痛、呕吐及低热，如全部具备则高度提示阑尾炎，腹痛是首要临床表现，开始在上腹部或脐周，钝痛，不剧，当阑尾腔阻塞加重时，腹痛将变得更剧烈和持续，病程达 1～12 小时，累及部分盲肠腹膜时，疼痛转移并局限于右下腹，大多数病例，疼痛位于从髂前上棘到脐连线的 3～5cm 处（麦氏点）。盲肠后或耻骨上区的盆腔阑尾炎，疼痛可放射至腰或背部，回肠后位可放射至睾丸。炎症过程可引起反射性幽门痉挛产生呕吐，90%的患者有 1～2 次无胆汁性呕吐，父母可能不注意腹痛的表现，直至出现呕吐才引起重视。75%～80%患儿体温明显升高。系统回顾发现 15%～50%的患儿有上呼吸道感染症状、食欲缺乏、恶心或便秘。阑尾炎，尤其是盲肠后位，可能引起大便次数增加，约 15%患儿有里急后重，大便量少次数频繁，5%～15%患儿出现排尿困难。这些不典型的表现在临床上经常导致误诊。

未穿孔阑尾炎患儿体温在 38～39℃，生命体征改变很小，能步行，但动作缓慢或右足跛行，需要帮助才能爬上检查台。如果阑尾位于盲肠后位或与骨盆肌肉相连，抬高和后伸右大腿抵抗检查者的外力会引起疼痛（髂腰肌试验）。另外，患者仰卧位，使右大腿屈曲与躯干成直角，然后被动向内旋转，引起下腹痛者为阳性（闭孔内肌试验），足跟叩击会出现腹痛加重。肠鸣音可正常或减弱，无腹胀，患者可能不自主地轻轻按住全腹或右下腹。麦氏点常有压痛，按压降结肠引起麦氏点痛（Rovsing 征，结肠充气试验阳性）。不能触及腹部包块，阑尾炎经肛门直肠指检发现右下部触痛但是没有包块，典型阑尾炎，无需肛门直肠指检。

血细胞计数升高，但临床诊断意义不确切，大多数阑尾炎患儿，白细胞计数升高超过 15 000/mm³ 或中性粒细胞数超过 10 000/mm³，尤其是症状超过 48 小时才采血化验的患儿，近 7% 小儿阑尾炎患者血白细胞计数正常。

典型阑尾炎不需放射和其他影像技术检查，而影像检查对可疑病例的诊断可能有帮助。

首选腹部平片，结果只能参考而非特异性，阑尾炎平片可提示保护性腰椎侧弯、盲肠和末端回肠部有局限性液气平、右腹膜外脂肪线消失、右骶髂关节模糊、右腰大肌影消失和粪石。临床症状不典型患儿可进行超声检查，超声诊断小儿阑尾炎与操作者经验密切有关，报道显示超声敏感性 75%~89%，特异性 86%~100%。超声可提示与盲肠相连的低回声、管状、远端为盲端的长条状结构，在横切面，阑尾表现为靶状病变，阑尾发炎后，阑尾肿胀，管壁厚度大于 2mm，直径大于 6mm。

当阑尾炎诊断困难时，可选择静脉和口服造影剂进行常规 CT 检查，敏感性 53%~100%，特异性 83%~100%。螺旋 CT 聚集阑尾扫描具有高精确度，检查方法：经直肠注入水溶性造影剂后，右下腹 CT 连续 5mm 扫描。

急诊内科医师处理可疑小儿阑尾炎的目的，是在患儿阑尾炎穿孔前请外科医师进行阑尾切除术，及时会诊、送手术室或转另外一个医学中心是关键。完成病史与体格检查后，初步诊断为阑尾炎，立即请外科医师会诊，以免延误治疗。

（二）急性阑尾炎穿孔

急性阑尾炎发展过程中，年龄是决定穿孔与否的最重要因素。年龄小的患儿，尤其是小于 2 岁的幼儿，转移性右下腹痛和剧烈腹痛可能不出现。年幼患儿的症状可能会误导诊断，烦躁不安、嗜睡、拒绝合作、腹泻、无痛性呕吐、食欲缺乏、不能解释的哭闹或腹胀可能会掩盖急性阑尾炎的早期症状。由于这些不确定的症状，1 周岁以内患儿明确诊断时穿孔率已近 100%，小于 2 周岁者 94%，大于 2 周岁和小于 6 周岁者为 60% ~ 65%，大于 6 周岁者 30% ~ 40%。年幼患儿阑尾壁薄，盲肠不能扩张，无法有效地为发炎的阑尾减压，因此和年龄较大者相比，坏死、坏疽和穿孔会出现更早。有报道称学龄前儿童阑尾炎进展快，症状出现后 6 ~ 12 小时阑尾已穿孔。

一般来说，阑尾炎患者直到穿孔前腹痛会逐渐加剧，而穿孔后疼痛可能减轻或消失。年龄将影响穿孔后的临床过程，阑尾穿孔后，少量脓液排出，1 岁以内的孩子，大网膜短而薄，不能包裹感染灶，几小时或几天内出现弥漫性腹膜炎而不是局部脓肿。儿童或幼儿阑尾炎穿孔后往往会包裹播散的脓液，患儿在几天或几周表现为模糊的腹痛。脓肿最常见于阑尾周围区域，但也有膈下脓肿或积脓的报道，因此阑尾穿孔的特异性征象会有所不同。

阑尾穿孔患儿表现为急性重病状态，生命体征异常，心动过速和发热常见，穿孔后体温更高，通常在 39 ~ 40℃。重度脱水或并发败血症，出现明显的心动过速、低血压、组织灌注减少。穿孔的患儿对去急诊室路上的所有颠簸表现出极不舒服，他们希望从汽车上被抬到检查台，如果只能步行，患儿则拖着脚、弯着腰行走；不能自己爬上检查台；当仰卧时，他们仍然保持右小腿屈曲的固定体位。腹胀可能很明显，尤其是婴儿，肠鸣音减弱或消失，患儿自主或不自主地抱着肚子。即使有腹部肿块也很难发现，腹部触诊广泛压痛，右下腹反跳痛最明显，髂腰肌试验和闭孔内肌试验可能阴性，直肠指检触痛明显，但不一定能触到肿块。

不管阑尾炎穿孔与否，血常规检查无明显不同，近 75% 患儿白细胞计数增加，但穿孔患儿带状核计数比例高，尽管有所区别，但不能区分是否穿孔。

影像检查，未穿孔的阑尾炎腹部平片可以见到脊柱侧弯、阑尾粪石、右腰大肌影消失、腹膜外脂肪线中断和异常肠管积气。提示阑尾炎伴穿孔的征象包括侧腹壁厚度增加、右下腹下方存在单个气泡、游离的腹腔积液或气腹。超声检查除提示肿大的阑尾外，还可能发现阑尾周围积液。

静脉和口服造影，或经直肠造影 CT 扫描同样有助于诊断阑尾炎穿孔，包括脓肿的范围和病程。

穿孔性阑尾炎术前首要的处理包括以下措施：卧床，床头抬高 45° ~ 60°；禁食；胃肠减压；镇静；静脉输液；给予广谱抗生素；备血；必要时吸氧；物理降温、温水海绵擦身、风扇或冷却毯。

（三）自发性腹膜炎

导致儿童腹膜炎的最常见疾病依降序如下排列：

（1）阑尾穿孔；

（2）肠梗阻；

（3）嵌顿性腹股沟疝；

（4）炎症性肠病；

（5）先天性巨结肠；

（6）创伤后（包括仪器操作和异物）；

（7）自发性腹腔脏器穿孔（梅克尔憩室、胆管、结肠和回肠炎症）；

（8）坏死性小肠结肠炎。

在上述情况下，正常无菌的腹膜腔受到腹腔内源性污染。10%～15%的腹腔积脓来自腹腔外，细菌性腹膜炎被认为来自菌血症或泌尿生殖系统感染的细菌感染。自发性腹膜炎可能发生在健康的儿童，但有脑室腹膜分流术、免疫力缺乏（包括脾切除及 HIV 感染）以及由肝硬化和肾脏疾病引起腹水的患者感染概率增加。罕见情况下，自发性细菌性腹膜炎可能是不明原因的肾病综合征的首发表现。无论什么诱因，原发性腹膜炎更常发生于女性，以5～10岁多见。

自发性腹膜炎患者有急性和隐匿性的腹痛发作，腹痛弥漫性，在几小时到几天时间内，腹痛逐渐加重，随后出现非胆汁性呕吐、腹泻和发热。

受累患儿表现烦躁及重病状，通常生命体征异常，体温波动于39.0～40.5℃之间，心动过速。呼吸浅快伴有呼气末呻吟声，肠鸣音消失，全腹弥漫性膨胀。腹水时，叩及移动性浊音，全腹弥漫性压痛和肌紧张，反跳痛阳性，直肠指检有压痛但未触及肿块。

腹膜炎的腹部平片特征：包括大小肠管明显积气扩张，可能存在多个液平面，肠袢分离，邻近部分变得更加模糊。腹膜渗出物形成局限性大脓肿时，肠团可能远离炎症包块部位。

在术前怀疑自发性腹膜炎，要进行腹腔穿刺，腹水革兰染色和细菌培养，然后决定是否需要剖腹探查术。如果果术前不能确定诊断，则需要剖腹探查。

（四）坏死性小肠结肠炎（NEC）

在围生期，新生儿出现肠管扩张、功能性肠梗阻、糜烂性肠黏膜受损，都是坏死性小肠结肠炎的特点，末端回肠和结肠是病理改变最常见的部位，表现为黏膜水肿到伴有穿孔的全层坏死。早产儿经历各种应急状态如心血管系统的急性失血、短暂的低血压，出生时窒息或者需要中心静脉置管都增加了发生 NEC 的风险。接近 10% 的病例出现在成熟儿，大部分患儿在原来的医院已被诊断，在他们出生 1 个月内，急诊内科医师都可能接诊 NEC 患儿。

NEC 是一个从自限性的短暂过程到潜在致命性的疾病，临床症状开始有局限的胃肠不适到全身性的表现，食欲减退、胃扩张、非胆汁性呕吐、腹泻，疾病进展可见血便。症状如不能自发恢复，可能出现意识改变和严重生命体征紊乱，呼吸暂停、心动过缓、低血压和血流动力学不稳定。

患儿表现面色苍白，常有中毒貌，腹部膨隆，弥漫性或局灶性结肠扩张至惊人的程度，可能触及多个扩张肠袢或局限性扩张肠袢。广泛性腹部压痛与肌紧张，肠鸣音消失，直肠指检显示肉眼血便或颗粒状粪便隐血试验阳性。

腹部平片，肠管扩张是最常见的体征，扩张肠管可发生在孤立的、病态的和无梗阻的结肠段。反之，多个远端小肠和大肠的肠袢扩张提示部分梗阻，集中的肠袢向腹部中央聚集、平片不透明度增加是腹水的征兆。肠壁积气（肠壁囊样积气症）可能局限于分散的结肠段，出现肝内门静脉积气和气腹则预后不良。

侧位、平卧及直立位的组合 X 线摄片，可提高诊断效果，当临床 X 线片结果模棱两可时，钡剂灌肠可能提供结肠炎重要证据，包括小肠溃疡、黏膜不规则及钡剂从肠腔外渗。NEC 超声仅仅在检测到门静脉积气时才有价值。

治疗包括禁食、肠外营养、鼻胃管减压及肠外或腔内使用抗生素。没有出现肠穿孔、腹膜炎和肠管坏死者，不需外科手术。

第四章　冠状动脉外科

第一节　冠状动脉旁路移植总论

一、概述

根据冠状动脉的解剖特点，心内膜下的心肌组织可由心腔或静脉窦的血氧扩散而取得供氧，故心肌梗死通常首先发生于心内膜下靠近中层的心肌，随着缺血的加重，梗死灶逐渐向中层和外层心肌扩散。心肌梗死仅限于心内膜侧 1/2 肌层之内者为非透壁性心肌梗死（心内膜下心肌梗死）；范围超过心室壁厚度的 1/2 以上者为透壁性心肌梗死。

除了术前常规检查及必要的相关检查外，如术前行 PET-CT 或核素扫描可发现冬眠心肌的多少，或可评估术后效果。

术前仔细研读冠状动脉造影并牢记冠状动脉狭窄的部位。通常狭窄出现在冠状动脉的急弯处，此处也是冠状动脉出入心肌的附近，术中如有必要，可适当切开少量的外层心肌以提供狭窄冠状动脉远端的暴露。

国际惯例以狭窄段的直径表示，但横截面积更加符合血流动力学改变及临床症状。目前通常采用粗略方法估算狭窄段的血管横截面积，如冠状动脉中度以上狭窄即管径狭窄 ≥ 50% 即横截面积狭窄 ≥ 75% 时，冠状动脉血流量会轻度下降，狭窄段的压差可 > 40mmHg，运动可诱发心肌缺血，为临床有意义的病理改变；另外，如冠状动脉病变长度 ≥ 10mm，也可限制冠状动脉的血流量；再者，狭窄近端及远端血流的入角和出角也会影响冠状动脉血流的阻力。

通常冠状动脉造影结论均低估了病变的严重程度，尤其对弥漫性病变、狭窄后扩张、冠状动脉重构等，对确定正常血管腔或评价病变严重程度造成影响。

（1）临床冠状动脉狭窄分度：轻度狭窄，管径狭窄＜50%，横截面积狭窄＜75%；中度狭窄，管径狭窄50%～60%，横截面积狭窄75%～90%；重度狭窄，管径狭窄＞67%，横截面积狭窄＞90%。

（2）根据狭窄横截面的面积将冠状动脉狭窄段进行分级：Ⅰ级，横截面积狭窄＜25%；Ⅱ级，横截面积狭窄26%～50%；Ⅲ级，横截面积狭窄51%～75%；Ⅳ级，横截面积狭窄76%～100%。

心肌梗死发生后1小时，即使血流重建恢复，也只是心脏表层心肌获益，中层及心内膜层仍发生坏死，该区域无运动。也就是说，如坏死心肌＞50%（或透壁性心肌梗死），即可出现心肌收缩消失，但心肌色泽可能无变化。心肌梗死后血流重建除使得心脏表层心肌获益外，还可以一定程度地改善心脏功能、阻止心肌进一步变性和重构。

二、体外循环选择

术中严密观察心脏搏动情况、心律、心率、心电监护ST段改变等。搬动心脏时出现血压下降等循环不稳定，处理右冠状动脉时ST段改变，经血管活性药及调整患者体位（手术床）等措施仍不见好转者，宜立即果断地建立体外循环，在体外循环辅助、不降温、心脏轻负荷搏动状态下完成冠状动脉旁路移植手术，此时利用预充液的温度自然降温即可。

是否选择体外循环、心脏停搏下冠状动脉旁路移植术，应根据术者的技术水平、个人习惯、体外循环灌注技术、麻醉技术、靶血管状况、患者的一般状况及其他脏器功能等因素综合考虑。

非体外循环下行冠状动脉旁路移植术适于既往肾功能不全、脑血管病变、升主动脉疾病、EF值低、女性、因手术不断变换手术床及心脏方位的病例，对麻醉师要求很高，需要随时根据血流动力学改变作出相应对策。

三、术前及术后药物使用

（1）术前8～72小时停用糖蛋白Ⅱb/Ⅲa抑制剂（依替巴肽、阿昔单抗）。

（2）术前7天停用氯吡格雷及阿司匹林，术前3天停用华法林，以免发生出血。

（3）术前7天停用ACEI类药物，因ACEI类药物可能引起术后血管麻痹综合征，会增加术后血管收缩药用量，甚至顽固性低血压，有时与术后低心排血量鉴别困难。

（4）在动脉血管作为桥血管的旁路移植手术中，拟行血管吻合之前即静脉给予二氢吡啶类钙通道阻滞剂（如尼卡地平）或苯噻氮䓬类钙通道阻滞剂（地尔硫䓬），持续到手术后能够进食为止，改为口服尼卡地平或地尔硫䓬 3~6 个月，以防止动脉桥血管挛缩。

四、桥血管的选择

（1）原位右乳内动脉的通畅率比原位左乳内动脉的通畅率略低。

（2）游离的乳内动脉比原位的乳内动脉通畅率低。

（3）老年及糖尿病患者不做双侧乳内动脉移植，宜做骨骼化乳内动脉而非动脉蒂，以免发生胸骨感染及胸骨坏死等并发症。另外，骨骼化的乳内动脉可以获得最大的长度。

（4）既往行乳房切除患者，该侧乳内动脉细小，易造成胸骨不愈合，故术前宜仔细查体，避免用此乳内动脉作为桥血管。

（5）如桥血管为桡动脉，宜尽可能利用近端桡动脉，因为桡动脉远端易发生痉挛，且桡动脉桥血管获得长度有限。

（6）冷冻保存的同种静脉移植物比自体静脉的长期通畅率低。

（7）大动脉炎通常累及冠状动脉开口或主干，很少累及冠状动脉的远端，冠状动脉旁路移植治疗大动脉炎累及冠状动脉不失为有效的治疗方法。但是大动脉炎通常同时累及头臂动脉，导致乳内动脉也受到一定的影响，故此情况下，宜使用静脉血管桥行冠状动脉旁路移植手术。

五、桥血管切取的关键点

（一）乳内动脉

（1）左乳内动脉在第 1 肋骨水平自锁骨下动脉发出，位于左膈神经内侧、锁骨下静脉的深面（外面观）。

胸腔内观察时，左乳内动脉的上端胸内标志为左锁骨下静脉的下缘，乳内动脉从锁骨下静脉的下方穿过，该处附近有 2 个动脉分支，高的分支是位于锁骨下静脉侧上方的第 1 肋间支；另一分支从锁骨下静脉前面经过，这两个分支均需切断，以免发生冠状动脉桥被盗血。

（2）切取右乳内动脉时，宜结扎切断右支气管动脉，以免发生右支气管动脉盗血现象。

（3）乳内动脉距胸骨旁 2cm 下行，经过第 1 肋间部时缺乏胸骨筋膜，取而代之的是脂肪组织，此处有乳内动脉发出的肋间最上动脉分支（如前述），且此区域的乳内动脉直接暴露于胸内或自由漂浮于脂肪组织中，时常扭曲至第 2 肋间后才有胸横肌覆盖，走行于胸横肌与肋间内肌之间。左侧乳内动脉略长于右侧乳内动脉。

乳内动脉向足侧行至远端 1/2 时，常向外侧偏离 1 ~ 2cm（即距胸骨旁 3 ~ 4cm），行至第 6 肋间水平分支为腹壁上动脉及肌膈动脉。游离时切记要夹闭切断所有的肋间前动脉（走行于肋骨的上、下缘）、包括最上肋间前动脉，以免发生盗血现象。右侧乳内动脉比左侧乳内动脉距离胸骨边缘略近。

（4）首先从第 6 肋间处腹壁上动脉与肌膈动脉分叉上方开始游离乳内动脉，即膈肌上方水平没有分支处开始，向上（头侧）沿途切开胸横肌；或从第 3、第 4 肋间处开始游离。乳内动脉侧的肋间动脉分支用钛夹夹闭；胸壁侧的肋间动脉分支用低能量电凝切断即可，大的分支用钛夹夹闭。近端到锁骨下静脉时，切勿过度向头侧和外侧游离，以免损伤锁骨下静脉和膈神经。

（5）非体外循环下行冠状动脉旁路移植时，在离断乳内动脉远端之前，宜半量肝素化（肝素 1mg/kg），肝素化 3 分钟后方可切断乳内动脉，如切取双侧乳内动脉，切取第 1 支乳内动脉需半量肝素化。

体外循环下行冠状动脉旁路移植时，劈开胸骨后即给予全量肝素（肝素 3mg/kg 注射），待全身肝素化后方可切断乳内动脉血管蒂远端。

乳内动脉血管蒂用罂粟碱盐水纱布保护以免血管痉挛，也可使用 5% 地塞米松硝普钠溶液浸泡的纱布保护乳内动脉血管蒂。

（6）乳内动脉切取自近第 1 肋起源至腹直肌鞘内分支之上，距乳内动脉两侧 7 ~ 10mm 组织作为血管蒂，包括乳内静脉在内的宽 15 ~ 20mm 的血管蒂组织。也可骨骼化单纯游离乳内动脉。如切取双侧乳内动脉，最好右侧乳内动脉采取骨骼化血管，以免胸骨不愈合。

与冠状动脉靶血管吻合时，自血管蒂远端分离出乳内动脉约 1cm 供旁路移植用，吻合前用 1mm 直径的乳内动脉探条扩张桥血管。

（7）切取乳内动脉时是否进入胸膜腔各有利弊。进入胸膜腔可使手术操作方便、暴露良好，尤其在近端可更好地暴露乳内动脉，旁路移植后血管桥可离开中线，在关胸后自然行走，如二次手术劈胸骨时不易损伤，但术中容易导致胸内积血积气，给术后护理常带来不便。切取右乳内动脉进行前降支旁路移植，在二次手术中较易损伤，应慎之又慎。

（8）在同侧乳内动脉行经的心包切线的中部切一横口，距离膈神经 1cm 止，便于通过乳内动脉血管蒂。

（二）桡动脉

肱动脉沿着肱二头肌内侧下行至肘窝，平桡骨颈水平分为桡动脉和尺动脉。桡动脉近起始部向外上发出桡返动脉；桡动脉近 1/3 段行经肱桡肌与旋前圆肌之间；远 2/3 段在肱桡肌腱与桡侧腕屈肌腱之间下行，其中远 1/3 段桡动脉仅被皮肤和筋膜遮盖，位置表浅，可触摸脉搏；桡动脉在桡腕关节处向腹侧发出掌浅支，与尺动脉末端吻合为掌浅弓；桡动脉继续向背侧绕桡骨茎突转至手背，穿第 1 掌骨间隙达手掌，与尺动脉掌深支吻合为掌深弓。

桡动脉走行过程中有 2 条同名静脉伴行，且 2 条静脉有较多侧支交汇并环抱桡动脉。

桡神经在肱骨外上髁上方穿过外侧肌间隔，达肱桡肌与肱二头肌腱之间分为浅支（皮支）和深支（肌支）；桡神经浅支是桡神经干的直接延续，沿肱桡肌深面走向桡动脉，并沿桡动脉外侧下行，在中远 1/3 处于肱桡肌腱深面转向前臂背侧至手背，故在前臂腹侧的近 1/3，桡动脉与桡神经浅支相距较远，中 1/3 两者伴行，远 1/3 又分开。桡神经深支桡经桡骨颈外侧穿过旋后肌至前臂背侧，远离桡动脉。

具体操作方法及要求如下。

（1）桡动脉切取宜选择非优势手臂，因为桡动脉远端易发生痉挛，宜尽可能利用近端桡动脉。

肱动脉接续为桡动脉，桡动脉近端发出桡返动脉后行经肱桡肌肌腹的尺侧缘及肱二头肌腱下面。

（2）切口选择自近端腕横纹（远端接续于掌浅弓）至肘部肱桡肌 – 肱二头

肌间沟。

（3）在肱桡肌与桡侧屈腕肌之间解剖桡动脉。切勿过度牵拉肱桡肌游离桡动脉，以免损伤桡浅神经，导致拇指桡侧及部分手背皮肤麻木。

将桡动脉与两根伴行的桡静脉一同切取。

（4）桡动脉切取长度通常无需太长。远端延续掌浅弓动脉之前；近端为发出桡返动脉之后。

（5）切取后的游离血管蒂置于含肝素及罂粟碱的生理盐水中备用。

（6）手臂消毒后外展45°～60°角，首先在前臂远心端桡动脉搏动明显处做一纵行切口，可见有一血管袢围绕桡动脉，阻断桡动脉后可见第2手指的无菌脉搏血氧仪探头监测的血氧波形无变化（改良的术中 Allen 试验），向近端延长切口达肘窝；横断桡动脉远端并插入橄榄针头，可逆向注入肝素盐水检查桡动脉是否完整无破口；仔细游离桡动脉及其伴行的桡静脉，距离肱动脉 1cm 处切断桡动脉。

解剖桡动脉血管蒂时，也可先从血管蒂的中段开始游离，分别向远近端分离。

内镜下切取桡动脉时，肘窝上方放置加压止血带并充气加压。在腕部近腕横纹处行纵行切口置入内镜，持续吹入 CO_2，双极电凝切断分支，桡动脉近端使用 2-0 Prolene 线圈结扎后切断，取出桡动脉血管蒂，切断远端完成桡动脉的切取操作。

（三）大隐静脉

（1）大隐静脉是全身最长的浅静脉，长约 76cm，大隐静脉的体表骨性标志是寻找大隐静脉的初始切口部位，这些位置相对固定。大隐静脉在踝部的内踝前方；在膝部的股骨内上髁后方 1.5～2cm；大腿根部于耻骨结节下外方 3～4cm（即耻骨结节外侧 1.5～2cm，下方 2～2.5cm），虽然股动脉内侧也是寻找大隐静脉的标志，但当血压低于 70mmHg 时股动脉可能扪及不到。从踝关节至小腿中部的静脉长度可提供 1 个桥血管，至膝关节可提供 2 个桥血管，如需要更多的桥血管可切至大腿中部。

在切取大隐静脉作为桥血管的手术中，老年及糖尿病等外周血管病的患者，尽量避免小腿切取位置过低，以免出现切口愈合不良、坏死、感染。小腿皮肤切口往往愈合相对大腿要差，坏死、感染发生率较高。

（2）小腿及大腿的静脉或者腿下部及腿上部的静脉各有优缺点。小腿的静脉桥与靶冠状动脉的口径差异小，且可承受较高的腔内压力，但因其管径小，主动脉端常规打孔器会显得相对大，也正是因为管径小而导致动脉化内膜增生的余地也小，早期闭塞率高，故小腿静脉桥较适宜较细的冠状动脉移植，即大隐静脉的粗细与靶冠状动脉血管的直径成比例匹配为好。

（3）对于局部扩张或瘤样扩张的静脉桥，可用钛夹平行于静脉桥长轴夹闭多余部分。

（4）切不要为方便解剖而过于牵拉静脉，以免内膜损伤或撕裂。

（5）充盈静脉桥血管压力勿超过 150mmHg。

（6）桥静脉侧支的两侧可用钛夹夹闭，也可用细丝结扎后切断，桥血管断端距离分支根部 1mm 处结扎或置钛夹，如此处理的桥血管腔内壁光滑平整。

（7）如有束带致桥血管扭曲，可剪断大隐静脉外膜的约束带。

（8）对于小的破口用 7-0、8-0 聚丙烯线横 8 字缝合修补以免狭窄。

（9）大隐静脉的切取强调 No touch 手法，尽可能减轻大隐静脉的牵拉和内膜损伤。

在内踝前方大隐静脉体表投影处向上切开 5cm 并探查大隐静脉质量，如管腔太细或广泛硬化，则放弃该侧手术缝合皮肤，改取另一侧大隐静脉。

内踝前方大隐静脉体表投影处向上切开 5cm，分离结扎大隐静脉远端并用做牵拉线，在结扎处近端 5mm 行横切口但不完全切断，向切口近端插入橄榄针头并缝线结扎固定，完全切断大隐静脉及剪断缝线。继续向上延长切口达所需静脉的长度，皮下组织无需向两侧游离过多，通常在延长切口时皮下组织的自然分开就已经足够手术操作，一定要轻柔地剪开静脉表面的纤维组织，分支即可自然显露。蚊式钳通过分支并牵出缝线，蚊式钳夹闭分支远端，缝线距离分支根部 1mm 处打结使得大隐静脉血管腔内平滑，先在蚊式钳夹闭处 – 线结之间剪断分支，再剪断缝线，如此顺利完成分支的处理。

处理完所有可见的分支后，经橄榄针头注入肝素水（或含有罂粟碱的生理盐水），同时左手指轻压大隐静脉血管并逐渐向上移位，便可发现或感知并处理遗漏的细小分支和深面的分支，提起橄榄针头的大隐静脉远端，用剪刀沿着大隐静脉轻柔地向近端滑行即可完成目标血管的切取。

（10）使用内镜切取大隐静脉。内镜切取大隐静脉的器械有大隐静脉切取内镜、专有电凝器、血管夹放置器、专用剪刀等。

通常在膝部大隐静脉体表标志处的皮肤行 2cm 切口。通过膝部切口向上游离大腿血管，向下游离小腿的血管，于切断部位的体表皮肤另行切口处理静脉残断，处理完毕的静脉桥血管也是从膝部切口取出。

二氧化碳（CO_2）气体气腹式吹入形成解剖大隐静脉的腔穴，置入内镜，常规处理血管分支。因 CO_2 气体吹入可使静脉受外压致血流淤缓易形成血栓，故在置入内镜分离切取静脉之前，目标静脉内肝素化可预防血栓形成。

与开放切取静脉一致，术后弹力绷带包扎 24 小时以上。

（四）胃网膜右动脉

切取胃网膜右动脉时，将前胸正中切口向下延长至脐上，游离并切取胃网膜右动脉到达进入胃的终支。将血管蒂从胃的前方（瘦长体型）或后方（胖矮体型）上提，经下腔静脉前方的膈肌打孔进入心包腔，行胃网膜右动脉与右冠状动脉或后降支的血管吻合；也可行胃网膜右动脉与钝缘支或前降支的吻合。

（五）脾动脉

切取脾动脉时，将前胸正中切口向下延长至脐上，切开小网膜囊，在胰腺上缘探查脾动脉，切断脾动脉在胰腺上缘的分支，游离并切断脾动脉达脾门，此时脾的血供来源于胃短动脉的分支，不会发生脾缺血或脾坏死。脾动脉血管蒂经下腔静脉前方的膈肌打孔进入心包腔，行脾动脉与钝缘支或后降支的血管吻合。

第二节　非体外循环下冠状动脉旁路移植术

一、概述

非体外循环下冠状动脉旁路移植术（Off-Pump Cardiac Surgical Coronary Artery Bypass Grafting，OPCAB）较适于既往肾功能不全、脑血管病变、升主动脉疾病、EF 值低、女性。

因手术不断变换手术床及心脏方位，对麻醉师要求很高，需要随时根据血流动力学改变作出相应反应。

（1）取正中劈胸切口，倒 T 形切开心包，纵切线位于主动脉与主肺动脉之间，横切口位于心包膈肌附着缘，根据需要勿超过两侧膈神经。

（2）OPCAB 最适宜心率可控制在 60～70 次 / 分。如控制规律的、稳定的心率在 80～90 次 / 分，可缩小心脏、心脏侧壁暴露好，但可能增加靶血管吻合难度；如心动过缓，虽然可使吻合容易，但心脏扩大、暴露不佳，甚至低血压。

（3）OPCAB 可用半量肝素化，即肝素从体外循环（CPB）要求的 400U/kg 减至 180～200U/kg；通常按照肝素 1.5mg/kg，ACT 维持在 350 秒即可。

（4）非体外循环下冠状动脉旁路移植最关键的是心脏摆位，显露靶血管时血流动力学稳定。

当心脏处于垂直位时，食管心动超声的观测价值不高，在搬动心脏时出现循环不稳定，宜使用最小剂量的正性肌力药物，以免心动过速影响手术操作及增加心肌耗氧；如仍不能奏效，则应立即建立体外循环，改为体外循环下冠状动脉旁路移植。

另外，如搬动心脏使得左心室处于竖立位时，左心室在舒张期剧烈膨胀，对术者手掌有明显的冲击感时，则毫不犹豫地改为体外循环下手术。

（5）约 80% 的 OPCAB 病例手术都需要暴露心脏侧壁，而右心室充盈压不足是暴露心脏侧壁时导致血流动力学低下的主要原因。

故手术中为充分暴露心脏侧壁，往往需要切开心尖部分的心包及右侧心包膈肌返折，甚至右侧胸膜；松开右侧心包表面牵引线，再将心尖推向右侧，同时密切注意心率、体循环压、肺循环压、ST 段改变，任何一项有改变都要马上纠正，以免紧急转为体外循环和增加死亡率。

在处理右侧冠状动脉系统的靶血管（右冠状动脉、后降支）时，如搬动心脏显露右侧冠状动脉系统的靶血管、切口、吻合的步骤，容易出现心电监护 ST 改变、心律或心率改变甚至室颤，可暂停操作，心脏复位，几分钟后再行搬动心脏操作也许可解决（缺血预适应）；如有必要，则立即建立体外循环，在不降温、心脏空虚状态下完成手术。

（6）OPCAB 手术桥血管—靶血管吻合顺序：

OPCAB 除前降支吻合操作外，其他冠状动脉血管吻合皆需不同程度的搬动心脏，如 OPCAB 多支冠状动脉血管需要吻合时，首先行乳内动脉—前降支吻合，再行游离桥血管—升主动脉的近端吻合，最后行桥血管—冠状动脉靶血管的远端吻合，如此可在心脏搬动的状态下尽快地恢复血流重建，同时也减少因搬动心脏对循环的影响及对心脏功能本身的影响。

如多条桥血管近端—升主动脉吻合，可一次性吻合完毕，再进行桥血管远端—冠状动脉靶血管吻合。桥血管远端—冠状动脉靶血管的吻合顺序宜先吻合心脏搬动幅度小的血管，在该血管血流重建后，再进行心脏搬动幅度大才能暴露和吻合的血管，如此也可增加心脏对搬动的耐受性。但此方法必须保证桥血管的长度适宜（如先吻合靶冠状动脉—桥血管再吻合主动脉—桥血管，则桥血管的长度容易掌握）。

非体外下冠状动脉旁路移植术心脏靶血管吻合有顺序要求，顺序依次为：左乳内动脉—前降支、大隐静脉—对角支、大隐静脉—钝缘支、大隐静脉—右冠状动脉、大隐静脉—后降支或左心室后支。

二、手术操作流程

全麻成功后，取平卧位，经正中劈胸骨切口入胸，全身半肝素化，乳内动脉牵开器牵开左侧胸壁游离左乳内动脉，切开心包并缝置心包牵引线，游离切开前降支靶部位，予乳内动脉—前降支吻合；同时切取下肢大隐静脉；侧壁钳夹闭升主动脉并打孔，按需要移植血管的数量行大隐静脉远切端—升主动脉吻合，大隐静脉近切端（血管桥远端）分别夹闭以备冠状动脉靶血管吻合；根据需要牵拉或放松心包缝线显露靶冠状动脉，心脏固定器固定靶冠状动脉病变以远拟吻合部位，切开冠状动脉并植入分流栓；大隐静脉先后吻合于对角支、钝缘支、右冠状动脉、后降支或左心室后支，每完成桥血管远近端的吻合即松开阻断钳以便尽快恢复区域冠状动脉血流；切开乳内动脉走行径路的心包以免卡压；缝合心包，彻底止血，逐层关胸，手术结束。

三、手术关键点

（一）冠状动脉靶血管拟吻合端处理关键点

1.缝置心脏摆位的心包缝线

缝置心包深部牵引线要明晰心包后面的结构及其毗邻的组织器官。缝置左上肺静脉、左下肺静脉、下腔静脉旁的缝线时，缝合心包组织要适度，既要有持线张力又不要缝豁心包，更不要深缝以免损伤血管壁；缝置左下肺静脉与下腔静脉之间的悬吊线即心包中份的心包时，切勿深缝以免损伤心包后方的食管。

另外，缝置心包缝线时，一定要嘱麻醉师暂停呼吸，就如劈开胸骨时暂停呼吸一样，以免因胀肺导致深部的重要器官的损伤。

心包深部缝置牵引线，外套胶管以免缝线割伤心肌组织。通过协调拉紧、放松牵引线，可以很好地暴露心脏靶血管，具体可根据需要选择牵引线缝置部位，缝合时宜浅缝辄止以免损伤心包后面的组织器官。

心包深部缝置牵引线部位：

（1）左下肺静脉前上方；

（2）下腔静脉前内方；

（3）下腔静脉与左下肺静脉连线的上 2/3 处；

（4）下腔静脉与左下肺静脉连线的 1/2 处或下 2/3 处；

（5）左上肺静脉前方（很少使用）。

也可采取只缝置左下肺静脉前上方的心包缝线，同时该缝线穿过紧张胶管，收紧紧张胶管并同时将 40cm 长的无菌宽绷带的中点固定于该缝线在心包的缝置处。如此从该心包缝置点为基点，制成 3 根心脏悬吊带，通过 3 根悬吊带在不同方向及不同力度的牵拉，显露心脏的每一个冠状动脉靶血管。

2. 放置冠状动脉固定器显露靶血管

（1）左前降支：原则是在最少搬动心脏的情况下，先吻合暴露好供血面积大的靶血管，如左前降支旁路移植；但如果同时需要进行左前降及对角支旁路移植，则最好先行对角支旁路移植，然后再进行前降支操作，以免前降支－乳内动脉桥血管蒂妨碍对角支固定器的放置；进行前降支及对角支移植时，心脏稳定器的尖端一般朝向心底部，以免发生稳定器的足跟及臂杆对肺动脉及左心耳的摩擦损伤出血。

正常情况下，左前降支血管从远端 1/3 ~ 1/2 处的心肌内穿出至心脏表面，该点是容易出现狭窄的地段，也是常用于旁路移植的靶点位。在切开靶血管前，可先用硅胶带试行阻断，在拟切开近端 5mm 处阻断，以免牺牲有功能的间隔支动脉；较为简单的方法是在拟阻断部位用 Bulldog 血管夹夹闭即可。如出现因心肌缺血导致的左心室扩张及低血压可使用腔内分流栓。

（2）中间支及钝缘支：中间支及钝缘支通常在心肌内，要在近心底部进行移植，操作时需心脏垂直位、心尖稍微转向右侧以方便血管吻合。

可采用头低脚高、左床边抬高、心脏稳定器尖端朝向心底部，以免稳定器的臂杆及足跟对左心耳造成摩擦损伤出血。

（3）后降支：后降支暴露常在心脏垂直位、无任何旋转即可，可以很好地耐受，而且血流动力学稳定，稳定器的足尖朝向心底部。

（4）右冠状动脉：右冠远端的暴露只需要右床边抬高即可，无需心脏抬高至胸腔外，稳定器足尖朝向心尖。

因阻断右冠状动脉时，常出现心动过缓及右心室膨胀，故可使用血管腔内分流器，还可在阻断前将置于右心室心外膜的弹簧夹连接到起搏器上。如有必要，可立即建立体外循环，在不降温、心脏空虚状态下完成手术。

（5）心脏固定器放置及心脏摆位：非体外循环冠状动脉旁路移植术心脏固定器放置及心脏摆位的具体操作见表 4-1。

①冠状动脉固定器稳定足：心脏冠状动脉固定器的工作原理是吸引而非挤压固定，两稳定足尽量靠近固定效果好，吸引力通常设为 150mmHg，为心尖定位器压力的 1/2 ~ 2/3，吸引足固定于心脏收缩期与舒张期之间的中间位即机械中位值时，再固定机械臂效果最佳。

先用干纱布蘸干拟放置冠状动脉稳定器部位的心肌表面，以免心肌表面湿滑或带血导致稳定器吸引不牢或容易移动；随后先放置一只稳定足，再轻柔放下另一只稳定足，使得两足间的自然回缩力绷紧心外膜，以更好地暴露靶冠状动脉及进行血管吻合。如手术吻合过程中听到吸吮声，一般为冠状动脉稳定器的吸盘与心外膜失去接触，可按以上方法重新放置，重点是用干纱布擦干拟放置部位的心脏表面。

表4-1　心脏在充盈跳动状态下各冠状动脉的显露方法

靶血管	臂杆固定于胸骨撑开器的位置	足尖朝向	心脏位置
前降支	左侧	心底	顺时针可有旋转
对角支	左侧	心底	顺时针可有旋转
中间支	左侧	心底	垂直位、旋转
钝缘支	横杆或右侧	心底	垂直位、旋转
后降支	左侧	心底	垂直位、无旋转
右冠	右侧	心尖	可有逆时针旋转
锐缘支	右侧	心尖	可有逆时针旋转

②冠状动脉固定器机械臂：一般机械臂固定于靶血管吻合侧的对侧开胸器上，不影响手术操作和暴露视野。

3. 心尖吸引固定器

心尖吸引装置在心脏摆位时也起到很好的作用。

心尖吸引固定器可用于心表面各个位置，但不要放在心外膜的脂肪缝隙处，以免影响吸引装置的真空状态，通常吸引力维持在 100～250mmHg，切勿超过350mmHg，以免发生心外膜下血肿。

一旦出现心外膜下血肿，宜依次采取手指压迫、纤维蛋白胶封闭，如血肿继续扩大，可切开寻找出血部位，加垫片缝合修补，切勿抱有侥幸心理。

4. 附牵引带的纱布网用于心脏摆位

使用附牵引带的纱布网可显露前降支、回旋支、后降支、右冠状动脉。纱布网的一个牵引带穿过心包横窦，另一个牵引带穿过右下肺静脉 – 下腔静脉之间，将纱布网置于心脏后方，两个牵引带向右外侧牵拉并固定，通过向不同方向牵拉纱布网的另一端便可显露冠状动脉靶血管。

此心脏摆位方法在显露心脏后面的靶血管时，无需固定冠状动脉靶血管，直接进行血管吻合操作即可。但操作较为复杂，如操作不当可造成下腔静脉和左心房的损伤，故临床应用要慎重。

5. 靶血管吻合操作

术前仔细研读冠状动脉造影并牢记冠状动脉狭窄的部位，冠状动脉狭窄通常发生在冠状动脉的中远 1/3 以内，通常狭窄出现在冠状动脉急弯处，此处也是冠状动脉出入心肌的附近，如有必要可适当切开少量的心外层肌以提供狭窄冠状动脉远端的暴露。

（1）所有靶血管暴露切勿为了暴露而使心脏过度旋转，以免静脉回流受阻。

（2）拟吻合部位近端的冠状动脉血管在冠状动脉旁路移植术后会逐渐废退，故术中可阻断该部近端血管以得到无血视野。距拟吻合口近端 5mm 处阻断即可，以免无谓的阻断累及仍然有功能的重要间隔支动脉。简单有效的方法是在拟阻断部位用 Bulldog 血管夹夹闭即可，先薄薄地切开靶血管两侧的心外膜，稍事游离达靶冠状动脉后面即可阻闭。

（3）不能为了暴露视野而阻断拟切开吻合部位远端的冠状动脉血管，因远端血管阻断无论采取什么手段，均可能造成内膜损伤及继发狭窄，该部分远端血管是冠状动脉旁路移植术后的主要供血血管。

（4）因有侧支血管存在，在拟吻合部位的远、近端有大量血流，即使是完全闭塞处的血管两端也是如此。

（5）靶血管吻合时的血流控制方法各有利弊。

①在拟阻断部位的靶血管两侧切开心外膜，因有损伤血管内膜的可能，硅橡胶阻断带宜绕过靶血管拟吻合部位的近端，不宜放置在拟吻合部位的远端，收紧阻断带控制近端血流、远端侧支血流，使用喷雾器保持术野清晰。

②也可在拟阻断部位的靶血管两侧切开心外膜后用动脉血管夹插入心肌组织内进行夹闭，插入深度为 5mm，但不宜用于右心室壁以免发生右心室穿孔。

③临时分流器直径 1.5 ~ 3mm，有损伤靶血管内皮的风险，在分流器与血管壁之间空间小，使得吻合难度增加。

但对于以下病例尤为适用于冠状动脉分流器、冠状动脉靶血管严重钙化不能有效阻断者；阻塞或狭窄的冠状动脉支配区域大；大直径或粗的冠状动脉即使有轻度狭窄（60% ~ 70%），因侧支循环来不及形成者；冠状动脉靶血管阻断后出现心肌梗死证据者（如 ST 段抬高＞ 2mm ；肺动脉压高而体循环血压低；室性心律失常；右冠状动脉阻塞时出现的房性心动过缓）。

④冠状动脉旁路移植行血管吻合时，二氧化碳（CO_2）气雾吹向冠状动脉吻合部位以清晰术野，CO_2 或空气必须与生理盐水混合形成气雾，单纯气体而无生理盐水的湿化作用对冠状动脉损伤更大；CO_2 喷嘴宜吹向拟穿过的缝针部位，切勿吹向冠状动脉切开的断面，以免发生内膜斑块掀起及内膜层分离，完全追求术野无血是没有必要的。向吻口吹 CO_2 气体的流量保持 3 ~ 4L/min 为宜。

⑤桥血管远端 – 靶血管吻合口缝线打结前松开阻断进行排气，以检查是否渗血，还应使吻合口适度扩大保证血流灌注。

（二）主动脉拟吻合端处理关键点

（1）非体外循环下冠状动脉旁路移植在放置主动脉侧壁钳时，宜将主动脉收缩压控制在 100mmHg 左右（体外循环下冠状动脉旁路移植主动脉插管时，收缩压宜控制在 110mmHg 左右），侧壁钳要牢靠、勿滑脱，收紧后能止血就足够了，否则，如侧壁钳夹得过紧及放置侧壁钳时血压过高可导致主动脉夹层分离，在主动脉脆弱的老年病例中更应注意。

（2）行主动脉 – 桥血管近端吻合时，手术台宜取头高足低位，使主动脉收缩压维持在 90 ~ 100mmHg，最好不要使用血管扩张药控制血压，以免引起血压波动过大。

（3）主动脉Ⅰ – Ⅱ级者用侧壁钳夹闭以降低动脉栓塞概率，侧壁钳夹闭时动作宜柔缓，勿过快钳夹及松钳，以免损伤主动脉壁。

（4）侧壁钳夹闭时，建议完成一个主动脉打孔吻合后再打下一个孔，以免主动脉壁同时多个打孔，如侧壁钳滑脱时引起慌乱；当然，也可一次夹闭并完成多个打孔和吻合，如此省时、方便。

（5）如主动脉打孔过大导致足尖部扁平影响灌注，可用荷包缝合缩小主动脉开口进行纠正。

（6）血管桥近端在主动脉部位的吻合角度依据升主动脉拟吻合部位的曲度、桥血管内血流方向或桥血管走向而决定。桥血管可沿着心脏表面的自然沟槽、心脏侧方、横窦走行，确保桥血管不受压和血流通畅。

第三节　体外循环下冠状动脉旁路移植术

一、概述

如行冠状动脉旁移植加二尖瓣置换术，可在体外循环下先行冠状动脉旁移植术（CABG）远端的血管吻合，后行二尖瓣膜置换，反之，如果先行二尖瓣膜置换，在冠脉搭桥搬动心脏时人工瓣膜可能对心肌有不同程度的损伤。也可先行非体外循环下冠脉搭桥，后行体外循环下二尖瓣置换术，以减少转机时间。

CABG 术前如有室性心律失常，则术中宜行心内膜瘢痕剥脱或冷冻治疗之后再行 CABG 的其他操作。

二、手术操作流程

患者平卧位，全麻气管插管机械通气，有创置管监测动脉压及中心静脉压；取前正中切口，全身肝素化，乳内动脉牵开器牵开左侧胸壁游离左乳内动脉；倒 T 形切开心包并悬吊，高位升主动脉插管和腔房插管常规建立体外循环至中心降温 32 ~ 34℃，主动脉顺行灌注和（或）冠状静脉窦逆行灌注心脏停搏液使心脏停搏，同时游离切取下肢大隐静脉；大隐静脉先后吻合于后降支或左心室后支、锐缘支、右冠状动脉、钝缘支、对角支；大隐静脉远切端（血管桥近端）分别夹闭以备与升主动脉吻合；游离切开前降支靶部位，予乳内动脉—前降支吻合，并夹闭乳内动脉桥血管；切开左心房，切除病变二尖瓣，置换合适的人工二尖瓣，缝合右心房切口；复温并心脏复跳，开放乳内动脉桥血管；侧壁钳夹闭升主动脉并打孔，行大隐静脉远切端—升主动脉吻合；鱼精蛋白中和肝素，体外循环停机、拔除动静脉插管。与心包腔内及前纵隔分别放置引流管，逐层关胸完成手术。

三、手术关键点

（一）体外循环满足的条件

体外循环（CPB）下冠状动脉旁路移植手术采用浅低温、中心降温 32 ~ 34℃ 即可，调整并维持适宜的血流动力学参数以达到足够血流，能够满足停止机械通气即可。

CABG 在 CPB 流转过程中，宜根据年龄保持一定的灌注压，如年龄 < 50 岁，则平均动脉压不低于 50mmHg，如年龄 > 50 岁时则平均动脉压宜与年龄相近。

（二）心肌保护

（1）冠状动脉严重狭窄、病变广泛的患者，心肌保护宜采用冠状静脉窦逆行灌注心脏停搏液。

（2）移植血管采用动脉桥或静脉桥时，因心脏高钾停搏液对动脉血管桥及静脉桥血管内膜造成损伤，且动脉血管桥的内径细小，不能通过动脉桥及静脉桥血管输注停搏液，此时通过冠状静脉窦逆行灌注会是很好的选择。

（3）因血管桥病变需要再次行冠状动脉旁路移植术者，可能发生桥血管内血栓及硬化斑块的碎片脱落导致靶血管远端阻塞，此时逆行灌注心肌保护也很有必要。

（4）由于心脏高钾停搏液对静脉损伤的程度要轻于动脉，故必要时也可通过静脉血管桥进行顺行灌注。如冠状动脉急性阻塞和发生心肌梗死风险极大的患者，应首先对病变血管进行静脉桥旁路移植，并通过此静脉桥血管顺行灌注，以更好地保护受累的心肌组织。

（5）CABG 远端吻合口吻合完毕，行温血逆行灌注心肌的终末再灌注一次，开放主动脉阻断钳，心脏复跳，如此操作可缩短阻断时间。

（三）体外循环下冠状动脉靶血管的显露

体外循环下冠状动脉旁路移植术时心脏摆位的要求可宽松。

（1）体外循环下冠状动脉旁路移植术时，靶血管的暴露用冰盐水浸透的棉纱垫置于已经排空松弛的心脏后面，可看到左前降支、对角支；将手术床的左侧抬高，可看到中间支；头低脚高位、床右侧抬高，可看到右冠状动脉近端、锐缘支；头低脚高、床左侧抬高、心尖朝向右肩，可看到后降支、后外侧支；头低脚高、床左侧抬高、心尖朝向右侧，可看到回旋支、钝缘支（表4-2）。

表4-2　心脏在停搏松弛状态下各冠状动脉的显露方法

	左前降支、对角支	中间支	右冠近端、锐缘支	后降支、后外侧支	回旋支、钝缘支
心脏后面垫冰纱布垫	√				
床左侧抬高		√			
头低脚高位、床右侧抬高			√		
床左侧抬高，心尖向右肩部				√	
头低脚高、床左侧抬高，心尖朝向右侧					√

（2）也可缝置心脏摆位的心包缝线，如非体外循环下冠状动脉旁路移植术时心脏摆位的心包缝线。

（四）确定桥血管长度

（1）估测桥血管长度：

①去除主动脉阻断钳，心脏充盈复跳后可相对准确估测桥血管长度，钳夹主动脉侧壁钳进行主动脉—桥血管吻合，缩短转流时间及主动脉夹闭时间。但钳夹主动脉侧壁会增加脑卒中的风险，所以于体外循环转流前，要记住心脏的大小以估计桥血管长度。

②壁层心包的轮廓也是术中估测桥血管长度的好选择。

③如在主动脉阻断钳阻断期间进行主脉桥血管吻合，虽然增加了体外时间及主动脉阻断时间，但相对降低了脑卒中的风险。故最好不要通过心脏充盈来估测桥血管的长度，以免破坏心肌保护措施。

（2）为确保桥血管长度适宜或防止扭转，在顺行灌注的同时，限制静脉回流、使心脏膨胀，便于观察桥血管长度。桥血管宜走行于心脏侧面达主动脉拟吻合部位并剪断桥血管近端。

（五）体外循环下 CABG 桥血管 - 冠状动脉靶血管吻合顺序

桥血管与靶血管吻合顺序体外循环下（on-pump）CABG 不如非体外循环下（off-pump）CABG 要求严格，但一般先进行暴露困难的部位吻合，后进行暴露容易的部位吻合。

体外循环下 CABG 依次为后降支、右冠状动脉、钝缘支、对角支、前降支，如此顺序有利于多支病变经桥血管顺行灌注停搏液，以更好地进行右心保护。

（六）体外循环下 CABG 围术期处理

（1）围术期合理使用利尿药、β 受体阻滞剂。如术后射血分数低，宜使用 ACEI 类药物进行扩血管，增加射血分数。

（2）当体外循环停机困难，收缩压 < 90mmHg，如排除桥血管原因、血管活性药效果不佳，循环仍不稳定时，在是否应用主动脉内球囊反搏（IABP）而犹豫不决时，就已经说明了放置 IABP 的指征已很强烈，宜尽早应用 IABP。

IABP 植入股动脉和股动脉插管相同原理，宜在腹股沟韧带的足侧，否则一旦出血难以外压止血。

对于那些股动脉搏动不明显的病例，可切开皮肤及皮下后寻找股动脉，在其外膜缝一荷包，将线尾外置暂时不结扎（待拔管时再结扎），在荷包中心点穿刺植入主动脉球囊反搏导管。

（3）术后 4 ~ 6 小时为 CABG 术后的关键期，如疑有肾功能不全时，宜早用血滤（CRRT），将血糖控制在 10mmol/L 以下。

第四节　微创直视下冠状动脉旁路移植手术

一、概述

微创直视冠状动脉旁路移植手术（Minimally Invasive Direct Coronary Artery Bypass Grafting，MIDCAB）是小切口直视下行冠状动脉旁路移植术，可在非体外循环下行乳内动脉—前降支吻合。也可在腔镜辅助下完成手术。

术前常规行左锁骨下动脉血管超声，观察是否存在动脉硬化或狭窄，间接判断是否存在左乳内动脉，是否足够通畅。

二、手术关键点

（1）双腔气管插管，取右侧 15°～30° 半卧位，左肺萎陷利于手术操作，还可在过度膨胀右肺时使心脏向左侧稍微移位及暴露相应靶血管。

（2）取标准左前外侧第 3 或第 4 肋间 6～8cm 长切口入胸，切除第 3 或第 4 肋软骨 1cm 以便游离乳内动脉及防止术后顽固性胸痛，肋骨牵开器撑开肋骨；于左膈神经前平行切开心包，上至左心耳上方，下至横膈膜返折处。也可不切除肋软骨完成手术。

（3）将心包悬吊缝合固定于胸壁，心脏固定器固定前降支，如同开放式非体外循环下完成左乳内动脉—前降支吻合。

第五节　微创冠状动脉旁路移植手术

一、概述

微创冠状动脉旁路移植手术（Minimally Invasive Coronary Artery Bypass Grafting，MICSCABG）即腔镜下冠状动脉旁路移植术。可行乳内动脉—前降支吻合、其他桥血管—靶血管吻合及桥血管—主动脉吻合，即使冠状动脉存在弥漫性病变和（或）三支病变均可做到血运重建。

二、术前处理

（1）术前常规行左锁骨下动脉血管超声，观察是否存在动脉硬化或狭窄，间接判断是否存在左乳内动脉，是否足够通畅。

（2）术前除检查肺功能外，还要行心脏冠状动脉造影，以明确一定要有右冠状动脉终末支—后降支超过心底下面的十字交叉向心尖走行，或至少一部分向心尖方向走行。

三、体外循环的选择

（1）在非体外循环下行 MICS CABG，可进行升主动脉近端吻合，也可处理 3 支血管病变及冠状动脉弥漫性病变。

（2）在心肌严重缺血或搬动心脏时出现血流动力学不稳定的病例，可转为左股动脉—股静脉转流体外循环辅助，高流量或全流量、不阻断主动脉下来完成手术。

（3）如股动脉—股静脉转流仍然不能满足血流动力学稳定，则宜改为正中劈胸切口完成手术，此种转换不是失败，而是安全的选择。

（4）肥胖患者游离乳内动脉困难，暴露冠状动脉靶血管困难，在相对闭合的胸廓内搬动肥大的心脏也很困难，故对于肥胖患者慎重选择采用 MICS CABG。

但对于肥大的心脏，显露侧方及下方的冠状动脉困难时，选择在体外循下 MICS CABG 较为方便。

四、手术关键点

（一）安置除颤电极

术前双腔气管插管后安置除颤电极。一个电极放置于右前胸，电极宜远离正中劈胸切口，另一电极放置于左腋后线第 5 肋间，使得心脏位于两电极连线上。

因电流不能通过充满气体的胸腔，故如手术中需要除颤必须使左肺充分复张，否则会除颤失败。

（二）体位

双腔气管插管取右侧 15°～ 30° 半卧位，右上肢外展获取桡动脉，左肺萎陷利于手术操作，还可在过度膨胀右肺对使心脏向左侧稍微移位及暴露相应靶血管。

（三）切口

取左前外侧锁骨中线外侧第 5 肋间 5 ～ 6cm 切口入胸，该切口位于经典微创直视下冠状动脉旁路移植切口的侧外方。肋骨牵开器撑开肋骨，于左膈神经前平行切开心包，上至左心耳上方，下至横膈膜返折处。

在左侧腋中线第 7 肋间做 8mm 长的切口，置入内镜式 Octopus NS 组织固定器，以显露升主动脉及固定冠状动脉靶血管。该切口留作关胸时放置胸腔引流管。

在剑突下做 5mm 长切口置入 Starfish NS 心脏固定器固定心尖部。该切口留作关胸时放置心包引流管。

（四）升主动脉靶吻合部位的显露

用 Octopus NS 组织固定器将肺动脉主干和右心室流出道向左后下方轻压，于主动脉右前方、上腔静脉前方游离出 4cm×4cm 区域，嘱麻醉师予右肺单肺通气并呼气末正压 10 ～ 12cmH$_2$O，吸呼比为 1：1，使得纵隔结构向左移位，暴露于开胸切口，侧壁钳夹闭固定主动脉完成升主动脉近端吻合。也可以在主动脉后方游离 4cm×4cm 区域并套带，将主动脉向左牵拉，用侧壁钳夹闭固定主动脉完成升主动脉近端吻合。

（五）冠状动脉靶血管的显露

术前造影至少有一条右冠状动脉终末支（后降支）延伸超过心脏表面的十字交叉，或该血管部分朝向心尖方向。

前降支在胸部切口之下容易显露；心尖朝向患者的左肩可以显露后降支或后室间支；心尖朝向右髋可以显露回旋支及钝缘支。

（六）桥血管痉挛的预防

如手术选择使用动脉血管桥的患者，术中及术后常规应用二氢吡啶类钙通道阻滞剂 6 个月，以避免桥血管痉挛。

第六节　内镜无创冠状动脉旁路手术

一、概述

（1）内镜无创冠状动脉旁路手术（Endoscopic Atraumatic Coronary Artery Bypass，Endo-ACAB）适合于胸腔镜辅助完成左乳内动脉与前降支或对角支的单支病变吻合处理，并可在非撑开肋骨或撑开肋骨直视下完成血管吻合。

内镜无创冠状动脉旁路手术是在非体外循环下进行，血管吻合操作也如同非体外循环下冠状动脉旁路手术。

（2）Endo-ACAB 需双腔气管插管单肺通气，适合于 1 秒量（FEV1）＞1L、体重指数＜30、心脏大小正常、心功能良好的病例。

二、手术关键点

（一）体位

取右侧斜卧位 15° ~ 20° 角，即仰卧位左侧垫高 15° ~ 20°，术者位于患者左侧，监视器位于患者右侧，铺手术巾时预留出拟中转开胸的手术切口区域。

（二）切口

1. 主操作切口

通常前降支的中点位于左锁中线第 3 或 4 肋间，接近左乳头，故取左锁中线第 5 肋间 5 ~ 6cm 长切口作为主操作口及心脏靶血管的吻合切口，使得该切口位于前降支的正上方。

心脏靶血管的吻合可在开胸器撑开肋间或不撑开肋骨的状态下完成，通常肋间隙 > 1.8cm 时可不撑开肋骨进行操作。

可通过膨胀右肺 + 呼气末正压通气使得心脏移位，以充分暴露血管吻合部位，有时也可将此切口作为观察孔切取乳内动脉。

2. 腔镜观察孔

切取左乳内动脉切口可选择左侧腋前线或腋中线之间第 7 肋间作为腔镜观察孔及手术后胸腔引流孔。

3 操作孔

左腋中线第 5 肋间及第 3 肋间分别作为两个 5.5mm 长的操作孔，并根据胸部的横截面的形状（矩形 / 圆形）适度调整操作孔前后位置。

胸腔内吹入 8 ~ 10mmHg 的 CO_2 气体，但要保证充气前中心静脉压 ≥ 8mmHg，以保证右心室和流出道不受 CO_2 气体的气压影响。

（三）乳内动脉的处理

（1）先用胸腔镜切取乳内动脉血管桥，再直视下行胸腔镜照明辅助不停搏下桥血管 - 冠状动脉手法吻合。切开心包、全身半量肝素化（150U/kg）后切断乳内动脉远端。

（2）进行靶血管吻合，注意勿使桥血管扭转，吻合时狗头夹夹持桥血管吻合端近侧 3cm 以不妨碍术者视线。

（3）切开乳内动脉桥血管进入心包腔处的心包，以不妨碍桥血管血流。

第五章　心胸大血管创伤

心脏创伤是暴力作为一种能量作用于机体，直接或间接转移到心脏所造成的心肌、心包及其结构的损伤，直至心腔破裂。单纯性心脏创伤发生率不高，约占所有伤员的0.9%，不到交通伤的0.1%，却占严重胸部创伤的10%～75%。该创伤病情重、变化快，是现代交通伤和战伤死亡的主要原因。心脏创伤有钝性和穿透性损伤的区别。80%以上重症心脏创伤患者死于现场或转运途中。如何提高这类伤员的救治效果，是现代创伤和战伤救治中具有挑战性的难题。

第一节　钝性心脏损伤

钝性心脏损伤又称闭合性心脏伤，据临床病例统计，占钝性胸部伤的10%～20%，实际发生率远比做出诊断者要高，这是因为部分轻伤员临床症状轻而被漏诊，更重要的是往往被明显或严重的其他部位创伤所掩盖。尸检组的发生率更高。心脏悬挂于胸腔内，虽然可以得到胸廓支架的保护，但在各种外力作用下，包括直接暴力和间接暴力都可造成心脏损伤；爆炸时高压的气浪冲击波亦可致伤，胸壁有时见不到损伤痕迹，也可造成严重心脏损伤。

对这类患者的处理通常可根据其结构损伤程度和血流动力学变化来决定，也受有无合并其他部位严重损伤影响。心脏创伤有很高的致命危险性，美国创伤外科协会（AAST）根据其潜在的危险性进行的分级（表5-1），可供临床救治参考。

从表5-1分级情况看，Ⅰ级和Ⅱ级损伤患者，伤情相对稳定，不需立即手术，应严密观察，预后较好；Ⅲ级和Ⅳ级患者，包括冠状动脉远端闭塞、三尖瓣闭关不全、心包撕裂合并心脏嵌顿及室间隔撕裂等，可根据损伤程度，决定非手术或延迟手术治疗。急性心脏压塞和（或）V级和Ⅵ级损伤，无论钝性或穿透伤合并冠状动脉近端损伤，心房和（或）心室破裂等，死亡率高，通常需要立即开胸手术。心壁裂伤可在示指压迫止血下修补，心内结构损伤则需在体外循环下修补。

表 5-1　美国创伤外科协会心脏外伤分级指南

级别	损伤程度
Ⅰ	钝性损伤超声心动图示轻度心脏异常
	钝性或穿透性心包损伤，未伤及心脏、无心脏压塞或嵌顿
Ⅱ	钝性损伤心脏传导阻滞或心肌缺血，但无心力衰竭、穿透性心肌线性非贯穿伤，无心脏压塞
Ⅲ	钝性心脏伤合并多源室性期前收缩（＞5/min）
	钝性或穿透性损伤合并室间隔撕裂，肺动脉瓣或三尖瓣关闭不全
	冠状动脉远端阻塞，乳头肌功能异常，但无心力衰竭
	钝性心包撕裂伤合并心脏嵌顿
	钝性心脏伤合并心力衰竭
	穿透性心肌线性非贯穿伤，有心脏压塞
Ⅳ	钝性或穿透性损伤合并室间隔撕裂，肺动脉瓣或三尖瓣关闭不全，有心力衰竭
	冠状动脉远端阻塞，乳头肌功能异常，有心力衰竭
	钝性或穿透性损伤合并主动脉瓣或二尖瓣关闭不全
	钝性或穿透性损伤右心室、右心房或左心房
Ⅴ	钝性或穿透性损伤合并冠状动脉近端闭塞
	钝性或穿透性左心室穿孔（破裂）
	卫星状伤口，右心室、右心房或左心房组织缺失＜50%
Ⅵ	钝性心脏撕脱
	穿透性损伤导致＞50%心室组织缺失

一、心包损伤与血心包

（一）临床征象和预后

单纯心包裂伤少量心包积血或积气时，大多数无症状，心音正常，或有一过性心包摩擦音。如伤员烦躁不安、气急、胸痛，特别当出现循环功能不全、低血压和休克，并与创伤严重程度或与失血量不成比例时，应想到可能出现了急性心脏压塞。典型的贝克三联征是中心静脉压升高、低血压和心音低弱，这只见于35%～40%的心脏压塞患者，若有奇脉则是急性心脏压塞的特征性表现。

单纯性心包裂伤或血心包预后良好，这类伤员因无特征性表现，多数难以确诊。少数血心包开始无症状，伤后几周可出现缓慢心包渗液，甚至发生慢性心脏压塞，或缩窄性心包炎征象，所以对这类伤员必须密切随访，以便及时发现和处理。

（二）诊断

轻症血心包或心包腔内积血不多时，胸部 X 线检查可无特殊发现。有时心跳加快，出现心包摩擦音。二维超声心动图检查，可见心包腔内有液平段，而且对评估积液量、了解有无心腔损伤和胸膜腔积液，是重要而可靠的诊断手段。

（三）治疗

1. 心包穿刺术

1649 年 Riolan 首先提出应用心包穿刺术处理外伤性心包积血。

（1）心包穿刺指征：X 线胸片，特别是二维超声心动图检查示中等量以上积液，临床出现血流动力学障碍时，如脉压差小、心动过速或低血压等，是进行心包穿刺术的指征，若心影扩大心包腔仅少量积液，则不宜行心包穿刺术。

（2）操作技术：重点介绍 B 超引导下经胸心包穿刺术。

患者一般取坐位或半卧位，常规消毒手术野和铺单，按照超声波检查确定穿刺点进行局部麻醉，通常采用 18 号针头从胸壁穿刺点刺入皮肤，在二维超声引导下推进针尖，经肋间隙进入有液平段的心包腔，抽吸心包腔内积液。当急性心脏压塞时即使抽出 20～30mL，也足以达到心包腔内减压和缓解症状的目的。原则上尽可能吸尽，然而对大量心包积液每次穿刺一般不宜超过 500mL。

穿刺抽吸后这类伤员情况在短时间内好转后又迅速恶化，或抽吸中发现有血凝块，反映出血量较大，应想到可能伴有心脏或大血管出血，及时开胸止血比反复进行心包穿刺术更为安全有效。

2. 心包开窗探查术

1829 年 Larray 首先对 1 例心脏压塞患者进行了心包引流术，并获得存活。

（1）心包开窗探查指征：血心包做心包穿刺术时，约有 25% 病例抽不出积血，此时仍有急性心脏压塞症状，应立即做心包开窗探查术。

（2）操作技术：仰卧位，上半身略垫高，按常规消毒手术野和铺消毒巾，在局部麻醉下于剑突平面偏左或做上腹中线切口，长约 5cm，切除剑突，将膈肌向下推压。在胸骨后下方的心包上切开一小口，应用 4 针牵引线悬吊心包切缘，清除心包腔内积血。探查时未发现有继续或明显出血，安置心包引流管，松松闭合手术切口；若发现心包腔仍在继续出血，立即扩大切口，或做胸骨正中切口，扩大心包切口，寻找出血源和止血。检查并冲洗心包腔，缝合心包切口并置软管行心包引流。

注意要点：①经切口伸入示指轻轻推开纵隔组织和纵隔胸膜，以免进入胸膜腔；②在切除剑突后推开膈肌时，不要损伤膈肌，防止进入腹膜腔。

3. 开胸探查术

（1）适应证：急性心脏压塞和有活动性内出血，需排除心脏大血管损伤。

（2）术前准备：术前或在转运伤员到手术室途中应给予输血和静脉滴注多巴胺。输血可以提高静脉压和增加静脉血回流量，以改善心排血量。应用正性肌力药物可以增加心肌收缩力，提高外周血管阻力和灌注压。

（3）技术操作：仰卧位，全身麻醉气管插管，当心脏压塞未解除前，麻醉诱导期间随时都有发生心搏骤停可能。手术医生应消毒好手术野、铺好消毒单和穿上手术衣；或先用局部麻醉于剑突下做心包开窗术，排出积血和改善循环状态后再开始全身麻醉和气管插管。

切口可根据伤情选胸骨正中切口，或左侧第 4 肋间前外侧切口，两者均可得到适当显露。对出血来源不能肯定时，应选用纵劈胸骨正中切口，此切口可以较好地显露全部心腔和大血管的起源，无论何处损伤，修补都比较方便，必要时切口还可向上腹部延伸和探查腹腔脏器。

寻找心包内出血来源：若为动脉性积血，应把注意力集中于左心，如为静脉性积血，就应把注意力集中在右心，包括腔静脉或肺动脉，进行彻底止血。冲洗心包腔，于心包和纵隔内各置引流管 1 根，按常规闭合胸壁切口。

（4）术中注意要点：此类伤员到达急诊室时若发生心搏骤停，应不失时机在急诊室进行开胸急救。做胸内心脏按压，缝合心脏裂伤，并诱导心脏复苏。

（5）主要并发症：低血压要及时补充失血量，血容量补足后血压仍偏低，需考虑心功能不全，给予正性肌力药物静脉滴注，以改善心功能和维持循环稳定。

感染应以预防为主，术中注意无菌操作，若在急诊室开胸抢救，无菌条件一般较差，关胸前应用抗生素溶液反复冲洗胸腔和创口，术后保持心包及纵隔引流通畅，并使用高效广谱抗生素 3 ~ 5 天。

二、心脏疝和心包内膈疝

心脏疝和心包内膈疝是一种少见的心包撕裂伤造成的合并伤。

（一）临床征象和预后

心脏疝和心包内膈疝可在伤后即刻出现，或伤后数日发生。疝内容一旦嵌顿立即会引起静脉回流障碍、心动过速、低血压和严重循环功能障碍；也可因冠状动脉受压而产生心肌供血不足。X 线检查可见心脏轮廓外周有局部隆起阴影，心电图出现电轴偏移和 ST 改变。

心包内膈疝除呈现心脏压塞征象外，同时可出现腹部消化道征象。国内徐建华报道 1 例术前曾疑诊为左侧膈疝患者，伤后 7 天开胸探查左肺膨胀不全，左下心缘明显向左胸膨出。切开心包，见底部心包—横膈完全破裂，部分肠管疝入心包腔，心脏受压，但无损伤，此类创伤自然预后严重，若处理及时可无不良后果。

（二）诊断

创伤性心脏疝和心包内膈疝伤情隐蔽，均容易漏诊和误诊，因此，对严重胸、腹部伤伴有心脏压塞征象患者，均应警惕这类创伤。胸部 X 线平片，特别是二维超声心动图检查发现心脏疝入胸膜腔，或腹腔脏器进入心包腔，均可立即做出诊断和鉴别诊断。

（三）治疗

1.手术适应证

心脏疝或心包内膈疝，或伴血胸需排除心脏裂伤者，均为开胸探查手术适应证。伤情稳定，可待急性创伤反应过后限期手术，若出现心脏嵌顿，脏器绞窄和（或）急性心脏压塞时，应急症手术探查，还纳疝内容，修补心包裂口或心包和膈肌损伤。

2.操作步骤

仰卧位，气管插管和全身麻醉。一般选择胸部正中切口，也可采用左或右侧第4肋间前外侧开胸切口。必要时还可向上腹部延伸探查腹腔脏器。也有学者认为心包内膈疝剖腹探查可更全面观察膈肌和对创伤进行修补。手术方式可视损伤类型和损伤情况定夺。

首先判定损伤类型，对心脏疝，如发现心脏疝出心包外，先松开造成嵌顿的心包破口，将心脏还纳心包腔内，再检查心脏有无损伤，包括冠状动脉有无损伤。

对心包内膈疝，纵行切开前纵隔心包，若发现腹腔脏器疝入心包腔，检查和确认腹腔脏器无损伤或坏死，无循环功能障碍后，可将膈心包裂口适当扩大，将脱出的脏器顺序还纳腹膜腔。

寻找心包内出血来源若为动脉性积血，应把注意力集中于左心；如为静脉性积血，把注意力集中于右心系统，彻底止血后，缝合心包裂口，或修整膈肌创缘后，牢靠闭合心包—膈肌裂口。

3.术中注意要点

（1）麻醉诱导一旦发生心搏骤停，应立即开胸急救，进行复苏术。然后检查和还纳嵌顿有活力内脏。

（2）发现合并心内结构损伤，可根据伤情立即或延期修补。

三、心肌挫伤

所有因钝性暴力所致的心肌损伤，无原发性心脏破裂和心内结构损伤者，统称为心肌挫伤。钝性心脏伤中心肌挫伤最为多见，其临床表现差别也很大。轻者可毫无症状，康复后不残留后遗症，重者病情可迅速恶化，于短期内死亡。合并多发伤容易漏诊，心肌挫伤发生率文献报道不一致，占胸部钝性伤的9%～76%，在致命性交通事故死亡者中约有15%的尸检病例证实有心肌挫伤。

（一）临床征象和预后

1. 症状

虽然大多数心肌挫伤患者有较明显的外部损伤证据，也有严重心肌挫伤患者外表损伤轻微或无明显胸壁伤存在。其症状主要取决于创伤造成心肌损伤程度和范围。轻者可无明显症状。窦性心动过速和早搏是轻度心肌挫伤主要表现；这类症状常因存在多处伤而被掩盖。心悸、气短或一过性胸骨后疼痛可见于中度损伤时；仅在严重心肌挫伤可出现类似心绞痛症状，疼痛可向左肩部放散，但不能为冠状血管扩张药所缓解。患者可同时伴有心慌、气短、血压下降。后者要注意有无血心包。挫伤面积大而严重者，也会出现心功能不全甚至心力衰竭。

2. 体征

阳性体征不多，有时出现心律失常，心音可呈钟摆律，偶有心包摩擦音。若伴有心包积血或心功能不全，表现为中心静脉压和肺毛细血管嵌入压升高和非低血容量性血压下降，需要使用血管收缩药支持。

3. 心电图和影像学检查

（1）心电图检查：正常心电图不能排除心肌挫伤，但必须多次检查或连续监测。异常心电图大致可分为两类：①心律失常和传导阻滞，以窦性心动过速最常见（72%），其次为房性或室性早搏（40%～83%），短暂房室阻滞或束支阻滞较少见；②复极化紊乱，以S-T段抬高、T波低平或倒置常见，有时颇似心肌梗死图形。心电图变化可在到达急诊室时即出现，或到受伤后24～72小时方有改变，但恢复正常远比心肌梗死为快。

（2）胸部X线检查：一般无明显变化，有时可见心脏收缩幅度减弱，若心影增大，需要排除血心包或心包积液引起。

（3）二维超声心动图检查：二维超声心动图能直接观测心脏结构和功能变化。其中经胸超声心动图在诊断心肌挫伤及其并发症，以及评估心肌损伤程度方面简便、快速、实用。采用经食管超声心动图诊断心肌挫伤及其并发症，克服了经胸检查的局限性，并适用于各种危急情况下，可充分观测心脏变化，影像清晰而敏感性高，在评价心肌损伤方面，是一项较理想的检测手段。心肌挫伤早期在二维超声心动图中表现为心腔大小和结构可大致正常，或心肌挫伤区可见局部心壁变薄、搏动减弱和节段性室壁运动异常，射血分数下降，有时可探到心包腔内有积液征象。

4. 血清酶学测定

血清酶用于诊断心肌挫伤已有很长时间，创伤后血清磷酸肌酸激酶（CPK）、谷草转氨酶（SGOT）、乳酸脱氢酶（LDH）均显著升高，但这些酶的升高是非特异性的。CPK 同工酶（CPK-MB）的增高才被认为是心肌细胞损伤特异而敏感的指标。CPK-MB 多在心肌损伤后 6 ~ 24 小时达到高峰，至 72 小时逐渐恢复正常。病人入院后必须在头 24 小时或 48 小时内每 8 小时测 1 次 CPK 或 CPK-MB，若 CPK-MB/CPK ≥ 5%，应高度怀疑心肌挫伤。

LDH 的测定对心肌挫伤的诊断有一定价值。其同功酶 LDH1 及 LDH2 的特异性更高。可供参考。

5. 心脏肌钙蛋白 - Ⅰ（cTn Ⅰ）测定

cTn Ⅰ是心肌特有抗原，其血清值增高是心肌损伤的特异性标志。具有血中出现早、灵敏度高、特异性强和持续时间长等优点。在正常情况下血液中检不出这种标志物。急性心肌梗死心肌细胞损伤时游离的 cTn Ⅰ迅速释出，血浆水平于 4 ~ 6 小时或更早即可升高，11 ~ 24 小时后达高峰，约 2 周后降至正常。cTn Ⅰ正常参考值为 0 ~ 0.4ng/mL（临床医师应了解本单位的检测方法和诊断标准）。超过正常值，可提示心肌损伤。

6. 病程及预后

轻者毫无症状，无需处理可自行恢复，不留后遗症；重者早期由于损伤区心肌出血、坏死、功能障碍，血流动力学可能发生明显变化，心脏贮备功能下降和心力衰竭。严重心肌挫伤早期也可以造成心脏压塞和心脏穿破而致死。挫伤的心肌组织也可逐渐为瘢痕所替代，遗留心脏功能障碍。有文献报道 1 例伤后 3 年半出现心肌骨化，也有晚期发生室壁瘤、间隔瘤甚至穿破等严重后果。

（二）诊断

研究发现 60.6% 的心肌挫伤患者胸部无骨折。胸骨骨折是否增加心肌挫伤发生率尚存在争议。创伤性主动脉破裂者伴心肌挫伤发生率相当高，值得注意。

心电图是诊断心肌挫伤最简便手段，发现心律失常或心肌缺血变化，有助诊断，但特异性较差。心电图正常也不能完全除外心肌挫伤。

二维超声心动图在诊断心肌挫伤及鉴别有无心脏结构损伤方面是简便、快速、无创伤检查方法。经胸检查方法受限时改用经食管进行检查影像会更清晰，敏感性更高，特别在鉴别有无合并主动脉损伤时，更有价值。

CPK-MB 作为诊断指标，必须动态观察，有助于筛选发生心肌挫伤及其并发症的高危人群。在有严重多发伤情况下，必须注意假阴性和假阳性，要防止导致错误评估。cTn I 检测的特异性优于 CPK-MB，值得提倡。

（三）治疗

心肌挫伤主要是采取非手术治疗。对无血流动力学改变的病人只需镇痛、卧床休息和心电图监测。如心电图和 cTn I 无特殊表现，血流动力学稳定者仅需做一般临床观察。

有低心排血量或低血压表现，常规给正性肌力药物，必要时监测中心静脉压，或应用 Swan-Ganz 导管监测肺毛细血管嵌入压，适当纠正血容量，要避免输液过量；出现心力衰竭时，给予强心、利尿药治疗。

四、冠状动脉损伤

钝性冠状动脉损伤是指由于外来暴力较大，导致冠状动脉撕裂，血栓形成或冠状动脉瘘。

（一）临床征象和预后

钝性冠状动脉破裂常因合并严重心肌挫伤和（或）冠状动脉供血不足，临床主要表现为心绞痛、心脏压塞和（或）失血性休克。心电图上呈现心肌缺血或梗死图形。心前区如出现连续性心脏杂音，可提示冠状动脉瘘。其预后取决于冠状动脉损伤部位，影响心肌缺血范围和对血流动力学影响，也取决于有无合并心内结构损伤和继发性心脏破裂。若能及时做出诊断和进行适当处理，可以改善预后。

（二）诊断

外伤后可能有胸痛、乏力，或心电图出现缺血征象等，然而往往可被严重心肌挫伤等掩盖；受伤前如无心脏病史，伤后心电图呈现心肌缺血或梗死图形和（或）心前区可闻及连续性心脏杂音，均可提示冠状动脉损伤或冠状动脉瘘。二维超声心动图、血清心肌酶学检查对心肌挫伤有诊断价值；二维超声心动图和彩色多普勒可提示冠状动脉损伤和冠状动脉瘘。冠状动脉 CTA 和选择性冠状动脉造影可明确诊断。若患者循环状态不稳定，则应在积极处理急性心脏压塞或抢救失血性休克的同时，进行紧急开胸探查，修补心脏裂伤，检查和同时处理冠状动脉损伤。

（三）治疗

1. 冠状动脉撕裂

一旦确诊应立即手术处理，撕裂处冠状动脉口径 < 1mm 者可以结扎破口上下端冠状动脉，一般无严重后果；大的冠状动脉撕裂可先试行冠状动脉腔内支架置入术，介入方法不成功，则应用大隐静脉做冠状动脉旁路移植术。一般不用体外循环。

2. 冠状动脉血栓形成

对外伤性冠状动脉血栓形成的处理和治疗与急性心肌梗死的治疗有相似之处，但是由于严重心肌挫伤和（或）多发伤的存在，进行抗凝治疗必须谨慎。1974 年 Laios 曾报道 1 例既往无心脏病史的年轻伤员，通过冠状动脉造影证实前降支近端闭塞，该例成功地应用大隐静脉进行主动脉—冠状动脉旁路移植术。1990 年和 1992 年 Sigmund 和 Ledleg 等分别应用经皮冠状动脉腔内成形术和冠状动脉内溶栓术治疗创伤性冠状动脉血栓形成，均取得满意效果。

3. 冠状动脉瘘

小的冠状动脉瘘可长时间不出现症状，中等大小瘘口晚期可合并充血性心力衰竭、心绞痛或心内膜炎的发生，患者创伤反应过后应进行手术修补。Allen 等报道 4 例冠状动脉瘘，经手术修补均获成功。

五、心脏破裂

钝性胸部损伤，导致心室壁或心房壁全层撕裂，心腔内血液流入心包腔或经心包裂口流进胸膜腔，患者可因急性心脏压塞或失血性休克而迅速死亡。早年对心脏破裂仅是作为钝性心脏损伤的一个结局而引起注意的。

（一）临床征象和预后

钝性心脏破裂多见于严重的胸腹部钝性损伤，外表有时可无明显伤痕，患者可出现严重循环功能障碍。这类患者常伴有严重多发伤，伤情发展迅速，预后不佳。左心室破裂可在数分钟内死亡，右心室破裂可在30分钟内死亡，死亡率高达76%～93%。心房破裂当有凝血块暂时堵住心脏裂口时，患者可以存活较长时间，并能获得诊断和救治机会。

（二）诊断

钝性心脏破裂因暴力大，常合并多发伤，伤情一般比较复杂，变化快，诊断有时较困难。Getz指出，遇以下情况，有可能提示心脏破裂：

（1）严重低血压和低血容量的临床表现和创伤程度不成比例；

（2）对输血、输液无反应，血压不回升，伤情不改善；

（3）尽管安装有胸管引流，胸腔引流出大量积血仍不能减轻血胸征象；

（4）尽管充分补液，代谢性酸中毒得不到纠正；此类患者心电图检查可出现新的ST段和T波的缺血性改变，或有心肌梗死图形。胸部X线平片和二维超声心动图检查，可提示有无心包积血或大量血胸的存在。当高度怀疑心脏破裂时不宜做更多的检查，而应毫不犹豫进行手术探查，在术中进行最后诊断和鉴别诊断。值得指出的是钝性心脏破裂常为多发伤的一部分，在积极诊断和处理心脏伤时，必须注意有无多部位伤存在，才不致顾此失彼，造成严重合并伤的漏诊。

（三）治疗

当前认为，紧急开胸解除急性心脏压塞和修补心脏裂伤，是抢救心脏破裂唯一有效的治疗措施。

手术在全身麻醉和气管插管下进行。这类患者伤情重，有的甚至处于濒危状态，对麻醉用药耐受性极差，麻醉时手术者必须在场，并做好复苏抢救准备。仰卧位，常规消毒手术野和铺单，胸骨正中切口，4个心腔和升主动脉都能得到良好显露。心脏压塞经减压并初步控制出血后，视伤情可分别采取以下止血和缝合方法。

1. 指压止血下缝合法

术者可用左手示指先压住心脏破口达到临时止血目的，一般选用 3-0 号无创带小垫片缝线穿过裂口两侧的全层心肌进行间断褥式缝合，助手结扎缝线要适度，既恰好止血，又不撕裂心肌。如此直至裂口完全闭合。

2. 冠状动脉下缝合法

裂伤位于冠状动脉主干附近，缝合止血时应小心避开冠状动脉血管，一般采用带小垫片 3-0 号缝线通过冠状血管下深层做间断褥式缝合、结扎，以防止缝扎住冠状血管而导致心肌缺血的严重后果。

3. 钳闭伤口缝合法

修补心耳或心房游离壁伤口时可应用无创血管钳，包括心耳钳钳闭伤口止血，再在无创血管钳上方做连续或间断缝合。

4. Foley 导管封闭伤口缝合法

室壁伤口较大，且边缘欠规则者，可将 Foley 导管前端球囊送入心腔，充以无菌生理盐水后回拉膨胀的球囊临时堵闭伤口，以 3-0 号带小垫缝线进行间断褥式缝合，闭合室壁伤口。

5. 体外循环下修补法

体外循环下修补心脏裂伤的指征是心室和心房后壁"星形"损伤，或伴组织缺失时。约有 10% 的患者需在体外循环下进行手术修补。

开胸后切开心包，寻找出血部位和压迫心室裂口临时止血。快速建立体外循环后做心内结构探查，明确有无需要修补的病变，按伤情决定修补方法。心室后壁线形裂伤，可在体外循环下将心尖翻起，应用 3-0 号无创缝线经创缘全层做间断褥式缝合。室壁为星形裂口或伴大面积严重心肌挫伤，需应用补片进行修补时，先修剪去无生机的坏死心肌组织，按心肌缺损程度和范围将补片剪裁成相应大小，应用 3-0 号无创缝线先在创缘正常组织区做一圈间断褥式缝合：褥式缝线先分别穿过一长条涤纶垫片，并顺序穿过心肌缝合缘，注意避免邻近冠状动脉损伤，然后由补片周边出针，收紧缝线，线结打于涤纶补片上。

第二节 穿透性心脏损伤

穿透性心脏损伤以战时多见，按致伤物性质大致可分为火器伤和刃器伤两大类。心脏穿透伤不仅可刺透心壁，损伤冠状动脉，也可损伤心内结构。其中仅伤及心包和心壁的称为单纯性心脏穿透伤，合并冠状血管和心内结构损伤者称复杂性心脏穿透伤。心脏盲管伤尚应注意同时合并的心内异物存留。

一、单纯性心脏穿透伤

平日多见于刀刺伤，冷兵器时代尚有心脏刺伤记载，然而直至 20 世纪 30—40 年代前心脏枪弹伤尚不到 15%，且多为小口径和低速枪弹伤。随着现代武器发展，平战时心脏穿透伤则多为高速武器所致。

（一）临床征象和预后

临床征象主要表现为失血性休克和急性心脏压塞。前者伤员早期有口渴、呼吸浅、脉搏细、血压下降、烦躁不安和出冷汗等；后者有呼吸急促、面唇发绀、血压下降、脉搏细速，颈部表浅静脉怒张，并有奇脉，胸部或心前区可见创口仍在继续出血。然而这类伤员后送过程由于烦躁不安或意识不清和低血压，很难见到典型心脏压塞和颈静脉怒张征象。石应康等根据心脏穿透伤的临床表现将其分为三型：失血型、心脏压塞型和亚临床型。所谓亚临床型，即伤后心包和（或）胸膜腔积血不多，缺乏循环和呼吸障碍的临床表现。

尖刀等锐器刺伤心脏的小裂伤（< 1cm），心包内出血常可自行停止，或经心包穿刺减压治愈。如枪弹伤，心脏伤口大，出血量大，常来不及送入医院而死亡。1968 年 Sugg 统计入院死亡的 373 例中，80% 为枪弹伤，20% 为刀刺伤。入院时尚生存的 86 例中枪弹伤占 44%，刀刺伤占 56%。枪弹伤的危险性显然比刀刺伤大。累及两个心腔较一个心腔伤严重。合并其他脏器伤的伤情更加险恶，死亡率更高。对能到达医院的心脏穿透伤若能及时做出诊断和处理，预后较好。

（二）诊断

任何胸腹部穿透伤，假如创道指向心脏，应高度警惕可能损伤心脏。必须指出的是：

（1）投射物在人体中通过，遇上较大阻力时可能改变方向；

（2）遭射击时瞬间姿势和医生检查时患者姿势不一定相同；

（3）火器伤冲击波尚可造成伤道邻近及远处组织和器官损伤，值得注意。有心脏压塞或内、外出血征象的病例，较易做出诊断。对任何胸腹部外伤患者，估计出血量与休克程度不符合，或经足量输血而无迅速反应者，应高度疑及心脏压塞；若临床上初期低血压经补充血容量后迅速改善，于数分钟或数小时又突然恶化，亦应考虑心脏大血管损伤的存在。心电图检查如有电压下降、ST 段和 T 波改变，可提示心脏损伤。超声心动图和彩色多普勒检查，对心脏创伤有较大诊断价值，可在床旁进行检查。已取代胸部 X 线检查和心包穿刺术。

诊断明确的胸内大出血，特别心脏穿透伤，应急症剖胸探查。这样对心脏、大血管损伤，或胸壁内乳血管出血，均能及时做出诊断和鉴别诊断，并得到正确处理。

（三）治疗

当伤员到达急诊室时意识消失或半昏迷状态，呼吸急促，脉搏细弱和血压测不到，首先要警惕可能为心脏或大血管伤，应快速输血补液扩充容量，以提高中心静脉压，增加回心血量，同时准备紧急气管插管进行开胸探查。

1. 急症开胸探查适应证

（1）急诊室开胸探查术（ERT）：按生命体征将送达急诊室的伤员分为 5 类。①死亡：到达时无生命体征。②临床死亡：途中尚有生命体征，到达后生命体征消失。③濒死状态：半昏迷、脉细、测不到血压和叹息呼吸。④重度休克：动脉收缩压 < 80mmHg，神志清楚。⑤循环尚稳定。第 1 类伤员是难以救活的，第 2、3 类需立即开胸抢救，第 4 类可先扩容，如情况不改善，主张及早转到手术室专行开胸探查术。急诊室开胸术有可能救活部分濒死状态伤员。其关键是急诊室必须有相关设备和有经验的外科医师在场。

对疑有心脏压塞病例，急诊室无开胸条件，可应用一粗针做心包穿刺术，心脏减压后将患者迅速转运到手术室处理。这时即使排出 20 ~ 30mL 心包积血，也可使伤情暂时得到缓解，提高转运安全性。

（2）手术室开胸探查术：①胸部穿透伤，伤后几分钟或 1 小时内即呈现严重休克或大量血胸考虑有心脏大血管损伤时；②有心脏压塞征象，心包穿刺时发现大量血液积存，或穿刺后症状稍有改善，随即又恶化者。

主张积极采用开胸探查手术的理由：①不开胸探查，心脏损伤程度及范围无法断定，也无法断定是否还会出现继发性急性心包积血或心脏压塞；②相当一部分伤员在伤后几小时、几天，甚至几周还可出现延迟性心脏出血；③约 50% 伤员心包腔内有凝血块，心包穿刺抽不尽积血，还可能引起慢性心包渗液、粘连性或慢性缩窄性心包炎。所以，手术室开胸探查直接修补心脏穿透伤是最有效的确定性治疗，应抱积极态度。

2. 手术方法步骤

全身麻醉气管插管和按常规消毒手术野。手术切口可根据创伤部位和创道行径选择，前胸正中切口能充分显露心脏前壁穿透伤，以及伤情比较复杂的心脏贯通伤，两侧胸腔都能显露，失血少，肺部并发症也较少，还可向下延伸切口，探查腹腔。但当循环不稳定，或怀疑后纵隔有损伤时，前外侧开胸切口则能更快进胸探查，缝合心脏裂伤和探查后纵隔障。手术探查时经食管超声检查对实时心脏功能和心内病变的判断十分有帮助，可选择应用。

切开心包后迅速吸尽心包腔内积血、清除凝血块时，要注意防止心脏破口大出血。一旦找到心脏破口，手指压迫止血，对游离房壁伤口尚可应用无创侧壁钳钳夹创缘止血，然后缝合伤口。心室壁破口，最好应用 3-0 号带小垫片涤纶线进行间断褥式缝合。

3. 术中注意要点

（1）心脏前壁伤口修补后要小心检查后壁和两侧隔肌，注意有无心脏贯通性损伤，以防漏诊。假如为盲管伤，要寻找异物，并予以摘除。

（2）除非能肯定胸膜腔未受损伤，否则应打开两侧纵隔胸膜探查，注意检查乳内动脉，若有出血，予以结扎；检查两侧肺门，对肺组织损伤亦应予以修补，关胸前两侧胸膜腔和心包腔均应置管引流。

（3）注意门诊和探查有无合并心内结构损伤，如有室间隔穿孔、心脏瓣膜损伤等这类损伤存在，视情况决定是否立即在体外循环下进行修补。

（4）术中出血多，可采用自体血液回收装置输血，避免丢失大量血液。Vagnor曾观察110例心脏穿透伤患者的失血量，心脏单个裂口伤的失血量约为（1092±120）mL；多个裂口伤为（2410±246）mL。91例患者接受了自体输血，回收血液平均（1233±215）mL，不但极大地节约用血量，缓解了急诊血源紧张，而且使输血更为及时、有效。

二、复杂性心脏穿透伤

心脏穿透伤若同时伴有冠状动脉和（或）心内结构损伤，存在要求更高的处理方式，死亡率亦较高（53%），称为复杂性心脏穿透伤，发生率约占全组伤员的8.4%。按照损伤结构和特点可大致分为以下两种类型。

（一）穿透性冠状动脉损伤

1.临床征象及预后

心脏穿透伤同时伤及冠状动脉，出血可积存或流出心包腔，出现急性心脏压塞和（或）内出血征象。若有冠状动脉瘘，可在心前区听到典型连续性心脏杂音，都有不同程度的心肌供血不足和在心电图上出现冠状动脉缺血或梗死图形。冠状动脉造影检查，可显示冠状动脉连续性中断，造影剂漏出冠状动脉管腔外，或出现冠状动—静脉分流，或冠状动脉—心腔漏征象，处理不及时可危及生命。

2.诊断

冠状动脉小分支损伤，在临床上很难和一般心脏穿透伤相鉴别，假如较大冠状动脉损伤，心电图可呈现与创道相应部位心肌缺血和梗死新图形，若在心前区出现新的连续性心脏杂者，则提示伴外伤性冠状动脉瘘。二维超声心动图和冠状动脉造影检查可以确立诊断。

3.治疗

冠状动脉远端细小分支损伤，可予以结扎；冠状动脉主干或主要分支损伤，可使用6-0号无创伤单丝缝线试行修补；如已断裂，则应进行冠状动脉旁路移植术。对冠状动脉瘘并出现明显血流动力学改变者，手术最好延迟到创伤反应消失后进行。

（二）穿透性心内结构损伤

穿透伤心内结构损伤是指伴室间隔穿孔和（或）心脏瓣膜损伤。这两类损伤有时可同时出现，故归纳在一起叙述。

1. 临床征象及预后

除胸壁可见穿透性伤口、胸痛、心慌和出血性征象外，特征性体征是心前区和（或）房室瓣区可听到收缩期吹风样杂音。若在胸骨左缘第 3-4 间肋听到舒张期泼水样杂音，则提示可能有主动脉瓣损伤。无论是心内分流或瓣口反流，量不多时均能耐受；大量则可导至急性循环功能紊乱，甚至危及生命。

2. 诊断

首先是外伤史和一般性临床表现，在心前区和心脏瓣膜区可闻及相应的心脏杂音，须注意鉴别的是室间隔穿孔、房室瓣关闭不全或主动脉瓣关闭不全。二维超声心动图对上述病变可进一步做出诊断和鉴别诊断。

3. 治疗

应按具体伤情决定此类患者治疗方案。刀刺伤心壁伤口往往较室间隔伤口大，小室间隔缺损对血流动力影响小，可先缝合室壁伤口止血；对合并瓣膜损伤的处理原则也可参照瓣口反流量大小决定修补策略，急性期进行心内手术死亡率较高，仅修补室壁伤口不需应用体外循环，手术创伤小，可以尽快稳定伤情，促进康复。残留的心内结构损伤若需要修补，可待创伤急性期度过后再做处理更为安全。2013 年 AH 报道 1 例双心室穿透伤合并室间隔穿孔，循环不稳定，全身麻醉下先解除心脏压塞和修补心壁裂口后，随即采用 24mm Amplatzer 封堵器封堵住室间隔缺损，虽尚残留少量分流，术后心功能恢复到 I 级，是一个可取的方法。关于穿透性瓣膜结构损伤处理可参照钝性伤原则进行，不赘述。

三、外伤性假性室壁瘤

（一）临床征象和预后

假性室壁瘤临床经过比较隐匿。室壁破口可暂时由凝血块堵塞或度过一段相当平静生活，这期间偶尔在胸部 X 线片上见到心影增大。如有心脏穿透伤史，突然出现大出血、休克及猝死者，均应考虑假性室壁瘤穿破的可能，处理不及时，可立即死亡。

（二）诊断

创道行径通常位于心脏投影区，特别伴有心影增大时，即应高度警惕外伤性假性室壁瘤形成。心电图可出现 ST 段、T 波改变。超声心动图和彩色多普勒检查可显示心室腔与假性室壁瘤腔相交通，部分心内膜连续性中断，交通口不大，收缩期见蓝色血流涌向瘤腔，可以确立诊断。

（三）治疗

心脏穿透伤并疑有假性室壁瘤形成，应及早开胸手术探查，修补心脏裂伤。手术在气管插管全身麻醉下进行。由于心脏穿透伤造成的假性室壁瘤瘤颈一般较小，可采用室壁瘤切除缝合，或应用小圆形补片修补即可，具体手术程序和术中注意事项，可参见心血管外科手术学相关部分。在麻醉或开胸前最好预先做好体外循环插管和准备自体血回收装置，便于室壁瘤一旦破裂，即可回收和回输自体血液，又能进行辅助循环支持，以增加手术安全性。

四、心脏异物存留

（一）临床征象及预后

小的心包或心脏异物可不引起任何症状，仅于胸部 X 线下偶然发现。大的心脏异物，可造成心肌出血、心脏压塞和休克。也有异物长期存留心脏未出现不良后果者。

（二）诊断

胸部，特别是心前区的盲管伤，有低血压、躁动、呼吸急促、脉压差小及奇脉者均应想到已伤及心脏，同时要想到心脏异物存留的可能。胸部 X 线摄片对大多数异物存留可以明确诊断，但准确定位有时并不容易。双相或多体位 X 线片、CT 及二维超声心动图检查，可帮助异物定位。二维超声心动图检查特别有助于非金属异物的诊断和定位。

（三）治疗

第二次世界大战期间 Harken 报道手术摘除纵隔异物 134 例、心包异物 55 例和心脏异物 13 例，没有死亡。那个时代没有血库，没有异物精确定位的检查手段，能成功完成这类心脏手术，是惊人之举。

1. 异物摘除手术适应证

应根据异物大小、部位和有无症状等予以考虑。对心脏、心包和大血管上的异物一般认为应限期或择期手术摘除。细小异物、无症状者亦可不予处理。火器伤心包腔内异物存留易导致化脓性心包炎或慢性缩窄性心包炎，必须及早手术，而且多主张在伤后 2 ~ 3 周，待心肺功能及创伤反应恢复后进行手术比较安全。

2. 术前准备

除按心脏穿透伤一般术前准备外，术前一日一定要在 X 线或二维超声心动图下做好异物定位，以便准确而安全摘除异物。

3. 手术方法

手术在全身麻醉气管插管下进行。仰卧位，按常规消毒手术野和铺单后做胸部正中切口。根据异物所在部位和情况不同而选用不同摘除方法。

（1）嵌于心壁或心腔异物：先切开心包探查，异物嵌于室壁，可沿异物旁做好止血的褥式或荷包缝线后，再摘除心壁异物，清创并缝合心脏伤口。若异物在心肌深层，叩诊时有可能将异物推入心腔，此时可采用手指经心耳插入，经由心房或心室腔抵住异物，再用止血钳夹住异物取出。

心腔内异物，可在同侧心耳根部做好荷包缝线，将示指经心耳切口插入心腔触及异物后，用插入心腔内的示指将异物顶至心腔少血管区的游离壁上，对准异物所在部位的心房壁或室壁预置好 2 针宽褥式止血牵引线或荷包缝线，在缝线中间做一切口，送入异物钳，将夹住的异物取出，交叉收紧止血缝线，退出示指，再缝合心脏切口。

（2）心室深部异物：摘除心室内深部异物，一般主张在体外循环阻闭上、下腔静脉回心血流和诱导心脏停搏下进行。

（3）心前区尖刀或木棒类插入性异物：若异物柄露于体外，特别是随心搏而摆动者，切勿轻易拔出，对这类患者应立即进行手术，开胸探查确认异物部位并做好止血措施后再行拔除。1964 年第四军医大学西京医院曾接诊 1 例铁凿戳入心腔，异物柄尚在胸壁外随心搏跳动的患者，于麻醉诱导时突然心搏停止。经紧急开胸，发现宽约 2cm 的木柄铁凿由剑突下贯穿肝脏和膈肌刺入右心室，导致失血性休克和心脏压塞而停搏。在积极补充血容量同时，做好止血缝线后，拔出心内异物，按压心脏后复苏，缝合心脏裂伤，修补肝和膈肌损伤，4 周康复出院。这类异物插在心腔有暂时的止血作用，所以在未开胸或未做好止血准备前，切勿轻易将异物拔除，否则会立即导致大出血而死亡。

4. 术中注意事项

（1）插入心腔或大血管内异物随时有松脱、造成大出血、心脏压塞和发生心脏停搏的可能，特别是麻醉诱导时，要准备好一切复苏措施。

（2）心腔大血管内游离异物，因血流冲击，随时有移位可能，术中操作应轻柔，尽量少翻动心脏或改变体位，防止异物离开心腔，导致体循环或肺循环栓塞等不良后果。Graham 报道有 1 例碎铜片异物，由右腋静脉通过右心进入肺动脉，在左侧卧位下手术时，异物进入左侧肺动脉内；1 周后在右侧卧位下手术，异物又返回右下肺动脉内，应引以为戒。对这类异物手术前定位后尽量不要再搬动患者，以采取仰卧位胸骨正中切口，或前外侧切口手术为宜。

第三节 胸主动脉损伤

急性胸主动脉损伤是指由于外伤造成主动脉壁全层或部分撕裂。伤后 14 天内发生的一般称为急性主动脉损伤。其中钝性胸主动脉损伤，平时多见于交通事故，发生率为 10%~15%。司机和乘客中没有显著差异。飞行事故中主动脉损伤发生率约为非飞行事故的 2 倍，男与女的比率约为 9∶1。这类损伤有典型年龄分布，平均为 39 岁，40% 以上多是酒后驾车；儿童和 65 岁以上老人比较少见。安全带较气囊更能有效预防主动脉损伤，可降低相关损伤的概率和减少主动脉损伤范围。

一、临床征象和预后

（一）临床征象

钝性主动脉损伤现场死亡率为 75%～90%。超过 4 小时的生存率约为 8%，抵达医院存活者中 75% 血流动力学尚稳定，然而高达 50% 的患者来不及手术就死亡，估计 2%～5% 无需治疗可存活。几乎所有患者都伴有多部位严重创伤，据统计存活者通常不超过 2 个部位严重伤，死亡者常伴有 4 个以上部位伤。患者主要表现为胸痛、心悸、面色苍白、脉搏细速和休克。约 1/3 患者可在胸前区出现收缩期吹风样杂音。完全性主动脉断裂，下半身无血液供应时，还可引起无尿和截瘫。

（二）超声心动图检查

经胸，特别是经食管二维超声心动图和彩色多普勒检查，能了解胸主动脉内膜损伤部位、管腔变化，以及湍流部位；观察纵隔、胸腔及心包内积血情况，有重要诊断价值。食管超声波诊断胸主动脉损伤的敏感性和特异性接近 100%，操作方便，风险低。食管超声探头与主动脉壁之间距离＞3mm 为纵隔血肿的可靠征象。对需紧急剖胸探查以控制活动性出血和疑诊主动脉损伤者是非常有用的诊断手段。由于受气管和支气管干扰，在升主动脉远端和主动脉弓近端有盲区。对于颈部、口咽部、食管有损伤患者经食管检查是禁忌。

（三）胸部 X 线检查

床旁胸部 X 线检查时 90% 伤员可出现纵隔阴影增宽或伴血胸，气管向一侧移位。降主动脉上段外形和主肺动脉间隙模糊，也可提示胸主动脉损伤。

（四）计算机 X 线断层扫描血管造影（CTA）或逆行主动脉造影

主动脉造影很早就成为诊断主动脉损伤的"金标准"，敏感性和准确性可达 100%。阳性结果是造影剂溢出主动脉管腔外，并呈现局限性不规则瘤腔，腔内有较淡造影剂填充。当前 CTA 检查可以替代有创主动脉造影，准确性亦接近100%。

二、诊断

全面和完整的外伤史十分重要，特别当有突然减速、坠落或碰撞史时，必须考虑到主动脉损伤的可能。当患者有失血性休克、方向盘导致的前胸部外伤痕迹、心脏杂音、声音嘶哑、偏瘫和多处骨折，包括胸骨骨折、锁骨骨折、第1肋骨和（或）多发性肋骨骨折时，更应高度警惕。1/3 ~ 1/2 的闭合性损伤患者在初次查体时胸部可以见不到明显外伤迹象。有时尽管临床伤情严重，常常由于合并头颅、面部、四肢、腹腔脏器伤等，这类合并伤显而易见者，容易转移检查者的注意力和掩盖主动脉损伤，值得注意。

床旁胸部 X 线和超声心动图检查出现上纵隔阴影增宽，主动脉结模糊，气管受压和移位，常提示胸主动脉损伤。若纵隔阴影逐渐扩大，循环稳定，应急诊做主动脉计算机断层造影（CTA）或主动脉造影检查，以明确诊断和显示破裂部位及范围，可为选择手术方案和径路提供依据。

主动脉穿透伤除出现上述临床征象外，受伤时姿态、部位和创道行径，尤其当致伤物有穿透纵隔征象和（或）伴持续性大量血胸，或出现心脏压塞征象时，均可提示胸主动脉损伤，确定诊断仍需依靠胸部 CTA 或逆行主动脉造影，必要时进行紧急开胸探查术。

三、治疗

（一）早期评估和术前准备

钝性胸主动脉损伤大致可归纳为 3 种情况：

（1）死于现场，占患者总数的 70% ~ 80%；

（2）幸存者生命体征不稳定，或慢慢出现不稳定者，占总数的 2% ~ 5%，死亡率高达 90% ~ 98%；

（3）伤情基本稳定，并且于伤后 4 ~ 18 小时经二维超声心动图和（或）CTA 等检查得出诊断，可占总数的 15% ~ 25%，死亡率为 25%，后者不少还可能与其他部位严重损伤有关。

对于伤情不稳定者，在需要紧急处理的致命性损伤中，首先必须控制和处理活动性出血，包括血气胸的胸腔闭式引流、暂时固定长骨骨折、牵引不稳定骨盆骨折、剖腹剖胸探查术，以及应用弹簧栓子栓塞骨盆骨折的出血。颅脑损伤仍是患者的主要致死原因，必须优先处理，有脑疝征象时应及时开颅减压；判断神经损伤的预后，随后处理主动脉损伤。在这期间应用 β 受体阻滞剂以降低血压和心率，被证明可降低住院期间主动脉破裂发生率，为最终和延缓对主动脉损伤手术做好准备。2002 年 Holmes 对比研究了 30 例患者适当延迟（＞24 小时）手术治疗和非手术方法治疗的死亡率，提示延迟期间死亡率在可以接受范围。对延期手术和非手术治疗患者进行手术治疗的指征是持续进展的纵隔血肿、血气胸、CTA 发现造影剂外渗，主动脉远端灌注有恶化征象，如持续 6 小时无尿、肢体缺血和顽固性酸中毒。在治疗其他外伤时应同时应用食管超声波检查，判断有无合并主动脉损伤的可能。若为降主动脉损伤，应首选血管内支架移植术。

（二）腔内支架血管移植术

当前此项技术已成为钝性胸主动脉损伤常用治疗手段。手术在全身麻醉气、管插管下进行，必须具有专用血管造影设备的介入手术室。

1. 手术方法

按常规消毒手术野和铺盖手术巾。一侧股动脉或左侧肱动脉穿刺置管入升主动脉做动脉造影，另一侧穿刺 / 切开股动脉或髂动脉，输送血管支架。常规静脉注射肝素（1mg/kg）后，在透视或食管超声波影像引导下，插入软头导丝到达升主动脉，沿导丝送入标记导管，取左前斜位 45°～55°，行主动脉造影，准确显示主动脉弓解剖位置与病变部位的关系。支架的直径必须根据 CTA/DSA 造影，或血管内超声波测量结果确定。支架长度应根据术中造影或血管内超声波探头测得结果选择。超硬导丝从输送支架侧的股动脉送入，在透视下送至预定位置，转动球管至理想角度，一般为 45°～55°，暂停患者呼吸进行主动脉造影（20mL 造影剂 / 秒，时间 2 秒），建立径路图或者用记号笔在透视屏幕上定位。撤出造影导管于透视下释放支架，再次主动脉造影了解损伤部位和支架位置，确认破口被完全覆盖，结束手术操作。出院前，术后 1 个月、3 个月、6 个月及 1 年进行 CTA 随诊检查。

2. 并发症防治

胸主动脉腔内支架置入术的并发症包括内漏、血栓形成、支架移位、支架塌陷、主动脉夹层形成或撕裂、截瘫和支气管梗阻等，应以预防为主和及时处理。

（1）内漏：分为Ⅰ-Ⅳ型。Ⅰ型，支架近端或远端漏血。Ⅱ型，支架覆盖处主动脉分支血液逆流入支架与主动脉壁之间间隙中。Ⅲ型，支架组件间漏血。Ⅳ型，支架完整性缺陷。Ⅰ型内漏可能由于支架与主动脉管壁之间的间隙产生的内漏，可通过球囊扩张予以纠正。外伤患者腔内支架置入术后内漏的主要机制是由于锚定区太短和支架不能紧贴于主动脉管壁。对这类患者要避免使用球囊扩张，防止出现近端高血压和支架移位。支架近端内漏可通过加放短支架解决这个问题。

为了将胸主动脉近端的损伤病变完全隔绝，大多数患者的左锁骨下动脉开口要被覆盖。左锁骨下动脉的逆行血流可产生Ⅱ型内漏，通过经左桡动脉径路于左锁骨下动脉开口处放置弹簧栓可以解除；也可以将左锁骨下动脉连接到左颈总动脉上，对防止左上臂或椎基底动脉系统缺血有帮助。年轻外伤患者对于左锁骨下动脉被覆盖而没有行旁路术有很好的耐受性。Ⅱ型内漏亦可继发于开放的支气管动脉或肋间动脉。随访中发现的内漏大多数可以通过再次腔内支架技术治疗，有些病例仅需要观察。

（2）支架塌陷：是一种灾难性的并发症，通常可能导致急性主动脉阻塞和破裂，可能是由于支架过大和没有足够位置使支架与主动脉内壁紧密贴附。或支架偏小，由于高动力性的血流和血管良好的顺应性，血流冲击而导致支架塌陷，患者可出现主动脉缩窄征象，甚至出现急性截瘫和肾衰竭。这种情况可通过支架近端加放另一个支架，或反复球囊扩张，或中转手术纠正。金属裸支架也可用于这种情况，但随后有主动脉穿孔报道。袖状延伸支架可以按主动脉的弧度顺序置入，从而更好地紧贴于主动脉内壁。对于主动脉直径＜24mm的患者，袖状短支架比长的主动脉支架效果要好。

（三）开胸修复术

1.建立临时旁路或转流术

（1）Gott分流术：1972年Gott首次报道在手术阻闭损伤主动脉段时，应用自身血流动力建立临时旁路灌注技术。采用肝素涂层聚乙烯导管，近端可选左锁骨下动脉、主动脉弓部或升主动脉插管，远端转流导管选择降主动脉或股动脉，经管壁预置的荷包缝线中戳孔插入，牢靠固定后，分别阻闭外伤的主动脉近端和远端，开放外转流后，进行主动脉修复。这类插管流量固定，且靠患者血管腔间压差决定，有数据提示可能出现灌注不良，难以充分预防截瘫发生。

（2）左心转流术：是应用离心泵和肝素涂层管道将血液从左心房转流到主动脉远端，进行下半身灌注。左心房引流管可通过左上肺静脉与左心房交界处插入。通常需监测桡动脉和股动脉压力，灌注流量一般 2 ~ 3L/min，维持下肢平均血压在 60 ~ 70mmHg。离心机附有血液回收装置。此类左心转流术足以：①维持下半身血流灌注；②减轻左心负荷；③维持血管内容量；④保温。多数主张进行全身肝素化，出血并发症并未增加，适用于降主动脉损伤的修复。

（3）体外循环：可经左侧开胸建立，于膈神经后方切开心包，于下腔静脉与右心房交界区做静脉插管，对不能耐受单肺通气者，可利用股动、静脉转流方式先建立体外循环，再左侧开胸进行手术。体外循环可以降到深低温，达到短暂安全停止循环时间，适用于修复复杂主动脉损伤，包括升主动脉和主动脉弓损伤。

2. 降主动脉损伤修复方法和步骤

在一般情况下多主张在低温、控制性低血压和静脉复合麻醉下手术。采用右侧卧位和左侧第 4 肋间标准后外侧开胸切口，开胸后暂时指压主动脉伤口止血并进行探查。裂口小可以直接缝合，预计低温下能在 20 ~ 30 分钟内开放循环者，亦可慎重考虑采用直接阻断血流的缝合方法外，一般均应在左心转流下进行降主动脉损伤修复术。

手术中主要危险是分离纵隔血肿，首先游离远离血肿的左颈总动脉近侧主动脉弓，环绕阻闭带，再在血肿下方分离和环绕降主动脉阻闭带备控制出血用。外伤破口最常见于左锁骨下动脉开口下方主动脉壁上，要想游离左锁骨下动脉开口远端主动脉而不造成血肿破裂，几乎是不可能的。因此必须阻闭假性动脉瘤近端降主动脉，在左心转流下手术。打开纵隔胸膜，再仔细游离损伤区主动脉，并注意防止迷走、喉返和膈神经损伤。随时吸去创口积血和凝血块。清创与修整主动脉破口断面，用 4-0 号无创缝线修复主动脉裂伤。若损伤严重，无法进行单纯缝合或补片修复，可应用相应大小的人工血管进行主动脉替换。主动脉连续性修复后，停止左心转流，彻底止血后拔除左心房和动脉插管，缝合纵隔胸膜，安装胸腔闭式引流管，常规关胸。其他部位创伤处理程序按常规进行。

（3）升主动脉损伤修复方法和步骤：升主动脉损伤常合并严重心脏伤，特别是心包内升主动脉损伤，循环多不稳定，仅有极少数病例生前能发现和有接受手术治疗机会。对这类垂危患者，从麻醉诱导开始就应做好一切紧急开胸抢救和复苏准备，包括急症建立体外循环，部分迂回心肺灌注后，再进行麻醉和气管插管。一般做胸部正中切口进行手术探查，寻找出血部位，先用手指压迫止血。对前壁小破口应用4-0号带小垫片涤纶线直接做褥式缝合。无法直接缝合，或伤口在后壁无法显露时，用手指压迫止血下进行体外循环降温，于无名动脉开口近端阻闭升主动脉，诱导心脏停搏后显露损伤部位，可暂时降低灌注流量（0.5L/min·m²），根据损伤程度和范围决定修复方式，包括深低温和有限停循环下应用人工血管修复升主动脉缺损，重建主动脉连续性。

第四节　主动脉弓及分支损伤

主动脉弓及其分支损伤多发生于穿透性胸部伤，亦偶见于钝性伤，大部分病例多因失血性休克死于现场，发生率尚不清楚。闭合性损伤中，主动脉弓损伤占8%～18%，伤情往往都较严重，并可累及其分支。

一、临床征象和预后

一般有胸痛和严重失血性休克表现，外伤性纵隔血肿多向颈根部延伸，压迫邻近组织和器官，有气管向健侧移位，引起气短和腔静脉回流障碍、颅脑与上肢缺血征象。如为穿透性损伤或出血流入胸膜腔，引发大量血胸，伤员可在现场因失血性休克而导致死亡。伤侧桡动脉搏动消失或减弱，远侧肢体有缺血征象；在部分撕裂而无血栓闭塞病人中，因为继续有血流通过，所以桡动脉搏动仍可扪及。

二、诊断

有胸部和（或）颈部外伤史，伤势往往较重，伴呼吸困难或严重失血性休克征象。若为穿透伤，伤道出血情况和行径，常可提示诊断。假如在颈根部扪及搏动性血肿和闻及血管杂音，右侧常提示无名动脉损伤，左侧可提示左颈总动脉和（或）左锁骨下动脉损伤。胸部X线和二维超声心动图检查可见伤侧上纵隔阴影增宽并延伸到颈根部。伤情稳定者，胸部大血管 CTA 检查可以确认损伤的性质和部位。如为穿透伤或病情不稳定，有大量血胸和严重失血性休克时，则不应去做费时的胸部 X 线等检查，可根据伤情做出初步诊断，或将此类患者立即送至手术室抢救，急诊进行经食管二维超声心动图检查，边抢救，边诊断，必要时可在经食管超声检查引导下，立即开胸探查。

三、治疗

对这类患者抢救时间就是生命。手术均应在全身麻醉和气管插管下进行，采用胸部正中切口。由于主动脉弓损伤和（或）头臂支损伤，纵隔一般均有血肿形成，张力大，可压迫气管引起窒息，血肿也随时有可能破溃造成致命性大出血，术前必须先建立 2 条输液通道，并有自体血回输准备。根据伤情和接诊单位设备和技术条件，决定抢救方案。

（一）开胸修复术

采用纵劈胸骨，缓慢将切口牵开，探查出血来源，做好临时控制出血准备，包括准备体外循环和自体血回输装置。清除血肿逐步显露出血部位，首先压迫止血。脑损伤是主动脉弓及其分支损伤和手术后的一种常见并发症，手术中保护脑功能是保证手术成功关键之一。目前临床上选用方法有选择性脑灌注、逆行脑灌注和深低温有限停循环等方法，头颅局部降温也很重要。

1. 主动脉弓损伤修复术

破口不大，尽量争取在指压止血下应用带小垫片无创缝线做间断褥式缝合修复伤口。若破口较大或破口周围组织水肿、较脆，直接缝合有困难，可应用补片修复，此时应紧急建立体外循环和降温，于深低温体外循环下进行修复。

2. 无名动脉损伤修复术

1991 年 Mclean 收集英文文献统计的穿透性无名动脉损伤经手术治疗的 33 例患者。手术均采用正中切口，显露上纵隔，分离和用粗丝线将前方左无名静脉牵往上方，纵形切开心包后直接显露主动脉弓前上方。游离无名动脉起始部绕以阻闭带，备控制近端出血。远端可分别游离出右锁骨下动脉和右颈总动脉，并环绕阻闭带，备控制远端出血用。对单纯无名动脉破裂，首先可在升主动脉—右颈动脉间应用管道建立临时外转流，分别阻闭无名动脉近端和远端血流。切开和清理受伤区血肿，检查无名动脉创口，予以清创和修复。血管组织无缺失，尽可能直接缝合，或应用自体大隐静脉或心包组织进行修复。合并气管或食管伤时，同期修复后，应取胸大肌或胸锁乳突肌瓣移植于修复的血管和气管或食管伤之间，术后加强抗感染治疗。

（二）主动脉弓去分支杂交技术修复术

腔内支架治疗降主动脉损伤是安全有效的方法。主动脉弓有弯度和头臂分支，影响支架的置入。近年来亦采用杂交技术，先应用人工血管建立头臂支旁路移植术，包括自升主动脉至无名动脉和左颈总动脉旁路移植术，再经导管介入主动脉弓腔内移植支架血管，近端锚定于无名动脉开口近端，封闭病变区破口和头臂血管开口，即去分支术。

第五节　外伤性主动脉瘘

外伤性主动脉瘘不多见，根据瘘口发生部位及其瘘入邻近器官的不同，大致可分为两大类：一类为降主动脉瘘入邻近的空腔器官，包括气管/支气管和食管等，又称主动脉—气管/支气管瘘和主动脉–食管瘘；另一类为升主动脉—上腔静脉瘘，又称主动脉—腔静脉瘘，为左心系统血液分流入右心，主动脉—肺动脉瘘属于后一类损伤。近20年来随着血管腔内覆膜支架技术的发展，许多急性主动脉病变，包括外伤性主动脉瘘的传统外科手术治疗，大多数已为导管介入血管腔内修复技术所取代，并取得满意效果，远期疗效尚需继续观察。

一、主动脉—气管/支气管瘘

（一）临床征象

外伤后形成纵隔血肿压迫气管，可出现气急、咳嗽和痰中带血，随之大口咯血。应警惕主动脉—气管/支气管瘘发生。查体颈部气管向健侧移位，两肺可有干湿啰音。一旦发生大咯血引发窒息时，再进行处理多为时已晚。

（二）诊断

钝性胸部伤后上纵隔阴影增宽，并出现上述气管受压和呼吸道征象，就应想到是主动脉—气管/支气管瘘的先兆征象，床旁二维超声心动图、纤维气管镜和主动脉 CTA 检查均有助于诊断。

（三）治疗

既往一直是一个棘手问题，自主动脉腔内支架血管介入治疗问世后，在治疗上是一个划时代变化。手术均在全身麻醉下进行，仰卧位，气管插管一定要平稳，切忌躁动和引起呛咳，并注意保持呼吸道通畅。常规消毒手术野和铺单。先经腹股沟穿刺股动脉送入猪尾巴导管，逆行主动脉造影，精确观察和确定主动脉损伤和瘘口部位，在引导钢丝引导下将选定的覆膜支架血管送到瘘口处，按常规施放支架血管，使支架血管妥善和紧密覆盖于主动脉内壁创伤区，完全隔离瘘口，然后撤出输送导管。术后继续使用抗生素治疗，预防呼吸道感染。

二、主动脉—食管瘘

（一）临床征象

有外伤史，特别是主动脉损伤史，胸部 X 线片可提示纵隔阴影增宽，这类损伤累及食管，早期少量血液进入消化道引发的症状比较隐蔽；有的直到患者出现贫血、柏油样便才被发现。

（二）诊断

胸部外伤史，特别是纵隔障阴影增宽、伴下咽梗阻等症状，可提示该病的诊断。疑诊主动脉—食管瘘时，应及时床旁行经胸二维超声心动图、食管镜或主动脉 CTA 检查，若发现胸主动脉损伤，特别是形成假性动脉瘤和造影剂外溢入消化道，可以确立诊断。此类患者若呈现进行性贫血和伴柏油样便，临床诊断上也是一个重要的间接佐证。

（三）治疗

1. 主动脉腔内支架血管移植术

诊断一旦确立，在积极补充失血量，维持循环功能稳定的同时，积极在全身麻醉和气管插管下进行主动脉腔内支架血管移植术，介入手术操作步骤同主动脉气管瘘封堵术，手术野消毒铺单后，先经股动脉插入猪尾巴导管行逆行主动脉造影，了解主动脉损伤部位，测量主动脉内径和破口位置，选定覆膜支架。在胸主动脉造影指引下，置入支架血管，到位后释放，使之完全紧贴于主动脉损伤区内壁和完全隔绝主动脉瘘破口。拔除输送支架导管，止血，缝合切口，结束手术。

2. 开胸瘘口修复术

尽管主动脉腔内支架血管移植术操作简便，特别是在外伤急性期封堵主动脉瘘口安全可靠，但术后复发率和死亡率比较高。因此 Jonker 建议，早期接受腔内支架血管移植患者，待病情稳定和急性创伤反应过后，1 个月后再开胸按常规进行食管瘘修复术，可以提高远期疗效。

三、主动脉—腔静脉瘘

（一）临床征象

临床表现主要为心慌、气短、头面部发胀、头晕、乏力。其症状与预后因瘘口大小而异。局部若出现大量左向右分流，心排血量增加，但有效循环血量则下降。颈静脉怒张，头颈部回流障碍和进行性心功能不全，心、脑等重要脏器可出现供血不足表现。查体可在分流部位听到连续性心脏杂音，伴肝大、腹水和颈静脉搏动。胸部 X 线检查右上纵隔阴影增宽，心影扩大，肺充血。心电图可出现右心室肥厚和 S-T 段和 T 波缺血性变化。超声心动图和彩色多普勒可见升主动脉至上腔静脉分流影像，上腔静脉和右心系统明显扩张。

（二）诊断

根据外伤后出现上述临床征象，特别是在胸骨右缘第 2-4 肋间闻及连续性心脏杂音，多能提示临床诊断。二维超声心动图和彩色多普勒检查可以进一步帮助确立诊断和确定分流部位。CTA、主动脉造影和右心导管检查对疑难患者可以选择性应用。

（三）治疗

主动脉—腔静脉瘘诊断一旦确立，多数都是选择及早开胸进行主动脉—腔静脉瘘修复术，随着经导管进行主动脉内微创技术以来，已有报道认为后者是一种处理主动脉—腔静脉瘘的优选方法。

术前应积极进行强心、利尿治疗，限制钠盐摄入，控制心力衰竭和改善心功能，是择期手术的必要条件。

1. 腔内介入封堵／支架血管植入术

仰卧位，手术在气管插管和全身麻醉下进行。按常规进行手术野消毒和铺单后，先经腹股沟穿刺送入猪尾巴导管逆行进入升主动脉，尖端送至瘘口近端，注射造影剂显示局部病变后，仔细观察和确定瘘口部位及其和周围结构关系，视病变情况选定介入治疗方法，在引导钢丝引导下将选好的封堵器／覆膜支架送到瘘口区，按常规释放腔内移植物，完全隔离瘘口。然后撤出输送导管，缝合压迫腹股沟切口。若造影显示不适宜介入治疗，立即改用开胸修复术。

2. 开胸修复术

手术在全身麻醉、气管插管下进行。仰卧位，正中劈开胸骨切口，或做右侧前外开胸切口。首先建立体外循环，经股动静脉插管，升主动脉阻闭钳和上腔静脉插管的阻闭带均置于瘘口的远侧，在完全心肺转流和心脏停搏下，探查主动脉—上腔静脉瘘。一般可应用自体心包片或人工织物分别修复动、静脉破口。对陈旧性瘘口，可以先切开升主动脉前壁，从主动脉腔内显露瘘口，应用人工织物进行修复。瘘口修复后彻底止血，逐步停止体外循环并按常规关胸。

外伤性主动脉—肺动脉瘘偶尔也可遇到，其临床表现和手术治疗，可参见先天性主动脉—肺动脉窗。

第六节　肺动脉损伤

一、临床征象与诊断

肺动脉损伤的临床表现和心脏破裂及心包内大血管损伤相似。根据心包有无破口及其大小，临床主要是心脏压塞征象和（或）失血性休克。疑诊肺动脉裂伤，及时进行二维超声心动图和彩色多普勒检查有助诊断，对伴有明显血流动力学改变者，应及时开胸探查。

二、治疗

开胸手术修复是唯一有效的治疗方法。术前准备，术中注意要点，与修补心脏伤相同，当肺动脉损伤出现心脏压塞失代偿时，快速心包减压术常可提供足够时间令伤情稳定，便于进行最终的修复手术。

（一）手术步骤

全身麻醉、气管插管，仰卧位。按常规消毒手术野和铺盖消毒单。一般采用胸骨正中切口，切开心包探查时，可先用手指压迫破口，临时止血。

（二）修复方法

1.压迫止血缝合法

肺动脉干前外方损伤，显露好，损伤较局限，可用手指压住破口，应用4-0号双针缝线修复，不需要体外循环。

2.体外循环下修复法

体外循环下修复法是针对贯通伤，或破口位于肺动脉后壁或深面，手指压迫下无法缝合止血，或对广泛而复杂的损伤选用。修复方法同一般体外循环直视修复术。

第六章　心脏瓣膜病

第一节　二尖瓣狭窄

正常二尖瓣瓣口面积为 4.0 ~ 5.0cm^2，二尖瓣狭窄是由于二尖瓣结构异常，在二尖瓣膜的水平发生左心室流入道的梗阻，限制了左心室舒张充盈期二尖瓣膜正常开放。90%二尖瓣狭窄的病因为急性风湿热的后遗症，极少数为先天性狭窄或老年性二尖瓣环或瓣下钙化。目前在一些发达国家，风湿性心脏病患病率一般在 0.1%以下，有的已降至 0.01%；而在南美洲、亚洲和非洲许多发展中国家发病率均在 1%以上，有些地区高达 1% ~ 1.3%。我国近年发病率有所降低，但仍约为 0.234%。

二尖瓣狭窄病情进展缓慢，但随着瓣膜狭窄程度的加重，症状也逐渐明显，需要解除或缓解狭窄病变，早在 20 世纪 40 年代开展的闭式扩张术在一定时期拯救了无数风湿性二尖瓣狭窄患者，至 80 年代，被经皮球囊导管瓣膜成形术替代，但术后再狭窄的复发率高，而且多数患者因瓣膜严重钙化或合并关闭不全等而无手术指征，瓣膜置换术是治疗二尖瓣狭窄最常用、最有效的方法。自 1960 年，Starr 等实施了第 1 例人造心脏瓣膜置换术后，人造瓣膜的性能得到了极大的改善，手术技术日臻成熟。

一、临床表现与辅助检查

（一）症状

风湿性二尖瓣狭窄病程长，即使当瓣膜出现瓣叶增厚、交界粘连等病理改变，但患者可长期没有不适症状，能胜任一般的体力劳动，通常在体检时发现有二尖瓣狭窄的明显体征而被确诊。随着病变的加重，患者由于左心房压升高，肺静脉回流血受阻，出现肺淤血改变，随后导致肺动脉压的升高，进一步影响三尖瓣和右心功能，常见的临床表现如下。

1. 呼吸困难

呼吸困难是二尖瓣狭窄患者早期出现的临床症状，是指患者觉得喘不过气及呼吸费力的一种主观感觉，同时可见呼吸肌收缩用力、呼吸加快及幅度变浅等客观表现，但不同时期，其发生呼吸困难的机制不同，表现为不同的形式，而这反过来说明二尖瓣狭窄的严重程度。

（1）劳力性呼吸困难：是指伴随体力活动而出现的呼吸困难，休息后即行消失。此时患者尚能维持静息时左心室充盈，但在体力活动及运动时出现呼吸困难，其机制：①回心血量增加，运动时心排血量增加，快速回流至左心房的血液不能克服狭窄瓣口产生的机械障碍，使左心房压明显升高，肺淤血水肿加重；②心率加快，舒张充盈时间缩短，血流通过狭窄瓣口的时间减少，加重肺淤血；③缺氧，运动时，组织细胞耗氧量增大，可因缺氧反射性刺激呼吸中枢，发生劳力性呼吸困难。

（2）端坐呼吸：是指患者在静息时也感到呼吸费力，平卧位尤为明显，故被迫采用端坐位或半卧位以减轻呼吸困难的程度。端坐呼吸的发生主要与体位对回心血量和肺活量的影响有关，其机制：①回心血量减少，平卧位时，机体下半身血液回流增多，加重肺淤血、水肿，而端坐位时，由于重力作用，部分血液（可达15%）转移至腹腔和下肢，使回心血量减少，肺淤血、水肿有所减轻，同时端坐位也减少下肢水肿液回吸收入血；②膈肌下降，端坐位时，膈肌位置较平卧位降低，胸腔容积增大，肺活量增加。

（3）阵发性呼吸困难：常于夜间发作，患者入睡后突然为严重的气闷所憋醒，需急速坐起喘气及咳嗽。其发生机制：①肺淤血加重，患者入睡后由端坐位滑向平卧位，下半身静脉回心血量增多，下肢水肿液回吸收入血增多，使肺淤血水肿加重；加之膈肌上移，肺活量减少；②呼吸道阻力增加，入睡后迷走神经兴奋性相对升高，使支气管平滑肌收缩，加之肺淤血加重，支气管黏膜充血、水肿，通气阻力增大；③神经反射敏感性降低，入睡后神经中枢系统处于抑制状态，神经反射的敏感性降低。只有当肺淤血比较严重，PaO_2降低到一定水平时，才足以刺激呼吸中枢，使患者突感呼吸困难而憋醒。任何引起左心房压急剧升高的因素，如心房颤动，可造成急性肺水肿。

2. 咳嗽

咳嗽是肺静脉高压的常见症状。咳嗽多在活动时或夜间入眠时出现，由左心房高压引起的咳嗽常为干咳，如伴有肺水肿，则可带有粉红色泡沫痰；但如患者继发支气管或肺炎，则可有黏痰或脓性痰。部分患者在卧位时出现干咳，这与扩张的左心房压迫支气管有关。

3. 咯血

二尖瓣狭窄病例中，咯血的发生率为 15% ~ 30%，其可分为以下几种情况：

（1）突发咯血：常见于妊娠期或较剧烈的体力活动时，是由于左心房压的急剧升高，原已扩张的支气管静脉破裂所致。这类咯血的量通常较大，且多发生在二尖瓣狭窄的早期，并不是肺动脉高压的表现。当肺静脉高压持续存在时，支气管静脉的管壁代偿性增厚，咯血的发生率反而下降。

（2）夜间阵发性呼吸困难伴血痰。

（3）粉红色泡沫痰，此为急性肺水肿时肺泡毛细血管破裂的典型表现。

（4）并发急性肺梗死时的咯血，多见于二尖瓣狭窄并发重度右心室衰竭时发生。

（5）并发慢性支气管炎时的血痰，与慢性二尖瓣狭窄患者支气管黏膜淤血水肿易于罹患慢性支气管炎着关。

4. 心悸

心悸常因心房颤动或其他心律失常所致。快速心房颤动可诱发急性肺水肿，可使原先无症状的患者出现呼吸困难或使之加重。

5. 胸痛

二尖瓣狭窄伴重度肺动脉高压的患者，可出现胸骨后或心前区压迫感或胸部闷痛，历时常较心绞痛持久，应用硝酸甘油无效，其胸痛机制未明，但二尖瓣狭窄手术后胸痛可消失，此可能与右心室肥厚和（或）合并有冠心病有关。

6. 右心衰竭的症状

长期肺动脉高压可导致三尖瓣重度关闭不全，右心功能不全或衰竭，可出现食欲缺乏、恶心、呕吐、夜尿增多、肝区疼痛等表现。

（二）体征

1. 视诊

重度二尖瓣狭窄患者的双颧常呈绀红色，即所谓"二尖瓣面容"，其产生机制与心排血量降低及外周血管收缩有关。二尖瓣狭窄如发生于儿童期，常可见心前区隆起，左侧乳头向左上方移位。

2. 触诊

在瓣膜病变早期，常在心尖区触及舒张期震颤，左侧卧位时明显，胸骨左缘心前区处可有收缩期抬举性搏动，而且可于第二心音后扪到一个短促的拍击感，相当于二尖瓣拍击音。

3. 叩诊

轻度二尖瓣狭窄患者的心脏叩诊时心浊音界多无异常。中度以上狭窄的患者可因主肺动脉和右心室漏斗部的增大而出现胸骨左缘第 3 肋间浊音界向左扩大（心脏左缘正常心腰消失）。

4. 听诊

（1）二尖瓣狭窄的特征性杂音为一低调、隆隆样的舒张期杂音：该杂音的最佳听诊方法是让患者取左侧卧位，使用听诊器的钟形听件于心尖区进行听诊。当其响度较轻时，通常仅局限于心尖区，而当其响度较大时，也可向胸骨左下缘或腋窝传导，但该杂音响度与瓣口的狭窄程度无直接关系，如房室瓣口仅轻度狭窄，但血流量正常或增加时，杂音往往很响。与响度不同，该杂音的持续时间常与二尖瓣狭窄的严重程度有关，持续时间越长，狭窄越重，故在二尖瓣呈轻度或中度狭窄的患者杂音常位于舒张中晚期，而在重度狭窄患者，该杂音常占据整个舒张期。窦性心律时，由于心房在舒张晚期的机械性收缩，跨瓣血流加速，故该杂音的终末部分常增强；而发生房颤时，由于心房丧失机械性收缩功能，该杂音的终末部分可减弱或消失。从理论上讲，只要左心房室压力梯度在 3mmHg 以上，该杂音即可产生，如果该杂音常极微弱或听不到（"哑型"二尖瓣狭窄），其机制：①二尖瓣狭窄的程度极重，以致通过瓣口的血流减少；②严重心力衰竭，跨瓣血流速度极度缓慢；③房颤伴极快心室率时，每一心动周期流经二尖瓣口的血流减少；④轻度二尖瓣狭窄伴肥胖或肺气肿时；⑤显著右心衰竭且心尖区为右心室所占据时，随着心功能改善，心律失常纠正和心室率减慢后，杂音可再度出现。

（2）第一心音（S1）亢进和开瓣音：二尖瓣狭窄时左心房压升高，在舒张末期左心房—室间仍存在较大压差，加上左心室舒张期充盈量减少，二尖瓣前叶处于心室腔较低位置，当心室收缩时，瓣叶突然快速关闭，可产生亢进的拍击样S1。开瓣音也称为二尖瓣开放拍击音，此音在胸骨左缘第3、4肋间或心尖区的内上方或两者之间最易听到。二尖瓣狭窄时，舒张早期左心房压力高，使交界区粘连、增厚的瓣叶中心凹向左心室，当心房血液流经二尖瓣时瓣叶开放活动突然受阻，瓣叶被弹回，从而产生开瓣音。S1亢进和开瓣音的存在常表明前叶活动能力和弹性较好。以下因素可使心尖区第一心音变为柔和并使二尖瓣开放拍击音消失：①二尖瓣（尤其前叶）弥漫性钙化伴有或不伴有明显的反流；②僵硬的漏斗型二尖瓣狭窄；③以反流为主要的二尖瓣病变；④肺循环高阻力；⑤左心房内大块血栓；⑥显著主动脉瓣关闭不全。

（3）肺动脉瓣区第二心音亢进（P2亢进）、分裂：当二尖瓣狭窄导致肺动脉高压时可产生P2亢进、分裂，有时具拍击样。肺动脉扩张可在该区闻及收缩期杂音，当肺动脉重度扩张时，可产生相对性肺动脉瓣关闭不全，在肺动脉瓣听诊区可出现舒张早期吹风样杂音，即Graham-Stell杂音。当二尖瓣狭窄发展到累及右心时，可产生相对性三尖瓣关闭不全，在三尖瓣听诊区可闻及收缩期杂音。

（三）并发症

1.急性肺水肿

急性肺水肿是二尖瓣狭窄最严重的并发症，处理不及时可导致患者死亡，当二尖瓣狭窄发展到左心房失代偿期后，常因感染、剧烈体力活动、心动过速、妊娠或风湿活动而诱发肺毛细血管楔压在短期内急剧升高所致，病情危笃，进展迅速，表现为突发重度呼吸困难，呼吸频率达30～40次/分，伴咳嗽，咳粉红色泡沫痰。病人常取坐位，两腿下垂，两手抓着床沿以协助呼吸，吸气时锁骨上窝和肋间隙内陷，表情紧张，面色灰白，口唇发绀，大汗淋漓，皮肤湿冷；呼吸时的气过水声及哮鸣音不用听诊器即清晰可闻。发病初期血压常升高，但随着病情的恶化常迅速下降，甚至出现心源性休克。听诊两肺满布湿啰音及哮鸣音，以致心音听诊困难，但仔细听诊常可闻及肺动脉瓣区P2亢进及心尖区舒张期奔马律。

2. 心房颤动

心房颤动是二尖瓣狭窄最常并发的心律失常，有时为首发症状，发生率在20%以上，房性期前收缩常为其前奏。开始多为阵发性房颤，以后逐渐转为慢性房颤。二尖瓣狭窄时因左心室充盈量减少而存在基础心排血量的降低，并发房颤时心排血量将在此基础上再下降20%，故常导致患者的运动耐量在短期内即有明显下降。由于房颤时左心房压的高低更加依赖于左心室舒张期充盈相的长短，故心室率稍增快（充盈相缩短），即可导致左心房压的显著升高，从而加重呼吸困难，甚至诱发急性肺水肿。此外，房颤的出现还使二尖瓣狭窄患者发生血栓栓塞危险显著增加，据报道，合并房颤者较无房颤者发生血栓栓塞危险高 7 ～ 18 倍。所以，房颤的发生是二尖瓣狭窄病程中的一个转折点，如不机械性解除或缓解二尖瓣梗阻，常标志着病情恶化的开始。

3. 左心房血栓与动脉栓塞

严重二尖瓣狭窄时，左心房和左心耳发生扩张和淤血，在此情况下，特别是房颤患者，左心房或左心耳内容易产生血栓。新近形成的心房内血栓易于脱落而发生动脉栓塞，动脉栓塞是二尖瓣狭窄患者一种严重的并发症，可发生于10% ～ 25%的患者中，其中以脑动脉栓塞最多见，四肢、肠系膜、肾、脾及冠状动脉等处亦可发生。

与动脉栓塞密切相关的两个因素是年龄和房颤的存在，35 岁以下患者动脉栓塞的发生率通常在10%以下，35 岁以上者则可上升到24%。动脉栓塞病例中80%是房颤患者。左心房增大可能直接影响血凝块形成，在严重钙化的瓣膜，表面溃疡和继之发生的血栓形成可以引起动脉栓塞。

4. 肺部感染

二尖瓣狭窄引起淤血，肺顺应性降低、支气管黏膜肿胀和纤毛上皮功能减退，肺间质渗出物常成为细菌良好的培养基，加上二尖瓣狭窄患者抵抗力低下，极易反复呼吸道感染，而肺部感染又可诱发和加重心功能不全。

5. 恶病质

恶病质是严重二尖瓣狭窄伴右心衰竭的一个特征。由于同时存在水肿，肌肉萎缩有时不易从体重减轻这一指标上反映出来。此种患者肝及胃肠道的淤血可造成患者厌食。

6.感染性心内膜炎

单纯性二尖瓣狭窄病人并发感染性心内膜炎的机会较少，常见于轻度二尖瓣狭窄或合并有二尖瓣关闭不全或主动脉瓣关闭不全时，则可增加感染性心内膜炎的发生。

7.声音嘶哑

二尖瓣狭窄引起左心房扩大或扩张的左肺动脉压迫喉返神经可引起声音嘶哑。

（四）辅助诊断

1.X线检查

（1）心脏的表现：轻度二尖瓣狭窄患者的心脏外形可在正常范围内。中度以上狭窄的患者可发现左心房增大，后前位见左心缘变直，肺动脉段隆突，右心缘见双心房影；左前斜位见左主支气管上抬；右前斜位见食管下端向后移位。但应注意，X线胸片上左心房的大小与二尖瓣狭窄的严重程度并无正比关系，极度扩张的左心房并不代表二尖瓣口的狭窄重度，反而常是中度二尖瓣狭窄合并关闭不全的表现。

（2）肺脏的表现：①间质性肺水肿表现，Kerley B 线为纤细、致密、不透光的水平线，是由于左心房压的升高，肺的小叶间隔和淋巴管扩张伴水肿所致，常见于肺野中下部近肋膈角处。据统计，静息肺静脉压低于 20mmHg 的患者，仅有 30% 可见 Kerley B 线，而在静息肺静脉压高于 20mmHg 的患者中，这一比例增至 70%。重症患者还常见 Kerley A 线（长约 4cm 朝向肺门的致密直线）及多次咯血所致的含铁血黄素沉着。②肺淤血表现，上肺静脉扩张，而下肺静脉狭窄或正常（肺血再分配）；肺血管纹理增多模糊；肺门阴影增大边缘模糊；肺野透亮度降低，以中下肺野为著。

2.心电图检查

心电图的改变取决于二尖瓣狭窄的程度及其引起的血流动力学改变的结果。轻度的二尖瓣狭窄常无明显异常，中重度狭窄时可出现下述相对特征性的改变。

（1）左心房增大的表现：P Ⅱ > 0.12 秒并有切迹、PV1 终末负性向量增大及 P 波电轴位于 -45° ～ -30°，可见于 90% 的重度二尖瓣狭窄伴窦性心律的患者。

（2）房颤的表现。

（3）右心室肥大的表现（如额面电轴右偏及 V1 导联 R/S ＞ 1），多见于右心室收缩压超过 70mmHg 的患者。

（4）额面 QRS 波电轴：在单纯二尖瓣狭窄患者，其额面 QRS 波电轴的偏移程度常与瓣口的阻塞程度及肺血管阻力的大小有关。如当额面电轴在 0 ~ 60° 时，通常瓣口面积在 1.3cm² 以上，而当超过 60° 时，瓣口面积则多在 1.3cm² 以下。

3. 超声心动图检查

二维及多普勒超声心动图是目前诊断二尖瓣狭窄最为特异和敏感的无创检查。

（1）M 型超声心电图：是最早应用于临床检查二尖瓣狭窄的方法，可敏感地评价瓣叶活动及厚度，其最典型特点为正常 E、A 峰之间凹陷消失，瓣叶活动呈城墙样改变，可定性地诊断二尖瓣狭窄，但无法测量二尖瓣瓣口面积。

（2）二维超声心动图：二维超声心动图可准确测量二尖瓣瓣口面积、各个瓣环内径及各房室的腔径，并能对二尖瓣形态和活动度做动态观察，从而对病变程度做出定量评价；不仅能显示二尖瓣瓣膜、瓣下结构的病理改变，而且能对二尖瓣钙化程度做出明确诊断，通过超声影像可以对瓣膜的病理改变进行分期和分型（表 6-1），为临床选择治疗方法提供参考。

表 6-1　超声心动图二尖瓣狭窄程度分级

分级	瓣口面积（cm²）	跨二尖瓣口平均压差（mmHg）
正常	4.0	5
轻度	1.5 ~ 2.5	5 ~ 10
中度	1.5 ~ 1.0	10 ~ 20
重度	＜ 1.0	＞ 20

（3）多普勒超声心动图：二尖瓣狭窄的彩色多普勒表现为舒张期于狭窄的瓣口内可见异常变窄变细的以红色为主的五色镶嵌状的异常血流束。经二尖瓣口血流速度增快是二尖瓣狭窄频谱多普勒超声图像的最基本特征，根据通过二尖瓣口的血流速度可以计算出舒张期左心房和左心室的跨瓣压力阶差、二尖瓣瓣口面积、肺动脉压等。

（4）经食管超声心动图检查（TEE）：因经胸壁二维及多普勒超声心动图检查能提供绝大部分二尖瓣狭窄的解剖和血流动力学资料，所以 TEE 不作为常规的检查方法。偶尔有少数患者，经胸壁的图像欠佳，或需进一步了解二尖瓣关闭不全的程度等有关资料，拟行二尖瓣球囊扩张术患者，为排除左心房血栓，也应行 TEE。

4. 心导管检查

随着多普勒超声心动图技术的广泛应用，目前二尖瓣狭窄患者一般不需做心导管检查，只有在患者临床症状与客观体征不相符时，或在老年患者与心绞痛的患者，为明确有无冠状动脉病变时，才行心导管检查。

心导管检查可测出心排血量（CO），然后以心排血量除以左心室舒张期充盈时间（DFP，取二尖瓣从开放到关闭所需的时间），便可得到经过二尖瓣口的血流速率（mL/s），血流速率（mL/s）＝ CO（mL/min）/DFP（s/min）。并利用前述的 Gorlin 公式计算出二尖瓣瓣口的面积。另外对于重度二尖瓣狭窄合并肺动脉高压的患者，心导管检查可测出肺动脉压，了解血流动力学改变的状态。

5. 心血管造影

目前仅用于有冠心病临床症状或 50 岁以上患者，行冠状动脉造影检查了解合并冠状动脉病变情况。

二、诊断与鉴别诊断

二尖瓣狭窄的诊断包括临床诊断、病因诊断和临床分期，根据病史、临床症状结合有关实验室检查，尤其是超声心动图检查都能做出诊断，对于临床表现不典型者需要与慢性肺心病伴右心室极度增大者、甲状腺功能亢进、左心房黏液瘤等相鉴别。绝大多数二尖瓣狭窄的病因是风湿性的，其有明确的风湿热病史。

由于风湿性二尖瓣狭窄的病史长、病程长，其瓣膜的病理改变、血流动力学变化和症状的出现均不尽相同，风湿热初次发作并不立即引起二尖瓣狭窄，往往需要数年甚至 10 年以上才形成瓣口狭窄。以往认为，逐渐出现二尖瓣狭窄是风湿活动持续引起瓣叶增厚和钙化的结果。现在的观点认为，血液通过病变瓣膜产生涡流，二尖瓣狭窄是瓣叶对涡流产生的应力作出反应的慢性结果。由于瓣叶活动程度不同，涡流产生和应力也不尽相同，有些瓣膜经过许多年仅有轻度狭窄，而有些瓣膜病变进展较快，数年内产生严重狭窄。二尖瓣狭窄治疗原则和方法要根据瓣膜病理损害程度、血流动力学改变及病理生理变化和临床表现等综合考虑,《2014 年 AHA/ACC 心脏瓣膜病管理指南》,综合上述因素将二尖瓣狭窄的病程分为 4 期,具体见表 6-2。重度二尖瓣狭窄是指患者已出现症状,二尖瓣面积 $\leq 1.5cm^2$,正常心率下平均跨瓣压差为 5 ~ 10mmHg。

平均跨瓣压的梯度是为了进一步确定二尖瓣狭窄的血流动力学影响而获得,而且在严重的二尖瓣狭窄中它通常 > 5 ~ 10mmHg。然而,由于平均跨瓣压的梯度会随着心率和前向性血流的变化而变化,它还未被纳入评定二尖瓣狭窄严重性的标准之中。

表 6-2　二尖瓣狭窄临床分期

分期	定义	解剖损害	血流动力学特征	血流动力学结果	症状
A	二尖瓣狭窄起始	在舒张期瓣膜轻度圆隆	二尖瓣血流速度正常	无	无
B	二尖瓣狭窄进展期	瓣膜呈现风湿性改变伴瓣膜交界处黏着融合,舒张期二尖瓣叶圆隆 二尖瓣瓣口面积 > $1.5cm^2$	经二尖瓣血流速度增加 二尖瓣瓣口面积 > $1.5cm^2$ 舒张期压力半降时间 < 150ms	静息时肺动脉压正常 左心房轻到中度扩大	无
C	无症状的重度二尖瓣狭窄	瓣膜的风湿性改变伴瓣膜交界处黏着融合和舒张期二尖瓣叶圆隆 二尖瓣瓣口面积 $\leq 1.5cm^2$ 尖瓣瓣口面积 $\leq 1.0cm^2$ 为极重度二尖瓣狭窄)	二尖瓣瓣口面积 $\leq 1.5cm^2$ (二尖瓣瓣口面积 $\leq 1.0cm^2$ 为极重度二尖瓣狭窄) 舒张期压力半降时间 $\geq 150ms$ (舒张期压力半降时间 $\geq 220ms$ 为极重度二尖瓣狭窄)	重度左心房扩大 肺动脉收缩压 > 30mmHg	无
D	有症状的重度二尖瓣狭窄	瓣膜的风湿性改变伴瓣膜交界处黏着融合和二尖瓣叶舒张期圆隆 二尖瓣瓣口面积 $\leq 1.5cm^2$	二尖瓣瓣口面积 $\leq 1.5cm^2$ (二尖瓣瓣口面积 $\leq 1.0cm^2$ 为极重度二尖瓣狭窄) 舒张期压力半降时间 $\geq 150ms$ (舒张期压力半降时间 $\geq 220ms$ 为极重度二尖瓣狭窄)	重度左心房扩大 肺动脉收缩压 > 30mmHg	活动耐量下降 劳力性呼吸困难

三、外科治疗

（一）经皮二尖瓣狭窄球囊扩张术

经皮二尖瓣狭窄球囊扩张术，亦称经皮二尖瓣球囊成形术（PMBV），由 Inoue 等于 1984 年首先提出。随着技术和设备不断进步，因其良好的安全性、有效性，即时、短期、中长期治疗效果好的优势，逐渐取代外科闭式或直视式二尖瓣分离术，成为二尖瓣狭窄的主要治疗措施之一。

1. 适应证

（1）有症状（心功能 NYHA Ⅲ－Ⅳ级）的重度 MS（二尖瓣面积 ≤ 1.5cm^2）患者，瓣膜形态良好，无左心房血栓或中、重度二尖瓣关闭不全。

（2）无症状的重度二尖瓣狭窄（MS）（二尖瓣面积 < 1.0cm^2）患者。

（3）二尖瓣面积 > 1.5cm^2 患者，如有以下情况之一均考虑 PMBV：①有症状；②血流动力学异常，肺动脉收缩压 > 60mmHg、肺动脉楔压 > 25mmHg 或二尖瓣跨瓣压 > 15mmHg。

（4）对于患有 MS 的孕妇，出现持续呼吸困难或肺动脉高压经药物治疗无缓解的，可考虑妊娠 20 周后在腹部、盆部有效防护下或 TEE 下行 PMBV 治疗。

（5）重症二尖瓣狭窄，外科手术风险大或存在禁忌证者，尽管有钙化或左心耳血栓存在，建议 PMBV 作为姑息治疗。

2. 禁忌证

（1）左心房有血栓，经华法林抗凝治疗 3 个月后经 TEE 检查仍没有消失者。

（2）合并有中、重度二尖瓣关闭不全，或瓣膜有钙化。

（3）合并严重的主动脉瓣或三尖瓣疾病、合并冠心病需旁路移植手术者。

3. 方法

经右股静脉穿刺插管，行右心导管检查，观察各部血氧饱和度、肺动脉压、肺毛细血管嵌顿压及测定心排血量，再行右心房造影，观察三尖瓣环、左心房及主动脉根部的相对解剖关系。穿刺股动脉，送入 5F 猪尾导管，测量主动脉及左心室压力和血氧饱和度，再做左心室造影，观察二尖瓣有无反流，然后将 5F 猪尾导管后退至降主动脉，作为监测血压用。经右股静脉送入 Brockenbrough 穿刺针，穿刺房间隔。穿刺成功后，用 14F 扩张器扩张股静脉穿刺孔和房间隔穿刺孔，然后经导丝送入球囊导管（Inoue 球囊导管系统），在荧屏连续监视下充胀球囊扩张二尖瓣口。扩张结束后，如心尖部舒张期杂音消失或明显减弱，左心导管检查左心房平均压 ≤ 11.25（mmHg）1.5kPa，二尖瓣压差 ≤ 18mmHg（2.4kPa），TEE 检查二尖瓣口面积 ≥ 2cm²，提示治疗成功有效。

（二）闭式二尖瓣交界扩张分离术

闭式二尖瓣交界扩张分离术作为最早开展的心脏手术，在心内直视手术开展前，该技术拯救了许多风湿性二尖瓣狭窄病人的生命，尽管 20 世纪 70—80 年代其逐渐被球囊扩张术取代，但仍有必要做一介绍。闭式扩张分离术可分为左径和右径两种。其手术适应证和禁忌证同经皮球囊扩张术，一般采用左径闭式扩张术，但左心耳过小或慢性房颤、有栓塞史及左径扩张后再狭窄的患者，则选用右径路。

1. 左径闭式二尖瓣交界扩张分离术

取左胸前外侧切口，由第 4 或第 5 肋间进入胸腔，在左膈神经前 1 ~ 2cm 平行切开心包，充分显露心尖和左心耳。探查心脏，注意左心耳大小，估计是否可通过术者的示指。分别在心尖处和左心耳处，用 3–0 号聚丙烯缝线，做 2 个同心外向荷包缝线，套入 Rumel 止血器备用，用剪刀剪除心耳顶端，剪断心耳腔内肌小梁，以免阻碍示指的伸入。剪去术者示指上的大部分手套，用 3% 碘酊涂抹，干燥后再用 75% 酒精脱碘 2 次，然后用含 3.8% 枸橼酸钠溶液纱布湿润示指。助手冲洗心耳切口，松开心耳钳和荷包缝线，让少量血液涌出后，术者的示指伸入左心房，收缩荷包缝线，心房内探查以明确瓣上有无反流及其程度、瓣叶活动度及柔软性，有无瓣膜钙化和附壁血栓，如手指能通过瓣孔，则迅速感知瓣下结构状况，但不宜堵塞瓣孔过久。扩张器扩张分离瓣叶交界：

（1）由助手切开左心尖荷包中心部的心肌，扩张器头部穿透后插入左心室腔。

（2）术者左手接过扩张器，沿流入道推送扩张器，然后术者的示指伸入左心室，引导扩张器头部进入左心房，并使撑开架柱朝向前外角和后内角。左手施力于扩张器的把手部，使撑开架张开，并施压于交界粘连处。放松把手部，使撑开架在原位闭合，然后退出左心室。

（3）心房内的示指探查分离程度和有无反流，如无反流喷射，则转动扩张器把手部的螺丝轴，调节到需要撑开架再次张开的尺寸，重复上述步骤再行扩张。

（4）一般采用分次扩张，第一次扩张幅度为 2.5cm，根据体重和有无反流等局部情况，依次扩至 3 ~ 3.5cm。

（5）扩张完毕，放松左心耳荷包线，示指退出左心房，此时，应让适量血液跟示指溢出，再收紧荷包线并结扎。用心耳钳轻夹心耳，结扎荷包缝线，并靠心耳基部处，加用 3-0 号涤纶线结扎。结扎心尖荷包线，并以间断褥式加垫片缝合 2 针加固。

2. 右径闭式二尖瓣交界扩张分离术

做右胸前外侧切口，第 4 肋间进入胸腔，切开心包，充分显露房间沟，用无创钳提起切口前缘的右心房边缘，解剖房间沟达底端，分别于上下相距 1cm 做长约 2cm 和 0.8cm 切口，上方切口处做两圈荷包缝合，内圈的直径应大于术者示指根部直径，其缝线两端套入 Rumel 止血器；再做下方切口的荷包缝线，内圈的直径则应大于右径扩张器头部的直径。用无创钳提起上方切口的前缘，用小圆刀片切开内圈荷包中的左心房壁，左示指对准切口，逐渐转进，使整个示指进入左心房。示指进入左心房前的准备和进入后探查的要点与左径者相同。术者右手持扩张器，从下方切口插入左心房后，在示指尖引导下插入瓣口，如同左径法逐步扩开粘连的交界。

扩张完毕后，先退出扩张器，再退出示指，分别结扎两个切口的荷包缝线。

（三）直视二尖瓣成形术

以往认为风湿性二尖瓣狭窄成形困难，远期效果差，只是对一些早期病变行直视二尖瓣交界切开术，但近 10 年来，随着成形技术的成熟，一些风湿性心脏病发病率高的国家也开展了针对二尖瓣狭窄病变的病理特点的成形技术，成形术的比例逐年升高，而且取得较好的近期效果，但仍存在比较高的再手术率，在我国目前仍然以二尖瓣置换术为主，以免二次手术，增加手术风险和经济负担。

风湿性二尖瓣狭窄病理改变涉及整个二尖瓣装置，因此其成形手术包括瓣叶、瓣下腱索和乳头肌等综合修复，针对各个部位的病理特点运用不同的技术，常用的成形技术包括如下。

1. 瓣叶

（1）交界切开术：这是最常用的技术，曾经以直视下交界切开术替代闭式扩张术。切开左心房后，显露出二尖瓣叶交界区后，在交界下方水平放置一把直角钳提起交界区，用刀片切开粘连、融合的交界直至瓣环2～3mm处。定位交界区是手术成功的关键，大部分患者的交界融合是由增厚组织形成的一条沟带，其颜色和组织结构与邻近的瓣叶均不相同，风湿性病变交界融合增厚严重造成精确定位困难，交界下方的交界腱索可提供重要的标志。因交界腱索发自乳头肌，呈辐射状连于前后瓣叶。一旦明确了交界区，拉紧前后瓣叶及相邻的腱索，用刀片一边小心分次切开融合的交界，一边证实连于腱索上的前后瓣叶各自的边缘，交界线通常呈轻度的前弯，并非直接对向两侧。

（2）瓣叶削薄和钙化剔除：纤维化增厚的瓣叶组织活动度差，尤其是钙化部分妨碍瓣叶的活动。用小圆刀片小心削除心房面增厚的瓣叶，由于纤维化瓣叶累及全层，没有界限，因此只要瓣叶柔软性和活动度改善即可；对于钙化斑，用有齿镊或梅花镊钳夹钙化组织，无法完整取出的，夹碎后逐粒取出，可以完全去除钙化组织，如造成瓣叶缺损的，可以用自体心包组织修补。

（3）瓣叶加宽：由于瓣叶的纤维化引起瓣叶卷缩，使瓣叶对合不佳，可以用自体心包瓣加宽。上提前后瓣叶，根据瓣缘对合情况确定和估算瓣叶加宽的部位、大小，常在瓣叶的透明部切开，量取需加宽的高度和长度，然后裁剪心包组织，可以直接用心包加宽，或用戊二醛处理后的心包组织，后者处理固定会引起挛缩，因此裁剪时面积比实际要大，用5-0号聚丙烯线连续缝合。

2.腱索和乳头肌

（1）切开融合的腱索与乳头肌结构：融合的腱索与乳头肌限制了瓣叶的活动，由于腱索和乳头肌病变复杂，手术处理应根据瓣叶的活动度确定，对限制或牵拉瓣叶的腱索或乳头肌用尖刀片劈开，如果瓣下主腱索融合，可以在融合的腱索做倒三角形切除，切开乳头肌不宜过深，以防造成左心室破裂，对于切开的乳头肌创面最好用心包片缝补，防止术后因左心室收缩使创面扩大而引起左心室破损。

（2）人工腱索：如果腱索明显缩短，可以游离切除相应的腱索，应用4-0—5-0号PTFE带垫片褥式缝合穿过乳头肌，不进行打结。然后缝线的两端缝合脱垂的瓣叶边缘，采用腱索长度测定器或以相对应后瓣叶区的腱索长度为参照确定人工腱索的长度，然后用钛夹轻轻固定，左心室注水，观察前瓣叶关闭情况，调节至合适长度，注水未见有反流，最后在瓣叶上打结。

3. 瓣环

二尖瓣狭窄二尖瓣瓣环常不扩大或扩大不明显，然而其常常合并有二尖瓣关闭不全，这类患者成形术后应缝置成形环，成形环的选用和使用方法见"二尖瓣关闭不全"。

完成各种成形操作后，应用冲洗球向左心室内注水检查，观察瓣叶的活动度、对合情况，如果有反流的话，应该做局部调整，直至满意为止。开放主动脉心脏复跳后，体外循环停止前，应用术中 TEE 评价二尖瓣关闭情况，在正常心脏收缩和血压情况下，可通过测量左心房和左心室舒张末压即左心房—左心室压力阶差得以证实狭窄纠正的情况。大部分患者，压力阶差为 2 ~ 4mmHg（0.27 ~ 0.53kPa），在一些瓣叶僵硬的患者，残余阶差 4 ~ 5mmHg（0.53 ~ 0.67kPa）是可以耐受的，但几年后可能因瓣叶纤维化和钙化的发展而需行瓣膜置换手术。如果残余压力阶差＞ 4 ~ 5mmHg（0.53 ~ 0.67kPa），应放弃交界切开，改行瓣膜置换术。

（四）二尖瓣置换术

1. 手术适应证

依据《2014 年 AHA/ACC 心脏瓣膜病管理指南》，二尖瓣置换术的指征如下。

（1）风湿性二尖瓣重度狭窄患者，二尖瓣瓣口面积＜ 1.5cm^2，出现症状，NYHA 心功能 Ⅱ—Ⅳ级，即 Ⅱ 期患者，出现以下情况者均考虑二尖瓣置换术。①瓣环、瓣叶及交界严重钙化；或二尖瓣叶因严重纤维化、僵硬而失去柔软性和活动性，瓣下腱索、乳头肌严重缩短、粘连、融合，不能施行成形术的患者。②血栓和栓塞。左心房发现有血栓，或有反复发生动脉栓塞史。③球囊扩张、闭式扩张或直视切开术后再狭窄。④二尖瓣狭窄伴关闭不全，如关闭不全较明显，不能通过瓣环成形术纠正者；或瓣下结构病变严重，不能通过修复术消除关闭不全的患者。

（2）二尖瓣重度狭窄无症状患者，二尖瓣瓣口面积＜ 1.5cm^2，如需要行其他心脏手术，应同期行二尖瓣置换术。

（3）二尖瓣中、重度狭窄无症状患者，二尖瓣瓣口面积＜ 1.5 ~ 2.0cm^2，如出现阵发性或持续性房颤，可考虑二尖瓣置换术同期行房颤消融术。

（4）并发感染性心内膜炎。

2. 禁忌证

二尖瓣狭窄患者行二尖瓣置换术，本身并无绝对禁忌证，但出现以下情况时，应暂缓手术。

（1）脑栓塞：脑栓塞是风湿性二尖瓣狭窄常见的并发症之一，脑梗死早期合并有梗死灶周围出血，此时手术肝素化后可导致脑出血危险，一般选择 4 ~ 8 周后，复查脑 CT，梗死灶面积无扩大，周围出血灶吸收，可以考虑手术治疗。

（2）风湿活动：风湿性心脏病（简称风心病）二尖瓣狭窄如有风湿活动，说明风湿性心肌炎仍在持续存在，甚至恶化，此时手术，低心排发生率高，手术后远期疗效差。因此一般应在控制风湿活动后 3 ~ 6 个月行择期手术。

3. 高危因素

由于二尖瓣狭窄患者病史长，尤其在我国部分患者就诊晚，导致出现严重合并症才就诊，因此术前存在以下高危因素，增加了手术风险，死亡率高，但只要经过合理的围术期处理，积极救治后，仍能康复，并且可以取得满意的远期疗效。

（1）心源性恶病质：二尖瓣狭窄由于严重的三尖瓣关闭不全和右心衰竭引起心源性恶病质，表明患者除心脏瓣膜问题外，全身各重要器官如肝、肾、肺也已受损，内分泌、免疫、代谢系统均失调。此类患者能否耐受手术，则与充分的术前准备、正确恰当的术后处理密切相关。

（2）小左心室：严重二尖瓣狭窄的患者，如病程很长、风湿活动反复发作，左心室严重萎缩，心肌高度纤维化，左心室功能严重受损，此类患者术后易发生低心排血量综合征与严重心律紊乱，手术危险性高。

（3）严重肺动脉高压：严重肺动脉高压不是二尖瓣置换术的禁忌证，但有肺小动脉梗阻性病变时，提示肺小动脉已是器质性改变，此类患者常伴有右心衰竭及功能性三尖瓣关闭不全，手术危险性高。

4. 术前准备

（1）控制心力衰竭：应用强心、利尿药增加心肌收缩力并降低心脏负荷，静脉滴注 GIK、能量合剂或 FDP 等，改善心脏功能，同时要减少患者的活动量。

（2）处理慢性感染病灶：对有慢性感染病灶如慢性牙周炎、中耳炎、鼻窦炎等，要予以适当治疗，以防术后感染性心内膜炎的发生。

（3）营养支持：对营养不良甚至心源性恶病质的患者，应积极加强营养支持，术前输适当的新鲜血或血浆，必要时应用少量糖皮质激素增加食欲，改善全身状况。

（4）合并心外疾病的处理：对合并糖尿病、甲状腺功能亢进、消化道溃疡的患者，术前要控制好糖尿病及甲状腺功能亢进，如消化道溃疡有过出血病史，应继续应用抗溃疡药达到治愈的标准，必要时先手术治疗溃疡病。有慢性肾衰竭者，术前行血透或腹透治疗。

5.手术方法

（1）手术切口：胸部正中切口是最常用的常规切口，但部分患者还可选择右胸前外侧切口、胸骨下端小切口和腋下小切口等微创切口，可以减少创伤、减少出血和缩短住院时间，还可以在胸腔镜辅助下，选择右胸前外侧小切口行瓣膜置换术。

（2）显露二尖瓣的径路：①房间沟径路，适用于左心房扩大的患者。解剖房间沟，沿房间沟纵行切开左心房，上下端各向后方延伸，使切口延长至上下腔静脉的左后方以充分显露二尖瓣。②右心房—房间隔径路，适用于左心房小、右心房大，或须探查三尖瓣，或二次心脏手术的患者。距右心房室环 1.5cm 左右处纵行切开右心房前壁，切口上至右心耳、下到下腔静脉开口的左侧，然后沿卵圆窝的右侧切开卵圆窝及其上支，显露二尖瓣，此切口距二尖瓣较近，显露较好。③左心房顶部—房间隔联合切口，即从右心耳向左心房顶部向后切开左心房顶部和房间隔，此切口对二尖瓣显露更加清楚，适合于左心房小，同期行三尖瓣手术或房颤射频消融术、二尖瓣成形术，尤其是二尖瓣闭式扩张术后及再次手术患者。

（3）切除瓣膜：切开左心房后应仔细探查左心耳和二尖瓣病变情况，然后用 Kock 钳夹或在前瓣叶体部缝一根线牵拉显露前瓣叶，辨清瓣叶与瓣环，在二尖瓣前叶基部中点，距瓣环 3mm 处用尖刀做定点切开，再逐步向两侧扩大切口，切除前后瓣叶，然后于乳头肌顶部剪断与之相连的腱索，去除病变的二尖瓣。该步骤应注意：①仔细探查左心耳部位有无血栓，如果有血栓应取出后，缝扎或切除缝闭左心耳，合并有房颤的患者也应同期处理左心耳；②切除瓣叶时应适当保留瓣缘组织，尤其是前瓣叶—主动脉瓣连接处，切除过多，缝合或打结后影响主动脉瓣关闭；③牵拉显露二尖瓣时切忌用力过猛，尤其是老年女性患者、左心室小或再次手术患者，易导致乳头肌左心室附着处受损；④切除瓣下腱索时，避免伤及乳头肌，一般在乳头肌尖部剪断，剪除后要反复冲水检查，是否有遗留的过长腱索；⑤如遇瓣叶或瓣下心肌和瓣环有钙化斑时，应小心剔除，对于嵌入心肌的钙化斑谨防强行剔除，在瓣环部的钙化斑，如剔除不彻底易发生瓣周漏，因此需要剔除，如有瓣环缺损则采用心包片修复。

（4）缝合瓣膜：切除瓣膜后，用测瓣器测量瓣环的大小，根据测量结果和患者的体表面积选择相应型号的人造瓣膜，二尖瓣缝瓣线为双头针（7mm×17mm）带垫片的 2-0 号涤纶线，采用间断褥式外翻缝合，心房面进针，心室面出针，一般全周缝合 12～16 针。缝毕反复冲洗心房、心室腔，吸除碎屑，切除残留漂浮的细长腱索。把每对缝线依次缝于人造瓣膜的缝环上，并分成 2～4 组提起拉紧，再把人造瓣膜推下落座，移去持瓣器，先分别于 5 点、8 点、11 点打结 3 针，使瓣膜完整入坐于瓣环，然后顺序结扎每根缝线。剪去缝线，检查人造瓣膜的瓣叶开放与关闭是否灵活、受限。该步骤应注意：①缝置缝线时，应注意避免损伤瓣环周边的重要结构，缝置后瓣环避免过深损伤冠状动脉回旋支血管，前瓣叶—主动脉连接部缝针过深可损伤主动脉瓣瓣叶，后交界处缝针过深可伤及房室结和传导束；②选择人工瓣膜型号的大小，不仅需要考虑瓣环测量的结果，而且要考虑患者的体表面积和左心室大小，对于二尖瓣严重狭窄左心室小的患者，应选择偏小号瓣膜；③入瓣后应检查瓣膜阀片活动情况，如与瓣下残留组织撞触，应调整瓣膜开口位置。

缝合瓣膜的方法还有连续缝合、间断缝合或"8"字缝合。但间断褥式缝合法固定牢靠，应用最为普遍。连续缝合可节省缝合打结的时间，术后线结少，应用也较多，但术后瓣周漏发生率较高。

（5）缝合左心房切口：房间沟切口可用间断交锁褥式或连续缝合法闭合。切口的最后一针打结时，撑开该针的局部切口，请麻醉医师持续胀肺增加左心房回心血量，驱除心腔内气体。采用右心房—房间隔径路时，房间隔连续缝合并排气，右心房切口连续缝合，常规留置左心引流管，开放主动脉后吸引减压。对于主动脉瓣有轻度反流或再次手术患者，可以经人工瓣膜放置细导尿管，使机械瓣处于开放状态，防止开放主动脉后左心室过胀。

（6）心脏复跳与脱离体外循环：心内手术结束后，患者取头低位，主动脉根部置放排气槽针头，缓慢开放主动脉阻断钳，排除心脏内气体，若心脏自动复跳，应继续辅助循环（一般为主动脉阻断时间的 1/3～1/2）。如不能复跳，可电击除颤。当心脏复跳后，松开上、下腔静脉束带。如心脏收缩有力，则逐渐减少腔静脉至体外循环机的引流量，相应地减少灌注流量，并监测左心房压与中心静脉压，待其左心房压力达到正常范围，同时动脉压也维持在正常范围，心缩有力，鼻咽温在 37℃ 以上时，即可逐步停止体外循环，可拔除左心房减压管与上、下腔静脉插管。详细检查心脏切口没有明显出血，经升主动脉插管逐渐补充体外循环机内的剩余血液，然后拔除升主动脉插管，用鱼精蛋白中和术中应用的肝素量，老年患者或房颤患者均应留置心外膜起搏导线。

第二节　二尖瓣关闭不全

二尖瓣装置结构和（或）功能上的异常，造成左心室收缩时左心室内血液部分反流到左心房即称为二尖瓣关闭不全。从病因上可以分为原发性二尖瓣关闭不全和继发性二尖瓣关闭不全。原发性二尖瓣关闭不全是由于瓣膜自身的病理改变所致，常见有风湿性心脏病、二尖瓣退行性病变、二尖瓣脱垂、感染性心内膜炎等。根据起病情况，可以分为急性二尖瓣关闭不全和慢性二尖瓣关闭不全，前者由于左心房在短期内接受从左心室反流的血液，左心房容量负荷明显增大，左心房压急剧升高，使肺静脉压和肺毛细血管压明显升高，导致急性肺淤血和肺水肿，病情危急，常需要急诊手术，常见于急性心肌梗死合并乳头肌断裂和急性感染性心内膜炎；后者则最为常见，其反流量逐渐增加，左心房和肺循环均有适应性代偿，症状出现较晚，其手术时机取决于瓣膜损毁程度、左心室大小和功能及临床症状等，而二尖瓣成形术应是治疗的首选方法，目前成形技术日趋成熟，其手术死亡率和远期疗效明显好于二尖瓣置换手术，退行性病变者行二尖瓣成形术占 80%～90%，而且远期效果满意，随着介入器材和技术发展，介入二尖瓣成形术业已进入临床应用阶段，其临床意义和应用前景值得期待。继发性二尖瓣关闭不全是指继发于左心室的扩张导致的二尖瓣功能性关闭不全，如扩张型心肌病、缺血性心肌病和主动脉瓣关闭不全导致的巨大左心室，其反流量与原发病及其病程有关，其手术时机及方法还有待于统一认识。

一、临床表现

（一）症状

因自发性腱索断裂、感染性心内膜炎和伴有乳头肌功能障碍的急性心肌梗死等导致的急性二尖瓣关闭不全，短时间内血液反流至左心房，而左心房顺应性差，左心房压短期内上升 3 ~ 4 倍，以致迅速出现左心房衰竭性急性肺水肿，患者可以出现呼吸困难、不能平卧、咳粉红色泡沫样痰、双肺底满布湿啰音等，之后还可发生右心衰竭，表现为颈静脉曲张、肝大和双下肢水肿等。严重者可导致左心室功能衰竭，肺水肿加重，心排血量减少，可出现低血压或心源性休克。部分患者经救治后，病情稳定，可演变为慢性关闭不全。

慢性二尖瓣关闭不全因病因多，其临床表现和严重程度均不相同，症状主要与二尖瓣关闭不全的程度、左心室和左心房功能的状态有关。慢性二尖瓣关闭不全可以很长时间没有症状，但在此过程中，左心房逐渐扩大容纳反流的容量，肺静脉淤血，而逐渐出现相应的症状，一旦出现症状则预示不可逆性左心室功能障碍。其主要症状如下。

1. 劳累后呼吸困难

由于肺淤血和左心功能减低，呼吸困难的程度不一，逐渐加重，从重体力劳动、剧烈活动时才出现，直到端坐呼吸等。

2. 疲劳、乏力

血液反流量增加时，前向性每搏输出量降低，导致全身供血不足表现。

3. 心悸

心悸是常见的症状，由于左心室舒张期容量负荷过重，左心室排血量增加，心脏搏动增强，此外由于左心房扩大，出现房颤等心律失常。

4. 胸痛

二尖瓣脱垂的患者可能主诉不规则胸痛、心悸，这些症状可能因自主神经系统的功能障碍引起。胸痛的原因不清，但可能与脱垂的二尖瓣牵拉乳头肌及其附着的心室壁有关。

（二）体征

在通常情况下，患者没有特征性的体征，在心尖区可见到并扪及一有力的局限性抬举性心尖搏动及全收缩期震颤，其搏动点因左心室扩大而向左下方移位。

（1）心尖区收缩期杂音：二尖瓣区的收缩期吹风样杂音是临床诊断二尖瓣关闭不全的主要体征，向腋下传导，在整个收缩期杂音强度一致，即使在心律失常时也不随左心室容量而改变。二尖瓣腱索断裂时，心尖部收缩期杂音粗糙，可伴收缩期震颤，有时如海鸥音。二尖瓣后叶腱索突然断裂时，反流束常向前撞击在主动脉根部附近的左心房壁，使收缩期杂音在心底部最响。二尖瓣前瓣叶腱索断裂时，反流束常对着左心房后壁，杂音向脊柱传导。二尖瓣脱垂时，有时可闻及收缩中期喀喇音和收缩晚期杂音。杂音的响度与反流量和左心收缩功能有关，中度到重度二尖瓣关闭不全病例的杂音通常为Ⅲ－Ⅳ级；如果左心室保持强有力的收缩功能，那么血流速度和血流量均较高，杂音也就响亮。如果左心室发生功能不全，则喷血流速下降，即使反流程度并无改变，杂音仍将变为柔和，此种患者大多有明显的充血性心力衰竭。

（2）单纯二尖瓣关闭不全者：第一心音（S1）正常或减弱，如合并有 MS 时，第一心音可增强；肺动脉瓣区第二音（P2）增强往往提示肺动脉高压；主动脉第二音（A2）提早出现提示左心室射血时间缩短，并导致第二心音分裂。中、重度二尖瓣关闭不全患者，心尖部常有第三心音（S3），系左心室舒张早期血液快速充盈左心室和冲击瓣膜引起的高振幅中频率的震动，而并不表示有左心衰竭。

（三）辅助检查

1.心电图检查

轻度或急性二尖瓣关闭不全患者的心电图通常正常或仅有左心房增大，中晚期可有左心房大和左心室肥大、劳损表现。

2.X线检查

X线胸片上心影通常普遍增大，但以左心房和左心室增大为主，左心房增大在右心室心影内出现双重阴影，吞钡时可见食管因左心房弥漫性扩张而向左移位，此外可见轻度肺淤血。急性二尖瓣关闭不全心脏房室增大不明显，而主要表现为重度肺淤血及肺水肿征象。

3. 超声心动图检查

超声心动图和多普勒检查诊断二尖瓣关闭不全重要的工具，通过检查能判断二尖瓣关闭不全的严重程度、确定导致二尖瓣关闭不全的结构病理情况，同时对心室腔和心功能指标的测定评估左心室功能状态，因此根据检查结果，能确定手术时机、设计手术修复方法。

M 型超声心动图能较准确地测定左心室收缩末、舒张末内径及内径缩短率，在左心室腔同一水平可精确测定左心室内径可作为二尖瓣关闭不全患者随访的主要参数，可以判断疾病的进展并确定手术时机。

二维超声心动图可用于检查二尖瓣结构的形态异常，从而能确定二尖瓣关闭不全的病因，如瓣膜有无增厚、回声增强、纤维化或钙化，瓣环有无扩张，瓣叶活动受限或过度活动，腱索是否延长或断裂的连枷，瓣叶有无脱垂和赘生物。

彩色多普勒血流显影是二尖瓣关闭不全的首选方法，能直接观测二尖瓣关闭不全的起源、走行和反流程度，检查可以证实二尖瓣关闭不全的临床诊断并对其严重程度进行半定量，如果收缩期测出左心室血经二尖瓣反流入左心房，二尖瓣关闭不全诊断即成立。利用脉冲多普勒可绘出左心房内的反流血流的图谱。随着彩色多普勒的应用，可以实时显现反流的血流图。反流的血流图与心血管造影显示的二尖瓣关闭不全的程度一致，其具体的分级标准见表 6-3。

表 6-3　二尖瓣反流分级

分级	每搏反流容积（mL）	反流分数（%）	有效反流口面积（mm^2）
1 +	＜ 30	＜ 30	＜ 20
2 +	30 ～ 44	30 ～ 39	20 ～ 29
3 +	45 ～ 59	40 ～ 49	30 ～ 39
4 +	≥ 60	≥ 50	≥ 40

值得注意的是，多普勒检查提供的是血流速度的资料，而非血流量，血流速度取决于左心室—左心房间的压力阶差，左心室压受动脉收缩压变化的影响，这样，体循环血流动力学的变化影响二尖瓣反流速度的图像（轻度），因此影响对二尖瓣关闭不全严重程度的评价。这可以解释心导管和多普勒评价二尖瓣关闭不

全程度时存在的一些差异。

总之，多普勒超声心动图可用来明确瓣叶的形态、二尖瓣关闭不全的病因及严重程度、左心室内径和功能。它也被用来随访严重的慢性二尖瓣关闭不全病人以决定手术时机，帮助选择二尖瓣手术的方式。

4.心脏导管及心血管造影检查

心脏导管和心血管造影检查虽通过左心室造影可以计算二尖瓣的反流量、前向性每搏输出量和心排血量，并计算出二尖瓣反流分数，估价二尖瓣关闭不全的程度，但不作为诊断二尖瓣关闭不全的检查。只是对可疑为缺血性心脏病引起的关闭不全或有心绞痛史者，选择心血管造影检查，我们对50岁以上的瓣膜病人手术前常规行冠状动脉造影检查，以明确有无冠状动脉病变，近年的检查发现，其阳性率逐年升高。

5.磁共振成像（MRI）检查

MRI在观察瓣膜形态、瓣叶活动等方面不如超声心动图便捷、直观，但随着磁共振软硬件技术的发展，快速序列的不断应用，MRI亦可以像超声心动图一样实时地观察瓣膜活动。MRI以其丰富的成像序列可以从各方面对心脏瓣膜病进行准确的定性定量评价，而受累心腔及大血管相应的继发性改变更能够全面和客观地显示。流速编码电影磁共振（VEC-MR）成像对心脏瓣膜病能够比多普勒超声更加精确地进行定量评估，可以准确测量感兴趣平面一个心动周期内通过的血流量、峰值流速、平均流速、前向流量、反向流量、1分钟净流量、时间面积曲线、时间速度曲线等各种血流动力学参数，在临床诊断和研究中具有潜在的应用价值。

二、诊断与鉴别诊断

典型的二尖瓣关闭不全根据临床表现，心尖区大于Ⅲ级全收缩期杂音并震颤，即可做出诊断，结合有关实验室检查，特别是超声心动图不仅可以定性诊断，而且可以对二尖瓣关闭不全的程度做出定量诊断。病因诊断应结合病史、既往史等做出，如心内膜炎有发热史、外伤性有胸部撞击伤史等。

二尖瓣关闭不全的病情程度不仅取决于二尖瓣反流量，还应考虑瓣膜的病损程度、左心房和左心室的代偿程度及左心功能和临床症状等诸多因素，而手术治疗指征和时机的选择也与此有关，因此，《2014年AHA/ACC心脏瓣膜病管理指南》，综合上述因素将二尖瓣关闭不全的病程分为 4 期，具体见表 6-4 和表 6-5。

表 6-4　原发性二尖瓣关闭不全临床分期

分期	定义	瓣膜解剖结构	血流动力学特征	血流动力学的影响	症状
A	有二尖瓣关闭不全风险	轻度二尖瓣脱垂，对合正常 轻度瓣膜增厚和瓣叶运动受限	用多普勒观察无二尖瓣关闭不全的反流束或者反流束范围小于左心房的 20%	无	无
B	进展期二尖瓣关闭不全	重度二尖瓣脱垂，对合正常 瓣膜的风湿性改变伴瓣叶运动受限和瓣叶对合面减少 早期感染性心内膜炎	反流束为左心房的 20% ~ 40% 或者在收缩末期存在反流束 每搏反流量 < 60mL 反流分数 < 50% 有效的反流口 < 0.4cm^2 左心室造影分级为 1 ~ 2 +	轻度左心房扩大 左心室未见扩张 肺动脉压正常	无
C	无症状的重度二尖瓣关闭不全	重度二尖瓣脱垂伴对合面减少或连枷样瓣叶 瓣膜的风湿性改变伴瓣叶运动受限和主要的吻合减少 早期感染性心内膜炎 瓣叶增厚伴放射性心脏病	反流束范围大于左心房的 40% 或者在全收缩期反流束 每搏反流量 ≥ 60mL 反流分数 ≥ 50% 有效的反流口 ≥ 0.4cm^2 左心室造影分级为 3 ~ 4 +	中度或重度左心房扩大 左心室扩大 肺动脉高压可能在静息或者运动的时候出现 C1：LVEF > 60% 和 LVESD < 40mm C2：LVEF ≤ 60% 和 LVESD ≥ 40mm	无
D	症状明显的二尖瓣关闭不全	重度二尖瓣脱垂伴对合面减少或连枷样瓣叶 瓣膜的风湿性改变伴瓣叶运动受限和对合面减少 早期感染性心内膜炎 瓣叶增厚伴放射性心脏病	反流束范围大于左心房的 40% 或者在全收缩期反流束 每搏反流量 ≥ 60mL 反流分数 ≥ 50% 有效的反流口 ≥ 0.4cm^2 左心室造影分级为 3 ~ 4 +	中度或者重度的左心房扩大 左心室扩大 肺动脉高压出现	运动耐量下降劳力性呼吸困难

　　不同的瓣膜血流动力学标准可以提供二尖瓣关闭不全严重性的评价，但对于每一个种类并不是所有的标准都能出现在所有病人身上。二尖瓣关闭不全严重性的分级包括轻度、中度或重度，取决于患者的日常生活质量和这些参数的一体化连同其他的临床证据。

表 6-5　继发性二尖瓣关闭不全分期

等级	定义	解剖结构	血流动力学特征	心脏检查	症状
A	有二尖瓣关闭不全风险	冠心病或者心肌病病人瓣叶，腱索和瓣环正常	多普勒检查没有二尖瓣关闭不全的反流束或者中心反流束范围小于左心房的20%	左心室容积正常或轻度扩大伴明确局部室壁缺血或梗死导致的反常运动原发性心肌病伴左心室舒张和收缩功能障碍	冠状动脉缺血或心力衰竭症状，但对血管扩张药和其他相应的治疗有效
B	进展期二尖瓣关闭不全	局部室壁反常运动伴轻度二尖瓣叶开放受限瓣环扩张伴二尖瓣瓣叶对合面积减少	每搏反流量 < 30mL 反流分数 < 50% 有效反流口面积 < 0.2cm²	局部室壁反常运动伴左心室收缩功能下降原发性心肌病引起的左心室舒张和收缩功能障碍	冠状动脉缺血或心力衰竭症状，但对血管扩张药和其他相应的治疗有效
C	无症状的重度二尖瓣关闭不全	局部室壁反常运动和（或）二尖瓣叶在左心室舒张期开放明显受限瓣环扩张伴二尖瓣瓣叶对合面积明显减少	每搏反流量 ≥ 30mL 反流分数 ≥ 50% 有效反流口面积 ≥ 0.2cm²	局部室壁反常运动伴左心室收缩功能下降原发性心肌病引起的左心室舒张和收缩功能障碍	冠状动脉缺血或心力衰竭症状，但对血管扩张药和其他相应的治疗有效
D	症状明显的重度二尖瓣关闭不全	局部室壁反常运动和（或）二尖瓣叶在左心室舒张期开放明显受限瓣环扩张伴二尖瓣瓣叶对合面积明显减少	每搏反流量 ≥ 30mL 反流分数 ≥ 50% 有效反流口面积 ≥ 0.2cm²	局部室壁反常运动伴左心室收缩功能下降原发性心肌病引起的左心室舒张和收缩功能障碍	经血管扩张药和相应治疗后心力衰竭症状因二尖瓣反流持续存在运动耐量下降劳力性呼吸困难

三、外科治疗

（一）手术适应证

1. 急性二尖瓣关闭不全

急性二尖瓣关闭不全为突然起病，重度反流可出现急性肺水肿、低心排血量、低血压等症状，其往往是由于腱索突然断裂所致，包括外伤、心内膜炎、急性心肌梗死。对于这类患者，在血管扩张药、IABP 或左心辅助装置支持下，一旦循环稳定，没有肝、肾、肺等重要脏器损害，都需要急诊行二尖瓣成形或置换手术。

2. 慢性二尖瓣关闭不全

慢性二尖瓣关闭不全病程长，出现症状晚，在长期的病理过程中，患者出现症状前，左心室功能大多伴有不同程度的损害，因此决定慢性二尖瓣关闭不全是否手术及手术时机，应根据瓣膜病损情况、左心室功能 [LVEF 和（或）LVESD]、患者症状和外科医生瓣膜修复技术掌握程度等因素综合考虑。

（1）左心室功能正常的无症状患者：严重二尖瓣反流而伴正常左心室功能 [LVEF ≥ 0.60 和（或）LVESD < 40mm] 的患者，为了保护左心室容积和功能及预防慢性二尖瓣关闭不全的后遗症，下列情况下可以接受手术治疗。①后瓣脱垂：或有成形经验丰富的医生对瓣膜修复成功有足够把握。②并发房颤：房颤是与二尖瓣关闭不全有关的常见的、潜在性的病态的心律紊乱。一旦发生房颤，说明左心房扩大，如果房颤持续，易转为永久性房颤，是降低慢性二尖瓣关闭不全患者术后长期生存的独立的预测因素。如果出现房颤后能尽早手术，术后可恢复和保持窦性心律。③肺动脉压升高，肺动脉收缩压 > 50mmHg。④伴行其他心脏手术时。

（2）左心室功能不全的无症状的患者：慢性二尖瓣关闭不全最好的手术时机是左心收缩功能受损刚开始时，但这很难掌握，因为症状与左心功能不一致，如果左心室功能中度受损，会影响手术预后，如果再延迟手术，那么手术后效果会变得更差。左心室射血分数和收缩末直径是判断左心室功能受损的指标，由于左心室射血有部分经二尖瓣反流至左心房，与其他瓣膜病相比较，LVEF 的拐点高，因此如果心脏超声心动图检查结果提示 LVEF ≤ 0.60 和（或）LVESD ≥ 40mm，需要接受手术治疗。

（3）有症状伴左心室功能不全的患者：慢性二尖瓣关闭不全一旦出现症状，是立即手术指证，但如果伴严重左心室功能不全的患者，手术风险大，是否考虑手术决定是临床上棘手的问题，对于 LVEF > 0.30 患者，二尖瓣修复可能性大的患者，应该考虑手术治疗。

（二）术前准备

慢性二尖瓣关闭不全如有心力衰竭，应用药物控制后手术，急性重症患者，需积极用强心、利尿、血管扩张药，防治肺水肿和左心衰竭，如药物治疗无效，应及时使用主动脉内球囊反搏，气管插管给氧并予以呼气末持续正压通气等。

（三）二尖瓣成形术

二尖瓣关闭不全外科治疗方法有瓣膜成形术和瓣膜置换术，随着手术技术的提高和术中经食管心脏超声心动图的应用，瓣膜成形术的成功率极大地提高，据 STS 统计，二尖瓣关闭不全瓣膜成形率从 2000 年的 51%，提高到 2007 年的 69%，成形手术保留了自身的瓣膜，避免了瓣膜置换术因人造瓣膜需终身抗凝治疗带来的出血和栓塞的并发症，同时随访发现，瓣膜成形术后 10 年免再手术率达 90%，临床效果非常满意，因此瓣膜成形术是治疗二尖瓣关闭不全的最佳选择。作为心脏外科医生，遇到任何病理损害类型的二尖瓣关闭不全患者，均应首先考虑并努力行成形术。

目前根据瓣膜不同部位不同病损情况有多种技术运用于成形手术，但瓣膜成形术的基本原则为：

（1）保留或恢复瓣叶正常的启闭功能；

（2）造成尽可能大的瓣叶接触面；

（3）重塑并固定瓣环。

确保瓣膜成形术成功的基本要素有：

（1）良好的显露；

（2）认真仔细地对病损瓣膜进行探查和评估；

（3）根据病损特点选择基本可靠的成形技术；

（4）放置与前瓣叶高度相适应大小的成形环；

（5）成形完毕后行注水测试和心脏恢复跳动后行 TEE 检查。

1. 基本方法

（1）手术切口：除常规的胸骨正中切口外，应用微创小切口下二尖瓣成形手术的比例逐年提高，尤其是在胸腔镜辅助下或达·芬奇机器人技术的应用后，胸骨下段小切口和右侧胸部小切口下均能很好地显露二尖瓣，顺利完成各种复杂成形技术。

（2）二尖瓣显露途径：显露二尖瓣常用的切口有房间沟切口、房间隔切口和 Dubost's 房间隔联合左心房顶部切口，后者可以很好地显露二尖瓣，由于需切开左心房顶部会切断窦房结动脉，但文献报道未发现远期影响窦房结功能，因此对于左心房小、成形比较复杂的病例可以选择这种切口。

（3）二尖瓣装置探查：对于二尖瓣成形患者，麻醉诱导后均应常规放置 TEE，了解瓣膜病变情况并能初步计划选择修复技术，由于在麻醉状态下，心脏前后负荷和瓣膜启闭力量受影响，因此此时瓣膜反流量减少。进入左心房后，应根据术前提供的检查结果，认真探查瓣叶和瓣下结构损害情况，明确病损部位、类型及瓣环扩大和形态、有无钙化、纤维增生等，用注水球充盈左心室，观察反流部位，然后用两把神经拉钩提起瓣缘，以 P1 区为参照点，按顺时针方向依次检查各区段瓣膜组织结构、活动情况及其瓣下腱索和乳头肌状况，明确瓣叶脱垂或活动受限，从而明确成形的部位和运用的成形技术。

（4）术中测试：术中采用注水法和心脏复跳后 TEE 检查二尖瓣成形的效果。成形完成后，用冲洗球经二尖瓣瓣口向左心室注水，使左心室充分充盈后，观察二尖瓣前后瓣叶对合情况，理想的对合是瓣缘对合面呈笑脸状，无漏水，如发现有水柱向左心房涌出，那么可以判断该处瓣膜对合不佳，需要调整。二尖瓣成形应常规放置 TEE，心脏复跳后，待心肌收缩有力，左心室充盈，主动脉血压恢复至术前水平后，检查二尖瓣是否有反流。应该注意的是，在麻醉状态或心脏脱离体外循环机前，二尖瓣反流量比平时状态要小，因此如果有轻度反流的患者，需再次阻断修复。

2. 成形技术

（1）瓣环成形技术：恢复或固定二尖瓣瓣环结构是二尖瓣成形的基本要素之一，因此成形环不仅用于修复瓣环扩大引起的二尖瓣关闭不全，而且应用于其他病损修复后能固定瓣环减小瓣叶活动张力，提高远期疗效。有文献报道，应用成形环的患者其远期瓣膜再反流发生率为没有使用成形环的 1/5，成形环在瓣膜成形中的重要性已得到普遍认同。

以往对于瓣环扩大引起的关闭不全或继发性二尖瓣关闭不全的修复，采用环缩法，如 Reed 法缩环术、交界区折叠缩环术及后叶瓣环半荷包缩环术等，随访发现，环缩后不仅引起瓣叶活动异常，术后瓣环仍发生扩大，因此现均被人造成形环所替代。

①人造瓣环的类型和选用：1968 年 Carpentier 首次设计了二尖瓣人造瓣环应用于二尖瓣成形术，目前临床上常用的有硬质环（Carpentier 环）和软质环（Duran 环、Cosgrove 环），前者为瓣环内有一带沟状的椭圆形金属环，缝环镶嵌在金属环沟槽内，在金属及缝环外包裹一层聚四氟乙烯编织布，组成人工瓣环，有经典环、生理环和缺血环 3 种。经典环为开放的"C"形环，其最早为风湿性瓣膜病变纤维化的瓣环成形而设计，其开放的几何形状与马鞍形的前后瓣环形状后瓣大小相符；生理环是专门为退行性二尖瓣关闭不全设计的，呈"O"形，前后径大，为半硬环，马鞍形外形与二尖瓣瓣环立体结构相似，可以保持瓣环自身形状，尤其是前瓣环在心脏收缩时能使主动脉二尖瓣结合处保持凸起形状；缺血环是为缺血性心脏病继发二尖瓣关闭不全而设计的，为硬性"O"环，前后径小，后瓣 P2、P3 区为非均匀结构。Carpentier 环作为硬质环，其缺陷是破坏了二尖瓣瓣环生理性的立体形状，而且二尖瓣瓣环口径固定，置入后瓣口面积失去了周期性变化。弹性人造瓣环为软质的弹性环，支架应用浸渍硫酸钡的硅胶弹性圈组成，外以 Dacron 编织物覆盖，理论上，该型软环更符合人体心脏的生理状态，具有更好的血流动力学效应。

②成形环大小测量：无论使用何种类型的成形环，其大小均根据前瓣叶面积确定，先在前后交界处的瓣环缝置两针标志线，两线距离为前瓣叶基底宽度，选取凹槽距离与之相匹配的测环器，然后用两把神经拉钩或弯钳向下牵拉前瓣边缘腱索，测环器的表面积和前叶的面积相一致，那么这个测环器的大小就是所要选择的人工瓣环的大小，如果瓣叶游离缘超过测环器 2～4cm，选择大一号的成形环。成形环过小，前瓣叶在左心室收缩时向流出道方向凸起，从而导致成形术后 SAM。对于 Barlow 病患者，因瓣叶面积大，应该选择大号的成形环。

③成形环的缝置：先在两个三角之间的前瓣环间断安置缝线，每针跨度约 4mm，缝线上行穿挂人工瓣环的针距宜为 4mm，有益前瓣环正常曲度的维持。

然后在交界处和后瓣环安置缝线，跨度为约 6mm。将这些缝线分别穿过人工瓣环，并且在人工瓣环上的跨度为 4mm，这样可以起到缩小扩大的后瓣环的作用，通常总共缝合 11 ～ 13 针，缝针必须缝在二尖瓣瓣环上，不能缝于瓣叶组织上，同时进针过深易损伤前瓣环上方仅 2 ～ 3mm 处的主动脉瓣叶及后外侧的左冠脉回旋支。用手柄将人工瓣环向下推到二尖瓣环上，同时向上提缝线，去除手柄后保留瓣环支撑架打结缝线，最后去除瓣环支撑架，完成人工瓣环置入。

（2）后瓣成形技术：二尖瓣后瓣腱索延长或断裂导致的二尖瓣脱垂占原发性二尖瓣关闭不全的 70%，所幸采用后瓣脱垂部分瓣叶矩形切除技术，其修复成功率在 95% 以上，近远期临床效果良好。

二尖瓣后瓣叶脱垂瓣叶矩形切除是二尖瓣修复术一个关键的技术。上提后瓣脱垂的瓣叶段，确定左右正常腱索附着点，用剪刀向瓣环方向垂直切开，然后沿瓣环切除瓣叶，如果切除瓣叶宽度 < 2cm，而且左右瓣高 < 2cm，可以用 5-0 号聚丙烯线间断缝合瓣叶，瓣环处 "8" 字缝闭；如果左右瓣高不等，游离瓣高的一侧瓣叶与瓣环的附着，连续缝合瓣环与瓣叶，调整瓣高与对称相等，再间断缝合瓣叶；如果切除瓣叶宽度 > 2cm，或切除后的瓣叶高度 > 2cm，则应采用滑行技术，即分别切开两侧瓣叶与瓣环附着，长度约 2cm，然后用 5-0 号聚丙烯线连续缝合两侧的瓣叶与瓣环，两侧距离相等，再间断缝合瓣叶，这种技术可以有效地避免了因后瓣高度过高或瓣环缺损过多而缝合折叠过多导致的 SAM 现象。手术时应注意：①两侧瓣叶游离缘要对齐；②间断缝合瓣叶是针距不宜过大，防止因存在缝隙而导致血流穿过引起细胞破坏；③缝合时保证适当的边距，以免术后瓣膜开闭时撕裂。

对于脱垂范围小的后瓣叶也可以采用三角形切除法，上提后瓣脱垂的瓣叶段，确定左右正常腱索附着点，用剪刀向瓣环方向斜向切除瓣叶，瓣环处瓣叶不切除，然后用 5-0 号聚丙烯线间断缝合瓣叶。

（3）前瓣叶修复技术：前瓣叶脱垂病理损伤较后瓣复杂，修复难度大，前瓣叶在瓣膜关闭中起了主要作用，简单的瓣叶切除或折叠缝合均不宜用于前瓣修复，其技术要求必须精确，因此其成功率在 80% 左右，目前用于前瓣修复的技术包括腱索缩短术、人工腱索、腱索转移等。

①腱索缩短术：这是 Carpentier 最早应用于矫正前瓣腱索延长的技术，用两把神经拉钩对称地同时提起前叶和后叶边缘，确定瓣叶脱垂和腱索延长的部位。

缩短腱索的方法是：对称地劈开乳头肌，用钳子夹住要缩短的腱索，按准备缩短腱索的长度，将其折叠后嵌入劈开的乳头肌内，以此决定缝线在乳头肌上进针点与出针点，用 2-0 号无创伤线从 A 点进针，套绕延长的腱索，从 B 点出针，收紧缝线达到适当缩短腱索，为减少缝线的张力，A 点与 B 点处各穿过一垫片，缝线环绕乳头肌后结扎。但该技术手术后远期以发生腱索断裂，再次手术率高，此方法现已少使用。

②腱索转移：腱索转移技术是将正常腱索转移到由于腱索延长或断裂造成的脱垂节段，通常是将前瓣叶脱垂区域对应的后瓣叶区连同其附着腱索游离下来，缝合到脱垂的前叶节段，修复后瓣的步骤同矩形切除法，因该方法使用正常的自体腱索来支持前瓣叶，无需进行复杂的测量和计算以确定合适的腱索长度，但该技术需要对两个瓣叶进行手术。

③人工腱索移植术：Nakano 等应用膨体聚四氟乙烯缝线（PTFE）作为人工腱索，修复断裂前瓣叶腱索，是目前修复前瓣脱垂最常用的方法，是应用 4-0 号至 5-0 号 PTFE 带垫片褥式缝合穿过乳头肌，不进行打结。然后缝线的两端缝合脱垂的瓣叶边缘，采用腱索长度测定器或以相对应后瓣叶区的腱索长度为参照确定人工腱索的长度，然后用钛夹轻轻固定，左心室注水，观察前瓣叶关闭情况，调节至合适长度，注水未见有反流，最后在瓣叶上打结。Loop 技术是人工腱索新技术，其是用 2 根 5-0 号的聚丙烯牵引线或小神经拉钩将瓣膜拉入左心房，找到病变腱索，用特制的腱索测量卡尺测定病变腱索邻近相对应的正常腱索的长度，然后固定卡尺的两臂。取 5-0 号 GoreTex 缝线等长绕过卡尺的两臂，打结 3 ~ 4 个，再将两针穿过垫片，即制成单根腱索环，缝针穿过硬质垫片绕卡尺一圈再穿过垫片，和另一根线打结，做成第 2 根人工腱索环，以此方法，可以做成多根人工腱索环。完成整个人工腱索环的制作大约需要 5 分钟。应用时，于乳头肌测量点下 3 ~ 4 个线结的位置穿过乳头肌，将预制人工腱索环移植于病变腱索的位置，于对侧再次穿垫片打结，重建二尖瓣瓣环和乳头肌之间的连接。

（4）交界区脱垂修复：交界区脱垂可以直接切除后缝合，也可以采用交界成形术，即将病变的瓣叶用聚丙烯线直接褥式缝合于相对应交界区瓣环上。

（5）双孔技术：也称为缘对缘技术或 Alfieri 技术，是由意大利 Alfieri 设计应用用于临床的。具体方法是将前瓣叶和后瓣叶瓣缘中点用涤纶线行褥式或"8"字缝合在一起，形成了双孔二尖瓣，缝合后应确定两孔直径在 2cm 以上，如果过小的话不宜采用。该技术简单易行，据 10 年的临床随访显示，其临床效果良好，可应用于前瓣脱垂、双瓣叶脱垂以及瓣环扩大的缺血性二尖瓣关闭不全，还可以用于矫正因成形术后产生的 SAM。目前的主要观点是双孔技术用于轻度的前叶脱垂或成形后测试有轻度反流，作为一种补充性技术，介入 Mitraclip 二尖瓣成形技术也是应用了该原理。

（6）风湿性瓣膜病变的成形术：风湿性病变的二尖瓣的病理改变不仅累及瓣叶，包括纤维化、钙化和卷缩，而且伴有腱索增粗、缩短和融合，因此其成形要求技术高，近远期效果比较差，但近年来在风湿性心脏病发病率高的国家，由于年轻患者比例高，开展仍较为普遍，20 年再次手术率为 50%～60%。其成形技术根据瓣叶和瓣下结构的具体病变而定，包括钙化斑的剔除、瓣叶削薄、心包片瓣叶加宽、交界区切开、融合腱索劈开、人工腱索加长、乳头肌切开等技术（具体见本章第一节二尖瓣狭窄）。

（7）经皮导管二尖瓣成形术：2003 年 Block 首先在动物实验中成功应用经导管将二尖瓣缘对缘瓣膜成形术。其是使用一个高分子材料包裹形成的二尖瓣夹合器（mitralclip），经股静脉进入穿刺房间隔进入左心房，在 X 线、超声引导下，使用夹合器夹住二尖瓣前叶和后叶的中部，然后释放，夹合后的二尖瓣前、后瓣叶的游离缘形成双孔。美国雅培血管公司（Abbot Vascular Inc）的子公司 EVALVE 公司在动物实验的基础上已经进行了Ⅰ、Ⅱ期临床试验，随后的多中心临床试验结果显示良好，2008 年 3 月 Mitraclip 通过欧洲 CE 认证，并在欧洲、土耳其、以色列和澳大利亚陆续上市应用于临床。

目前正在研制和临床试验的还有瓣环环缩法。经皮导管二尖瓣瓣环间接成形术是通过放置一环形装置在冠状静脉窦内，通过该环缩装置挤压后叶以缩小后叶和前叶的差距，增大瓣叶的接合面，达到逐步减少二尖瓣的功能性反流的目的，主要的装置有 MONARC 系统、CAR ILLON Mitral Contour 系统、PTMA 装置。其中 MONARC 系统是目前临床上试用最广泛的一种装置。还有经皮导管二尖瓣瓣环直接成形术，通过应用装置，在心腔内使瓣环收缩，或可置入成形环使瓣环缩小，从而减少二尖瓣反流，目前在研究的有 Quantumcor 系统和 AccuCinch 系统。Quantumcor 系统利用射频能量加热瓣环结构，使胶原纤维收缩，缩小瓣环，减少反流。

介入技术手术创伤小，开始阶段对心功能差无法耐受体外循环的患者及扩张型心肌病或缺血性心肌病导致的二尖瓣功能性关闭不全具有重要的应用价值。但随着产品技术的成熟，其适应证也将更加广泛。

3.二尖瓣置换术

手术方法见本章第一节二尖瓣狭窄相关内容。

第三节　主动脉瓣狭窄

主动脉瓣狭窄是一种常见的心脏瓣膜病，在西方发达国家已成为最常见的心脏瓣膜病，尤其是老年钙化性主动脉瓣狭窄。其主要的病理基础为主动脉瓣叶本身的病变导致主动脉瓣叶开放受限，瓣口狭窄，引起左心室后负荷显著增加，心肌肥厚。外科手术治疗的主要方法是行主动脉瓣置换术，手术风险性和预后主要取决于术前心肌肥厚程度、左心室收缩和舒张功能。近 10 年，随着经皮或经心尖介入主动脉瓣置入术的快速发展和手术疗效的显著提高，该技术已成为高龄或高危患者的首选方法，明显扩大了高危患者的手术指征。本章重点介绍主动脉瓣狭窄的外科手术治疗。

一、临床表现

（一）症状

主动脉瓣狭窄的病理发展极为缓慢，而且左心室心肌的代偿功能很强。轻度的狭窄对血流动力学的影响不大。因此，这类患者在症状出现前心肌的代偿有一个较长的稳定过程，即是临床听诊存在典型的收缩期杂音，心电图或超声心动图检查证明左心室肥厚，出现血流动力学的异常，但也可多年不出现临床症状。经过长时间的无症状期之后，由于主动脉狭窄日渐加重，通常瓣口面积缩小到正常的 1/4 以下时，左心室代偿功能降低，在活动后出现典型的或部分的三联征：心绞痛、晕厥和左心功能不全表现。这些症状出现以后，病程进展加快，而且急剧恶化，甚至有的患者可突然死亡。

1. 心绞痛

主动脉瓣狭窄 2/3 以上的患者有心绞痛发作的症状，而且其中 1/3 的患者是首先出现的症状，类似于冠心病，也常被劳累或情绪激动所诱发，休息后好转。但主动脉瓣狭窄所致的心绞痛，其冠状动脉造影可以正常，其发生机制主要是心肌肥厚，室壁张力增肌，心肌氧耗增加，而冠状动脉血流不能相应增加，导致心肌缺血，尤其是心内膜下心肌缺血，因而出现心绞痛。如同时合并有冠心病病史，则患者更容易出现心绞痛。

2. 晕厥

主动脉瓣狭窄 1/2 的患者有晕厥发作，有时也是首先出现的症状。典型的发作是在劳力后出现，有时发生于心前区疼痛之后。晕厥发作时患者面色苍白，血压下降，脉搏、心音与杂音均减弱，但发作开始时心电图常为窦性心律。晕厥的时间短者 1 分钟，偶尔可长达 30 分钟，并可伴有短暂的室颤和局限性癫痫发作。晕厥发作是因为心排血量降低引起脑供血不足所致。发生心排血量暂时降低的原因有两种：

（1）间歇性发作性心律失常如房颤或完全性传导阻滞，使左心房收缩功能丧失，左心室充盈血量和心排血量突然下降，引起脑血流量降低而至晕厥，这种情况常发生在静息时；

（2）劳力时引起左心室压力升高，刺激左心室的压力感受器，反射性引起周围血管扩张，但由于左心室流出道狭窄，心搏量不能相应增加，引起血压突然下降，脑血供应不足，这种晕厥多发生劳力时。

3. 呼吸困难

劳力性呼吸困难是主动脉瓣狭窄患者常见的主诉。与其他类型的左心室负荷过重一样，气急同劳力强度有关，有时表现为阵发性夜间呼吸困难，甚至发现急性肺水肿，常预示着左心室功能不全，并随着左心室衰竭的进展，呼吸困难进一步加强。左心衰竭是主动脉瓣狭窄的晚期表现，如不进行手术治疗，患者的平均寿命为 2 ~ 3 年。

4. 猝死

严重主动脉瓣狭窄的患者可以发生猝死，其机制目前尚不十分清楚，可能和晕厥有关，易于晕厥的患者也易于猝死，可能因为低血压伴晕厥导致室颤而死亡。猝死常由突然重度的体力活动而诱发，有可能是肺动脉压突然升高，加重心排血量降低而诱发猝死。它很少发生在无症状的主动脉瓣狭窄的患者。因而，对于无症状的患者要严密随访，但在症状出现前没有必要考虑主动脉瓣置换术来预防猝死。

（二）体征

轻度或中度主动脉瓣狭窄患者的脉搏没有明显的特殊改变，重度患者的收缩压与脉压差均较正常人低，故其脉搏细弱，与强有力的心尖冲动呈不对称的现象，心尖搏动表现为亢强而不弥散，否则提示合并主动脉瓣或二尖瓣关闭不全。多数患者在心底部可扪及收缩期震颤，听诊的主要特点为主动脉瓣区（胸骨右缘第2肋间），可闻及粗糙、高调的收缩期增强的杂音。狭窄越严重，杂音持续时间越长，而且传导范围较广，在颈动脉区和心尖区均较响亮。但主动脉瓣狭窄的严重程度与杂音高低并无相关性。当严重主动脉瓣狭窄，瓣口通过的血流减少，杂音可不明显，或当发生左心衰竭时，主动脉瓣狭窄的杂音可减轻甚至消失，有时可以误诊。

二、诊断

主动脉瓣狭窄的临床诊断主要依据临床听诊和超声心动图检查。不少患者往往是在体检时发现有心脏杂音，经心脏超声检查明确有主动脉瓣狭窄。有症状的患者，则在就诊时发现有心脏杂音，经进一步检查明确有主动脉瓣狭窄。

主动脉瓣狭窄的病因诊断主要依据患者年龄、心脏超声检查及其他辅助检查。在一般情况下，心脏超声检查可以区别先天性二叶主动脉瓣和三叶主动脉瓣，但二叶主动脉瓣严重钙化时，则无法与三叶主动脉瓣钙化相区别。

主动脉瓣狭窄的严重程度判断主要依据心脏超声检查或结合心导管检查的结果。美国《2014年AHA/ACC心脏瓣膜病管理指南》，将主动脉瓣狭窄程度分为轻、中、重度。具体标准见表6-6。

表6-6　主动脉瓣狭窄程度

指标	轻度狭窄	中度狭窄	重度狭窄
主动脉瓣上流速（m/s）	< 3.0	3.0 ~ 4.0	> 4.0
平均跨瓣压差（mmHg）	< 25	25 ~ 40	> 40

续表

指标	轻度狭窄	中度狭窄	重度狭窄
主动脉瓣口面积（cm^2）	＞1.5	1.0～1.5	＜1.0
瓣口面积指数（cm^2/m^2）			＜0.6

《2014 年 AHA/ACC 心脏瓣膜病管理指南》初步确定了主动脉瓣狭窄的分期，分为起始期、进展期、无症状期和有症状期 4 个阶段，其相应的参数如表 6-7 所示。有助于临床医师对病情的判断和手术指征的掌握。

主动脉瓣狭窄患者，尤其是二叶主动脉瓣狭窄患者，往往同时合并有升主动脉瘤样扩张或升主动脉瘤，必须在术前行胸部 CT 检查或 CTA 检查，明确升主动脉扩张程度和范围。同时也可以判断升主动脉壁有无钙化及程度。

表 6-7 主动脉瓣狭窄病人病情分期

分期	主动脉瓣口血流动力学	左心室状况	症状
A As 起始期	AVmax ＜ 2.0m/s	正常	无
B As 进展期	·轻度 As AVmax2.0～2.9m/s 或 $\Delta \bar{P}$ ＜20mmHg	·可有 LV 舒张功能降低	无
	·中度 As AVmax3.0～3.9m/s 或 $\Delta \bar{P}$ ＜20～39mmHg	·LVEF 正常	
C 严重 As 无症状期			
C1 严重 As 无症状期	·AVmax ＞ 4.0m/s 或 $\Delta \bar{P}$ ≥40mmHg ·AVA ＜ 1.0cm^2 或 AVAI ≤ 0.6cm^2/m^2	·LV 舒张功能降低 ·轻度左心室肥厚 ·LVEF 正常	无
C2 严重 As 无症状期伴 LVEF 降低	同上	LVEF ＜ 50%	无
D 严重 As 有症状期			

分期	主动脉瓣口血流动力学	左心室状况	症状
D1 高跨瓣压差期	·AVmax ≥ 4.0m/s 或 $\Delta \overline{P}$ ≥ 40mmHg ·AVA ≤ 1.0cm² 或 AVAI ≤ 0.6cm²/m	·LV 舒张功能降低 ·LV 明显肥厚 ·可有肺动脉高压	·劳力性呼吸困难或运动耐力降低 ·劳力性心绞痛 ·劳力性晕厥或头晕
D2 低跨瓣压差期（左心室收缩降低）	·静息 AVmax < 4.0m/s 或 $\Delta \overline{P}$ < 40mmHg ·多巴酚丁胺试验 AVmax ≥ 4.0m/s	·LV 舒张功能降低 ·LV 明显肥厚 ·LVEF < 50%	·心绞痛 ·晕厥或头晕 ·左心衰竭
D3 低跨瓣压差期（左心室收缩正常）	·同上 ·LV 每搏指数 < 35mL/m²	·LV 显著肥厚 ·LV 腔容积降低 ·LV 充盈受限 ·LVEF ≥ 50%	同上

注：AVmax. 主动脉瓣上最大血流速度；$\Delta \overline{P}$ 平均跨瓣压差；AVA. 主动脉瓣口面积；AVAI. 主动脉瓣口面积指数。

此外，在主动脉瓣狭窄的诊断时，应该明确有无合并冠心病，对有冠心病易发因素或年龄 50 岁以上的患者，应常规行冠状动脉造影检查。

三、手术适应证和术前准备

（一）手术适应证

《2014 年 ACC/AHA 心脏瓣膜病管理指南》中有关主动脉瓣狭窄外科手术治疗的适应证如下：

（1）重度主动脉瓣狭窄有临床症状或在运动试验时出现症状；

（2）重度主动脉瓣狭窄无临床症状，但左心室射血分数 < 50%；

（3）重度主动脉瓣狭窄患者因需行其他心脏手术（如冠状动脉旁路移植术或升主动脉瘤手术）。

这 3 项指征是主动脉瓣狭窄的绝对适应证。当存在以下情况时，也被认为宜行主动脉瓣手术：

（1）无症状的极重度主动脉瓣狭窄（主动脉瓣上血流速度 ≥ 5.0m/s），并处于低手术风险期；

（2）无症状的严重主动脉瓣狭窄，同时一有运动耐力降低或运动试验时血压降低；

（3）有症状的严重主动脉瓣狭窄，同时有平均跨瓣压差降低和左心室射血分数降低，但小剂量多巴酚丁胺试验结果有主动脉瓣上流速 ≥ 4.0m/s，或平均跨瓣压差增加至 40mmHg 以上；

（4）有症状的严重主动脉瓣狭窄，左心室射血分数 ≥ 50%，如果经临床评估其症状是由主动脉瓣狭窄所致；

（5）中度主动脉瓣狭窄患者需行其他心脏手术时；

（6）无症状的严重主动脉瓣狭窄，其病程进展较快，而手术风险低，也可以考虑手术治疗。

对于无症状病例的手术指征目前仍无完善的循证医学的客观证据，鉴于外科手术的风险加上人造瓣膜置入后的抗凝并发症，主动脉瓣置换术对于无症状的年轻患者，能否真正给他们带来益处仍有待于证实。

对于左心室收缩功能低下的病例，由于其射血分数低下往往是由于重度主动脉瓣狭窄所致左心室射血负荷过高而引起的，在行主动脉置换术后，左心室功能可以改善或恢复正常。如果左心室射血分数低下是由于心肌本身病变引起的，则手术后患者症状改善不彻底，但患者的远期生存率仍较非手术患者有所提高。因此，主动脉瓣狭窄的患者，左心室射血分数低下并不是换瓣手术的禁忌证，但当有左心室射血分数低下，而主动脉瓣跨瓣压差又不很大时，应考虑心肌本身所致的射血分数降低，手术风险性明显增加。对于主动脉瓣狭窄伴有冠心病引起的严重左心室收缩功能低下的患者，主动脉瓣置换手术应予慎重考虑，如行冠状动脉旁路移植术后有可能改善心肌功能的话，可以手术，而如靶血管细小或心肌活力较低，应慎重手术。

（二）术前准备

常规术前准备与其他置换术相同，应特别注意以下问题。

1. 维持循环和心电稳定

重度主动脉瓣狭窄患者易发生猝死或晕厥，以及室性心律紊乱，必须维持电解质在正常水平，无心绞痛患者应禁用硝酸甘油、β 受体阻滞剂或其他扩张小动脉的药物，否则会降低前负荷或后负荷引发晕厥，或者减轻心率而影响心排血量，也可以诱发猝死。对于有心绞痛的患者，可以酌情应用硝酸甘油。

2. 积极治疗心力衰竭

对于严重主动脉瓣狭窄而无心力衰竭的患者禁用洋地黄制剂，否则可以加重左心室流出道梗阻，加重心力衰竭；但当有心力衰竭同时伴有左心室腔扩大时，可以应用洋地黄制剂或其他正性肌力药，这对纠正心力衰竭有较好的作用。无心力衰竭患者也禁用利尿药，否则因前负荷的降低，易出现低血压，当合并有心力衰竭时，可以应用利尿药。

3. 纠正心律紊乱

严重主动脉瓣狭窄患者，尤其是老年患者易并发房颤，这将严重影响心排血量和冠状动脉血供，可以诱发明显的左心衰竭。一旦发生快速房颤，应及时应用乙胺碘呋酮静脉注射，必要时加用毛花苷 C（西地兰），控制心率在 80 ~ 100/min。对于药物难以控制的房颤，应考虑用电击复律。

4. 有无其合并心脏病

主动脉瓣狭窄患者，尤其是年龄 50 岁以上的患者易合并有冠心病，术前应常规行冠状动脉造影。此外，主动脉瓣狭窄患者也常合并有升主动脉狭窄后扩张，尤其是二叶主动脉瓣畸形患者术前应做胸部 CT 检查或主动脉 CTA 检查，明确升主动脉扩张程度和范围。

5. 老年性钙化性动脉瓣狭窄患者

可以合并有颈动脉狭窄，尤其是 65 岁以上的患者，故术前应常规行颈动脉超声检查，必要时做 CT 检查或磁共振检查。确诊有重度颈动脉狭窄者，可以考虑同期手术。

四、外科手术方法

（一）主动脉瓣置换术常规方法

手术治疗主动脉瓣狭窄的主要方法是行主动脉瓣置换术，部分患有先天性主动脉瓣狭窄的小儿或青少年，可以考虑行主动脉瓣成形术。

1. 基本方法

施行主动脉瓣置换术的常规方法是行胸骨正中切口。升主动脉远心端插入动脉灌注管，对升主动脉狭窄后扩张明显者，或需行升主动脉置换术者，应做股动脉插管。经右心耳插入右心房双极引流管建立体外循环。经右上肺静脉放置左心引流管。心肌保护的基本方法是经主动脉根部灌注 800～1200mL 心肌停搏液，20～30 分钟后经左、右冠状动脉开口间断灌注冷血停搏液，也可以经冠状静脉窦持续或间歇灌注冷血停搏液。心脏表面呈冰屑，以使心脏持续低温状态。对于合并有主动脉瓣关闭不全的患者，应该在切开升主动脉后做左、右冠状动脉直接灌注心肌停搏液。

2. 主动脉切口

一般采用 3 种切口：

（1）横切口：距右冠状动脉开口上方约 2.0cm 处横行切开升主动脉前壁与侧壁，对于升主动脉较粗的病例该切口显露较好。

（2）曲棍形斜切口：从左前侧距升主动脉根部 4.0cm 处开始切开，向右下延长至无冠状瓣中点上方 1.0～1.2cm 止。该种切口适用于主动脉根部较细的患者。

（3）螺旋形切口：切口上端靠近主肺动脉，向右下延伸至无冠窦的上方，该切口适应于主动脉瓣环较小的患者，一般采用第 2 种切口，而且必须适当地提高切口的位置。

3. 显露主动脉瓣

主动脉瓣显露的方法主要有 3 种：

（1）主动脉切口中点上、下切缘牵引线，上切缘线牵引线牵拉切口上缘，下切缘牵引线多缝于心尖部的心包，一般显露比较好，但对主动脉根部狭小者，显露较差；

（2）主动脉瓣 3 个交界牵引线，3 个牵引线均缝在主动脉内壁交界上方 0.5cm 处，顺 3 个不同方向牵引，显露效果比较好；

（3）主动脉拉钩显露一般可取得比较好的显露，但需要另一助手，并有可能损伤主动脉壁内膜，甚至撕裂主动脉壁。

对于有严重主动脉瓣钙化的患者，尤其是老年患者，因钙化严重，主动脉壁也比较脆弱，宜扩大主动脉切口，采用主动脉切缘置牵引线或眼睑拉钩牵引的方法。

4. 切除病变瓣膜

显露主动脉瓣后，用有齿镊钳夹瓣叶，一般同时钳夹右、无冠瓣叶，从右—无冠瓣交界始依次剪除右—无冠瓣交界、右冠瓣、无冠瓣、左—无冠瓣交界、左冠瓣及左—右冠瓣交界，保留瓣环及瓣叶残边 0.2mm。部分病变的瓣膜常有广泛的瓣叶钙化，钙斑有时扩展到瓣环或邻近的心肌，左或无冠瓣的钙化可侵犯二尖瓣前瓣，右冠瓣及无冠瓣的钙化可侵犯室间隔膜部，切除上述病变时，可先从瓣口将纱布条送至左心室堵住流出道，避免钙屑或组织碎片落入左心室内。切除瓣膜时不必先从交界开始，而应从钙化轻的部位，把瓣叶剪开至瓣环基部，然后沿瓣环基部逐渐向两侧扩大，侵犯瓣环深部的钙斑可先部分切除，遗留部分则用小咬骨钳逐块取出。主动脉壁及心肌内钙化灶有时清除非常困难，可以用咬骨钳逐块清除，但不必完全清除，否则有可能导致主动脉壁穿孔或室间隔穿孔或损伤传导束，原则上仅清除影响缝合瓣环、瓣膜碟片活动，或易脱落的钙斑。如为清除瓣环钙灶后遗留有较明显的缺损，可用自体心包片修补后，再行带垫褥式缝合瓣环。

5. 置换主动脉瓣

由于主动脉瓣狭窄病人多为钙化性狭窄，清除瓣环钙化组织后其瓣环组织比较薄弱，或者仍有部分钙化组织未能完全清除，使得瓣环组织脆弱。因此，缝合主动脉瓣环时多采用带垫片缝线从心室面进针、主动脉腔面出针，这样置入人造瓣膜打结时不易产生撕裂瓣环组织。如果按照常规方法做主动脉瓣环外翻褥式缝合，打结时易产生缝线撕裂瓣环。不带垫片的间断褥式缝合或间断缝合目前已经很少在临床应用，其主要问题是打结时容易撕裂主动脉瓣环。缝合主动脉瓣环完毕后，逐一按序穿过人造瓣膜的缝环，一般分为 3 组缝线，牵引缝线，推下人造瓣膜，确认人造瓣膜落座良好，其瓣下无缝线垫片扭转或过长，然后开始逐一打结缝线，一般取 3 个瓣环的中点缝线先打结固定，然后依次完成打结，切忌从 3 个交界开始打结，如此的结果是将人造瓣膜固定在较高的位置，不利于其他缝线的打结固定。最后剪除缝线、残留线结约 2.0mm，并确认人造瓣膜的瓣叶活动良好，其瓣下无残留组织或缝线。有关人造心脏瓣膜的选用、置入机械瓣或带支架生物瓣方法、无支架主动脉瓣置换方及同种主动脉瓣置换方法（详见本章第四节主动脉瓣关闭不全章节）。

6. 缝合主动脉切口

严重主动脉瓣狭窄的患者往往有不同程度的升主动脉狭窄后扩张，尤其是老年患者，其主动脉壁薄而脆弱，如若缝合不当易导致术毕切口出血或切口缘撕裂并发根部大出血。在此种情况下，目前采用切口缘两侧用毛毡条加固缝合或切口缘两侧用自体心包条加固缝合，可以有效地防止切口出血或渗血。

（二）主动脉瓣置换术的其他方法

置换主动脉瓣狭窄常用的方法是应用人造机械瓣或生物瓣，目前临床上有多种新的方法或技术置换主动脉瓣。一些方法已被临床证实其有效性和耐久性，另一些方法正在进行临床验证，需有大组随访资料方能证实其有效性和耐久性。目前常用的新方法或技术有以下几种。

1. 无支架自体心包瓣置换主动脉瓣

自体心包组织来源于术中开胸后的自体心包，其组织学和生物力学性能良好，无抗原性，组织相容性好，因此，常用于心脏疾病的修复材料。这一技术的手术指征尚不明确，原则上主动脉瓣狭窄或关闭不全患者，尤其是感染性心内膜炎、主动脉瓣环狭小、生育期妇女或体育运动爱好者等可以考虑行此方法置换主动脉瓣。但对于主动脉瓣环明显扩大（直径 ≥ 30mm）或者有主动脉窦管交界明显扩大者，应慎用或禁用，以免术后容易并发主动脉瓣反流。老年患者是否更加有利于自体心包瓣置换术的远期效果，目前尚无定论，理论上讲，其长期效果可能更好。

应用自体心包瓣置换主动脉瓣的手术技术主要有以下关键步骤：

（1）取材：开胸后清除心包表面的脂肪组织和疏松结缔组织，剪取心包组织的范围上至升主动脉位置，下至膈面，左、右至纵隔胸膜，原则上尽可能取最大的心包组织。

（2）戊二醛固定：一般选用 0.625% 的戊二醛固定自体心包 10 分钟左右，也可以选用 0.2% 的戊二醛固定 10 分钟。固定的目的是有利于胶原纤维的绞联，增加生物力学性能，同时也有利于术中缝合。

（3）制成无支架自体心包瓣：在主动脉阻断、切开升主动脉、切除病变的主动脉瓣后，应用测量器测量主动脉瓣环直径和窦管交界直径，根据瓣环直径应用相应的模型，修剪自体心包，制成无支架自体心包瓣。

（4）缝合无支架自体心包瓣：用 4-0 号聚丙烯线首先间断缝合主动脉瓣环中点和心包瓣底部的中点，然后依次连续缝合心包瓣底边和主动脉瓣环，直至相应的原主动脉瓣交界上方出针。

（5）重建主动脉瓣交界：应用无支架自体心包瓣置换主动脉瓣的关键是要重建自体心包瓣的瓣叶交界。一是要固定在原交界的上方，有利于增加瓣叶的对合面，防止关闭不全；二是要可靠，防止局部撕裂导致关闭不全，因此重建交界时应加固缝合。

（6）测试瓣膜关闭性能：缝合完毕后可以检查瓣叶的对合情况，有利于尽早判断。关闭主动脉切口后，可以在升主动脉插入灌注心肌停搏液的针头，持续灌注机血，并维持较高的根部压力，观察左心室有无充盈，据此，可以判断瓣膜关闭是否良好，也有利于尽早发现有明显反流的患者。最后在心脏复跳后，依据经食管心脏超声检查结果，判断主动脉瓣叶的启闭功能。如术中判断有主动脉瓣中度以上反流者，宜再次阻断升主动脉，重新更换机械瓣或生物瓣。

2. 免缝合主动脉瓣置换术

常规置换主动脉瓣需要缝合 12 ~ 18 针，并且要缝合人造主动脉瓣环和逐一打结。尽管人造瓣膜固定可靠，但费时。随着介入主动脉瓣置入术的广泛开展，近年已在临床应用介入主动脉瓣相似的原理，研制成功免缝合的主动脉瓣，并在临床逐渐开展应用。大组病例资料结果显示，主动脉阻断时间可以明显缩短，体外循环时间也有显著缩短，其存在的并发症如瓣周漏、三度房室传导阻滞并无明显增加。对于危重的主动脉瓣狭窄患者，尤其是为微创主动脉瓣置换术的术中便利的操作，提供可靠的基础。

目前临床应用的免缝合主动脉主要有两家公司产品：一是意大利 Sorin 公司生产的 Perceval 牛心包瓣，临床报道 500 例以上；二是美敦力公司（原 ATS 公司）生产的 fEnable 马心包瓣，目前尚缺乏大组病例报告。这两种免缝合主动脉瓣均为自膨式支架瓣膜。其共同特点是支架瓣膜的底部均有类似人造瓣膜的缝合环，其作用是便于主动脉瓣环紧贴，防止瓣周漏的发生和三度房室传导阻滞的发生。在切除主动脉瓣叶后，先在 3 个主动脉瓣的中点各缝合 1 针，并缝合在相应的免缝合主动脉瓣环，在免缝合主动脉瓣落座释放后，逐一打结固定 3 针缝合线。

目前无论哪家公司的免缝合主动脉瓣产品，均无长期随访结果。这种类型的人造主动脉瓣与常规的主动脉瓣生物瓣相比较，其耐久性如何？远期瓣周漏如何？尚无客观依据。但这种免缝合的主动脉瓣在术后早期结果与常规的生物瓣相似，随着对这种新产品的进一步改良，有望成为微创或小切口主动脉瓣置换术中首选的人造瓣膜。

（三）左心室心尖—降主动脉旁路术

左心室心尖—降主动脉旁路术治疗严重主动脉瓣狭窄早在 20 世纪 70 年代就应用于临床，尽管最多病例为 100 余例，但证实是外科治疗严重主动脉瓣狭窄可供选择的方法。左心室心尖—降主动脉旁路术主要适用于常规外科手术治疗的高危患者，如升主动脉严重钙化、初次手术后胸骨后感染者、冠状动脉旁路移植术后桥血管通畅者，尤其是高龄和高危患者。对于这类患者采用左心室心尖—降主动脉旁路术可以避免胸骨正中切口和分离粘连的风险，避免了升主动脉的操作，实施手术时可以非体外循环下进行，由此明显减轻了体外循环本身的损害和并发症，但在当今经皮或经心尖介入主动脉瓣的时代，这种手术方式可能失去最后的地位。

左心室心尖—降主动脉旁路术实际上是应用带瓣的管道连接左心室心尖和降主动脉，其管道直径常为 14 ~ 20mm，所用的瓣膜多数为生物瓣。当左心室收缩时，左心室的血流可以同时经过已狭窄主动脉瓣口和左心室心尖—降主动脉的带瓣管道，提高左心室的每搏血量，有利于提高心排血量，缓解患者症状，达到临床治疗效果。

手术操作的要点是：

（1）左胸前外侧切口第 4 肋间进胸；

（2）先于降主动脉放置侧壁钳，吻合带瓣管道的一端；

（3）应用特制的左心尖打孔装置做左心尖部打孔，同时向左心尖插入带瓣管道硬质连接管，并将管道口的毛毡片缝合于心尖部止血固定；

（4）开放管道并排气。

第四节　主动脉瓣关闭不全

主动脉瓣关闭不全是指心脏舒张期主动脉腔内的血液经病变的主动脉瓣反流进入左心室。后天性主动脉瓣关闭不全是一种临床上常见的心脏瓣膜病，主要病理基础为主动脉瓣病变或主动脉根部病变引起瓣膜关闭不全，左心室前和后负荷增加，左心室扩大和肥厚。手术治疗的方法主要为主动脉瓣置换术，部分患者可做成形术。手术危险性和预后主要取决于术前左心室功能状况。

一、临床表现

（一）症状

慢性主动脉瓣关闭不全在左心室功能代偿期可无任何症状，但严重主动脉瓣关闭不全者，常诉心悸、胸部冲撞感及心尖部搏动感，这与左心室每搏量增加有关。

慢性主动脉瓣关闭不全在左心室功能失代偿时，逐渐出现体力活动后乏力或疲倦、劳力性呼吸困难等，这与左心室功能降低，前向心排血量减少，以及左心室舒张期压力增加，左心房和肺静脉压增高有关。严重的左侧心功能减退时，可有明显的活动后乏力、呼吸困难，甚至端坐呼吸和夜间阵发性呼吸困难等左侧心力衰竭表现。随着病情的进展，患者逐渐出现右心衰竭的表现。严重主动脉瓣关闭不全，尤其是当有左侧心功能损害时，可有心绞痛发生，这与舒张压低、冠状动脉灌注不足，以及心室壁张力增加和心肌氧耗增加有关。

急性主动脉瓣关闭不全的主要症状是急性左心衰竭和肺水肿。临床表现的轻重主要与急性主动脉瓣关闭不全的反流量相关。主动脉瓣反流越严重，症状越重，相反，则症状越轻。

（二）体征

轻度主动脉瓣关闭不全，心脏大小及心尖冲动位置均可位于正常范围。严重主动脉瓣关闭不全，心尖冲动向左下移位，范围扩大，可触及明显的抬举性冲动，心浊音界向左下扩大。

听诊在胸骨左缘第3、4肋骨有舒张期泼水样杂音，呈高调、递减型，向心尖部传导，多为舒张早中期杂音，在患者坐位、胸部前倾及深吸气时杂音会更明显。严重主动脉瓣关闭不全者，在心尖部可闻及舒张中、晚期滚桶样杂音，为Austin-Flint杂音，其机制是心脏舒张早期主动脉瓣大量反流、左心室舒张压快速增高，二尖瓣口变狭，左心房血流快速流经二尖瓣口时产生杂音。此外，当主动脉瓣叶有穿孔时，可闻及音乐样杂音或鸽鸣声样杂音。

主动脉瓣严重关闭不全患者，可有典型的周围血管体征：动脉收缩压增高、舒张压降低和脉压增宽；颈动脉搏动明显，口唇或指甲有毛细血管搏动征，股动脉枪击音等。在病程的晚期，可有颈静脉怒张、肝大、双下肢水肿等右心衰竭表现。

急性主动脉瓣关闭不全的体征除舒张期泼水音外，其他体征有心率增快，脉压缩小，第一心音降低，出现第三心音。肺水肿时，肺部可闻及湿啰音。但多无外周血管体征。

二、临床诊断

（一）主动脉瓣关闭不全的临床诊断

主要依据心脏听诊主动脉瓣区有舒张期杂音，结合超声心动图检查，可以明确有无主动脉瓣关闭不全。根据心脏超声检查明确主动脉瓣反流程度（表6-8）。

主动脉瓣关闭不全的病因诊断常比较困难，一般根据病史和超声心动图检查结果，可以明确是瓣膜病变所致或主动脉根部病变所致。瓣膜病变常见的原因是风湿性、感染性、先天性二叶主动脉瓣畸形、瓣叶脱垂等，而主动脉根部或窦管交界扩大引起的主动脉瓣关闭不全的病因比较复杂，应结合病史、超声、CT等检查综合判断。

表 6-8　慢性主动脉瓣关闭不全程度分级

	反流束宽度（%）	反流容积	反流分数（K）	主动脉根部造影
轻度 AR	＜ 25	＜ 30mL/beat	＜ 30	1 ＋
中度 AR	25 ~ 64	30 ~ 59mL/beat	30 ~ 49	2 ＋
重度 AR	≥ 65	≥ 60mL/beat	≥ 50	3 ＋ ~ 4 ＋

需要特别指出的是白塞病或大动脉炎所致的主动脉瓣关闭不全，因其病变的特殊性，单纯主动脉瓣置换术后瓣周漏的发生率和再次手术率很高，必须做主动脉根部置换术及相应的抗免疫治疗。因此，对于超声检查主动脉瓣叶质量良好的单纯主动脉瓣关闭不全者，应仔细询问病史，有无口腔黏膜及会阴部溃疡史，红细胞沉降率和自身免疫指标检查，皮肤划痕试验等，明确有无白塞病。而对大动脉炎的术前诊断则非常困难，必须结合术中主动脉壁有无明显增厚等病理改变加以判断。

（二）慢性主动脉瓣关闭不全的左心室功能

正确判定慢性主动脉瓣关闭不全的左心室功能极为重要。主动脉瓣关闭不全患者在左心室功能代偿阶段可长期无症状，但等到出现左心室功能障碍而引起左心衰竭表现时，病情迅速加重，手术危险性大，预后差。因此，慢性主动脉瓣关闭不全左心室功能状态是决定主动脉瓣手术时机的重要因素。然而，正确判断患者早期的左心室功能的减退，在左心室功能发生不可逆损害之前手术干预有时很困难。按术前症状轻重判断，则部分患者因减少体力活动，症状并不明确，甚至有些因害怕手术而否认已存在的症状。

有症状的主动脉瓣关闭不全者，一般均存在左心室功能的减退，心脏超声检查显示静息时左心室 EF 和 FS 低于正常，左心室收缩末期容积指数增加。

无症状的主动脉瓣关闭不全者，绝大多数左心室功能正常，但部分患者左心室功能已有减退，而静息情况下心脏超声检查所测的左心室功能却正常。此外，在严重关闭不全的患者中，静息情况下心脏超声所测的左心室 EF 下降可以是左心室功能恶化的表现，也可以是反流程度增加的结果。此种情况下可以采用核素造影加运动试验（平板或卧位踏车）。在运动实验中，正常人左心室收缩功能的反应为：左心室 EF 至少比静息时增加 5%，左心室舒张末期容积略有增加，而收缩末期容积明显减少。慢性主动脉瓣关闭不全伴左心室功能减退者，运动中左心室 EF 的增加比静息时＜ 5%，而且收缩末期容积明显增加，结果左心室 EF 随运动不但不增加，反而减少。这就提示虽无临床症状，静息时左心室功能正常的患者，实际上已经存在左心室功能的减退。对这类患者应严密随访或尽早接受手术治疗。

慢性主动脉瓣关闭不全左心室收缩功能降低是指左心室 EF ＜ 50%；轻度降低，EF 40% ~ 49%；中度降低，EF 25% ~ 39%；严重降低，EF ＜ 25%。

（三）慢性主动脉瓣关闭不全的临床分期

为了便于临床医师对慢性主动脉瓣关闭不全患者的评估和手术指征的掌握，《2014 年 ACC/AHA 心脏瓣膜病管理指南》初步制定了慢性主动脉瓣关闭不全的分期（表 6-9）。

表 6-9　慢性主动脉瓣关闭不全的分期

分期	主动脉瓣关闭不全	左心室情况	症状
A.AR 起始期	微量反流或无	正常	无
B.AR 进展期	轻度 AR	•LVEF 正常	无
	或中度 AR	• 左心室容积正常或轻度增大	无
C. 严重 AR 无症状期	严重 AR	C1 LVEF ≥ 50% LVESD ≤ 50mm C2 LVEF ≤ 50% LVESD ＞ 50mm	运动试验有助于判断有无症状发生
D. 严重 AR 有症状期	严重 AR	• LVEF 可以 ≥ 50% 或 LVEF40% ~ 50% 或 LVEF ＜ 40% • 中至重度 LV 扩大	劳力性呼吸困难或心绞痛或更明显心力衰竭症状

三、主动脉瓣关闭不全的外科手术治疗

（一）手术适应证

1.急性主动脉瓣关闭不全

一旦有明显的左心衰竭表现，应在明确诊断后限时或急诊手术。但无左侧心力衰竭表现或仅有轻度的左心衰竭，药物治疗可以得到满意的控制，则可随访。急性感染性心内膜炎者一旦发生急性主动脉瓣关闭不全，心功能显著恶化或有左心衰竭，即使感染未能得到有效控制，也应限时或急诊手术，否则患者将在等待感染控制的过程中死于心力衰竭，或因术前已出现多脏器功能不全，术后死于多脏器衰竭。

2.有症状的慢性主动脉瓣关闭不全

慢性主动脉瓣关闭不全者一旦出现症状就是手术的绝对指征。因为此时左心室功能减退往往处于可逆阶段，术后左心室功能和大小可以完全恢复正常。但部分有症状的患者就诊时已经较晚，最佳手术时机已错过，左心室明显扩大，功能显著降低（EF25%～39%），可能已经发生了左心室功能不可逆损害，手术死亡率明显增高，预后较差。但手术治疗仍可以改善这类患者的症状和生活质量，延长患者寿命。有症状且伴有左心室功能严重损害者（EF＜25%），由于手术死亡率很高，预后极差，且不能延长患者寿命，一般不主张手术治疗。

3.无症状的慢性主动脉瓣关闭不全

根据《2014年 ACC/AHA 心脏瓣膜病管理指南》，其手术指征如下：

（1）慢性严重主动脉瓣关闭不全无症状，但左心室 EF＜50%者；

（2）慢性严重主动脉瓣关闭不全患者同时有其他心脏病需手术时；

（3）慢性严重主动脉瓣关闭不全无症状，左心室 EF≥50%，但左心室收缩末期直径＞50mm 者；

（4）中度主动脉瓣关闭不全同时有其他心脏手术指征者；

（5）慢性严重主动脉瓣关闭不全无症状患者，其左心室 EF≥50%，但左心室进行性扩大（舒张末期直径＞65mm），如手术风险低，也可以考虑手术。

4.慢性主动脉瓣关闭不全合并二尖瓣关闭不全

慢性主动脉瓣关闭不全导致左心室显著扩大，二尖瓣环也相应扩大，常合并有二尖瓣关闭不全。往往认为手术纠正主动脉瓣病变后，随着左心室的逐渐缩小，二尖瓣关闭不全自然减轻或消退，但这种情况仅出现在合并轻度的二尖瓣关闭不全的患者，中度以上二尖瓣关闭不全在主动脉瓣置换术后并不能自然减轻或消退，必须同期实施二尖瓣成形术。术中也常见到这部分患者不仅二尖瓣环的扩大，同时合并有前瓣叶腱索延长所致关闭不全的因素存在。因此，术前超声检查合并有中度二尖瓣关闭不全者，必须同期行二尖瓣手术。

5. 合并升主动脉和主动脉根部病变

主动脉根部瘤、二叶主动脉瓣畸形、升主动脉瘤等常合并有主动脉瓣关闭不全。对于这部分患者的手术适应证还需考虑到主动脉根部和升主动脉瘤的大小，如主动脉根部直径＞55mm，必须尽早手术；如马方综合征主动脉根部直径＞45mm 或二叶主动脉瓣畸形升主动脉直径＞50mm，也应该尽早手术。但如主动脉根部直径或升主动脉直径均未达到标准，而主动脉瓣关闭不全的手术指征基本达到时，也应积极尽早手术。

（二）术前准备

1. 慢性主动脉瓣关闭不全

心功能Ⅱ级或Ⅲ级，无心绞痛者，按照一般的心内直视手术患者准备。如有心绞痛者，则应予以扩血管治疗，可以口服异山梨酯 5 ~ 10mg，2 ~ 3/d，或加用口服血管紧张素转化酶抑制药；如心功能为Ⅲ级以上，则予以强心、利尿、扩血管治疗。应特别注意血钾浓度在 4.0mmol/L 以上，血镁浓度在 1.8mmol/L 以上。低钾和低镁易促使患者发生严重的室性心律失常，而一旦发生心搏骤停，对有严重主动脉瓣关闭不全患者的心脏复苏极其困难。年龄 50 岁以上或疑似冠状动脉病变者，应做选择性冠状动脉造影检查。

2. 急性主动脉瓣关闭不全

往往由于病情危重，出现严重的左心衰竭，甚至急性肺水肿，一旦明确诊断，应及时或急诊手术。术前准备的重点是维持循环稳定，采用强心、利尿和扩血管治疗；严重肺水肿者，应考虑及时行气管插管辅助呼吸。对于无严重左心衰竭患者，可以口服强心、利尿、血管扩张药，以控制或改善患者情况。

3. 感染性心内膜炎

感染性心内膜炎所致的急性主动脉瓣关闭不全，如果仅表现为心功能恶化，但无明显的心力衰竭者，可以在应用强心、利尿、扩血管治疗的同时，应用大剂量敏感的抗生素继续治疗，同时严密观察病情，争取在感染基本控制后手术，这样有利于防止术后感染复发和降低手术死亡率。但如患者已经有明显心力衰竭，或在治疗过程中心功能继续恶化，即使此时患者仍有发热，感染未能有效控制，也应该尽早或急诊手术，只有这样才能挽救患者生命，否则患者将在等待感染控制的过程中或观察的过程中死于心力衰竭。

4. 自身免疫性疾病引起的主动脉瓣关闭不全

白塞综合征、大动脉炎等引起的主动脉瓣关闭不全者，如术前处于活动期，常有红细胞沉降率和 C 反应蛋白等指标升高，应该应用泼尼松和抗免疫抑制药治疗，待上述指标恢复正常，而且逐渐减少用药量后无红细胞沉降率和 C 反应蛋白升高时，方可接受手术，术后仍继续治疗。否则易并发术后瓣周漏或假性动脉瘤。

（三）主动脉瓣关闭不全手术方式的选择

主动脉瓣关闭不全的手术方式选择应依据病因及病理解剖、主动脉窦的大小、患者的具体情况以及手术者经验和技术水平，选择合理和合适的手术方式。

（1）单纯主动脉瓣病变引起的关闭不全，如瓣叶穿孔、瓣叶脱垂等，常采用主动脉瓣叶修补术；主动脉瓣叶和瓣环均有病变者，如风湿性主动脉瓣病变、感染性心内膜炎等，则常采取主动脉瓣置换术，但如感染性心内膜炎累及主动脉窦壁时，则应采取主动脉根部置换术。二叶主动脉瓣畸形所致的关闭不全如瓣叶结构良好，可以采取主动脉瓣成形术，但由于二叶瓣畸形本身的特性，主动脉瓣成形术后仍存在二次手术的风险。

（2）主动脉根部病变所引起的主动脉瓣关闭不全，常有主动脉窦的显著扩大，同时有瓣环和窦管交界的扩大，必须采取主动脉根部置换术或保留主动脉瓣的根部置换术（David 手术）。

（3）单纯主动脉窦管交界扩大所导致的主动脉瓣关闭不全，一般同时有升主动脉瘤或扩张，可以选用升主动脉置换术，但选用的人造血管时必须等于或小于主动脉瓣环的直径，以达到缩小窦管交界，纠正主动脉瓣反流的目的。

（4）白塞综合征或大动脉炎等自身免疫性疾病引起的主动脉瓣关闭不全，其手术方式有特殊性。如单纯行主动脉瓣置换术，术后瓣周漏发生率高达 90%，一般主张行主动脉根部置换术，并且在术后联合应用免疫抑制药治疗。

（5）A 型主动脉夹层引起的主动脉瓣关闭不全主要是由于主动脉根部夹层分离，主动脉瓣交界附着的内膜和中层向腔内塌陷而导致瓣膜关闭不全。因此，一般在行主动脉根部重建和主动脉瓣交界区悬吊固定后就可以纠正关闭不全。但若 A 型夹层是继发于主动脉根部瘤，则须行根部置换术。

（四）主动脉瓣关闭不全的手术方法和技术

1. 基本方法

（1）麻醉和体位：仰卧位，气管插管静脉复合麻醉。在麻醉诱导期，应特别注意维持较高的动脉压，以防血压降低，冠状动脉供血不足，导致严重室性心律失常或心搏骤停。

（2）建立体外循环：一般采用胸骨正中切口，升主动脉远端插入供血管，经右心耳插入单根双极引流管，必要时行上、下腔静脉插管。并行循环后经右上肺静脉插入左心室引流管，最好经右上肺静脉插入多孔的引流管经过二尖瓣口直至左心室，有利于充分引流和保持术中主动脉瓣区手术野清晰。

（3）心肌保护：目前常用方法是在阻断主动脉后切开主动脉，直接经左、右冠状动脉开口灌注冷停搏液，然后改用间断（20 ~ 25 分钟）冠状动脉开口直接灌注；也可以经冠状静脉窦持续或间断灌注心脏停搏液。心肌保护液的选用多采用含血心脏停搏液首剂灌注 1200 ~ 1500mL，应注意主动脉瓣关闭不全患者左心室有明显扩大和肥厚，灌注停搏液的量或流量应适当加大。

（4）主动脉切口和显露：常用的升主动脉切口有两种方法，一是横切口，即在主动脉瓣交界上约 2.0cm 处，横行剪开主动脉左侧至左—右交界上方，右侧至左—无交界上方，该切口对于主动脉直径较大的患者，显露良好。二是"J"形切口，即先在右冠状动脉开口上方约 2.5cm 处切开升主动脉，左侧向上延伸，右侧向左—无交界上方延长，该切口比较常见，显露更好。

主动脉瓣的显露常用 3 种方法：①主动脉切口中点上、下切缘牵引线；②主动脉瓣 3 个交界牵引线，3 个牵引线均缝在主动脉内壁交界上方 0.5cm 处，沿 3 个不同方向牵引，显露效果比较好；③主动脉拉钩显露一般可取得比较好的显露，但需要助手，并有可能损伤主动脉壁内膜，甚至撕裂主动脉壁。

（5）切除瓣叶：显露主动脉瓣后，用有齿镊钳夹瓣叶，一般同时钳夹右—无冠瓣叶，从右—无冠瓣交界始依次剪除右—无冠瓣交界、右冠瓣、无冠瓣、左—无冠瓣交界、左冠瓣及左—右冠瓣交界，保留瓣环及瓣叶残边 0.2mm。感染性心内膜炎所致的主动脉瓣关闭不全，在切瓣膜时应首先剪除易脱落的赘生物，而后切除瓣叶，彻底清除脓肿或坏死组织，遗留的缺损可用自体心包修补，累及二尖瓣环及瓣叶者，须同时行二尖瓣置换。

（6）缝合主动脉切口：主动脉切口可采用双层连续外翻缝合或连续水平褥式缝合外加连续外翻缝合。两种方法均可。由于主动脉是高压区，切口下缘由人造瓣膜环的支撑，增加了切缘的张力，主动脉壁如有轻微的撕裂，可引起搏动性出血，甚至发生不良后果。缝合主动脉切口时宜用 4-0 号或 5-0 号聚丙烯线，切口两端应超越切口做带垫褥式缝合。如主动脉壁菲薄脆弱，可在切缘的两侧加条状毡片或心包片加固。

2. 人造主动脉瓣置换术

（1）人造瓣膜的选用：切除主动脉瓣叶后，用测瓣器测量瓣环，选择相应大小的人造瓣膜。选用何种人造瓣膜，需依据患者体表面积、患者年龄，以及所能得到的人造瓣膜等。原则上应该选择型号大、中央血流型的人造瓣膜，以增加主动脉瓣口面积，降低左心室射血阻力。65 岁以上的患者可以首选生物瓣。对于主动脉根部细小者，如患者体表面积 $\geq 1.5m^2$，选用 21mm 的机械瓣会出现主动脉瓣相对狭窄，不利于术后差心室重构的恢复，可选用无支架生物瓣或同种主动脉瓣，或行主动脉根部加宽术。感染性心内膜炎者，尤其是急性心内膜炎者，最好应用同种主动脉瓣。年轻患者，尤其是生育年龄的女性，以同种主动脉瓣优选。当然双叶机械瓣可用于所有患者。

（2）缝合人造瓣膜：无论是置入机械瓣或带支架的生物瓣，缝合主动脉瓣环和人造瓣膜缝环的方法主要有以下 4 种。①间断带垫片褥式外翻缝合法：这是目前最常用的方法，其优点是缝合方便，固定瓣膜牢固，缺点是用力打结时可引起缝线撕裂瓣环，也有可能产生瓣环环缩，因此，在 3 个交界处不应做跨交界缝合，可以在交界两侧各缝合 1 针；针距不应过大，一般在 3 个瓣环各缝合 5 ~ 6 针。②间断带垫片褥式缝合：从瓣环的心室面进针，主动脉面出针，所有垫片均在瓣环下方。这也是较常用的方法。优点是缝合瓣环方便，固定瓣膜缝环牢固，打结时不易产生缝线撕裂瓣环。缺点是一旦打结时缝线断裂，其所附带的垫片难以取出，也不易补针缝合。③间断缝合：有两种不同方法，一是缝针的二头从瓣环的心室面进针，主动脉面出针，然后一针穿过瓣膜的缝环。二是缝针的一头先穿过人造瓣膜的缝环，再从心室面进针穿过瓣环，然而穿过人造瓣膜的缝环。这两种方法的优点是缝合瓣环和缝环均方便，无缩环作用，缺点是缝线易割裂瓣环，缝合的针数比较多，每个瓣环至少间断缝合 8 ~ 10 针。④连续缝合：该方法不是很常用。优点是可以节省时间，缺点是固定瓣环不够牢固，有时因缝线未拉紧，术后易发生瓣周漏，而用力拉紧缝线时，又容易割裂瓣环。在主动脉瓣环直径比较大时，可以应用此种方法。

（3）打结与固定人造瓣膜：缝合完毕后，一般将主动脉瓣缝线按 3 个瓣环区分为 3 束，理好缝线，将人造瓣膜竖起，垂直于主动脉瓣口，推送瓣膜，同时牵开主动脉切口下缘，边推送人造瓣膜，边理缝线，直至人造瓣膜落座于瓣环间。然而再次确认无套线或松线。

缝线打结时，最好取 3 个瓣环中点的缝线先打结，这样可以安全固定人造瓣膜在瓣环间，然后，顺序逐一打结。如先取 3 个交界缝线打结，则因交界的位置较高，在进行瓣环中部缝线打结时，须用力拉紧缝线方能使瓣环和缝环贴紧，这样容易发生缝线撕裂瓣环。

在缝合人造瓣膜的缝环时，应确认瓣膜的开口方向，防止瓣膜倒置，造成心脏复搏后左心室无法射血。同时应注意人造瓣膜开口的方位。侧倾碟瓣的大开口应朝向主动脉的后壁，即左冠瓣方向；双叶瓣口的轴线应与室间隔相平行，也即双叶瓣的 2 个瓣叶呈前、后位；带支架的生物瓣置入时，其 3 个支架应分别位于 3 个交界。

完成主动脉瓣置换术后，应该再次检查人造瓣膜，用塑料探条推开碟片，观察碟片活动是否良好，同时检查碟片的下方有无卡线、套线或残留松脱的缝线。此外，在关闭主动脉切口前，应检查左、右冠状动脉开口情况，确认开口通畅，同时清除主动脉内壁松脱的内膜组织或钙化斑，防止脱落后产生动脉栓塞。

3. 无支架生物瓣置换主动脉瓣

无支架生物瓣置换主动脉瓣技术在近 15 年日益得到重视，临床应用病例数逐年增加，其血流动力学性能优于带支架生物瓣，更重要的是晚期结构衰坏率低，预期使用寿命长。目前常用的无支架生物瓣主要有两种：一是无支架的猪主动脉瓣，如 St.Jude Medical 公司的 Toronto 环上型、Medtronic 公司的 Free-style 型等；二是同种主动脉瓣置换无支架猪主动脉瓣的方法，修剪无支架瓣的主动脉壁，保留无冠状窦及主动脉壁。用 4-0 号聚丙烯线自左—右冠交界下方穿过无支架瓣相应交界的瓣下缘的 Dacron 包布，然后依次缝合无支架瓣的下缘及相应的瓣环，最后将无支架瓣的无冠状窦及部分主动脉壁与对应的患者无冠瓣窦及主动脉壁缝合，也可将无支架瓣的无冠状窦及部分主动脉壁作为加宽主动脉根部的组织部分。

4. 同种主动脉瓣置换术

同种主动脉瓣目前主要应用于原发性或人造瓣膜心内膜炎、主动脉根部较小者，患者年龄应小于 55 岁。其优点是有效瓣口面积大，血流动力学性能良好，瓣膜结构衰坏率明显低于带支架生物瓣，组织相容性好。缺点是手术技术较为复杂，晚期并发瓣膜关闭不全的发生率可高达 25%。

同种主动脉瓣置换术的手术方法主要有 4 种：

（1）120° 逆时针旋转冠状动脉口下缝合技术；

（2）保存同种瓣无冠状窦的冠状动脉口下缝合技术；

（3）主动脉根部置换术；

（4）主动脉腔内套叠术。最常用的方法为第 1 种。

以第 1 种方法为例，介绍同种主动脉瓣置换术的技术要点。

①术前心脏超声测量主动脉瓣环直径和管窦交界直径，大致可明确所需同种主动脉瓣的型号。对于主动脉瓣环直径大于 30mm 者，则应改用第 3 或第 4 种方法。

②切除病变主动脉瓣及明显增厚的交界，精确测量瓣环直径，据此选择相应大小或小 2 ~ 3mm 的同种主动脉瓣。

③将取自液氮保存的同种瓣解冻、冲洗。然后仔细剪除附着在同种瓣的二尖瓣前瓣和室间隔肌肉组织，但保留瓣下方 4 ~ 5mm 组织，以做缝合时用，最后修剪瓣窦部的主动脉壁。

④瓣下缘缝合用 4-0 号聚丙烯线在 3 个主动脉瓣交界下方 5mm 处做 3 针标记缝合线，将修剪好的同种瓣逆时针旋转 120°，使同种瓣残留的肌肉组织避开左心室流出道，防止两者的瓣下肌肉组织重叠，也有利用同种与患者主动脉瓣和二尖瓣前瓣连接部的对合。3 针标记缝线打结后，将同种瓣内翻入左心室内。然后，依次将同种瓣的下缘与患者主动脉瓣环下组织做连续缝合，完成瓣下缘的缝合。

⑤瓣上缘缝合同种瓣向上翻转恢复正常位置，在同种瓣的每个交界支角顶端各做一支持缝线，并缝合到比患者主动脉瓣交界处高 5mm 的主动脉壁上，以做牵引而不结扎，使 3 个交界处在同一水平。此时观察同种瓣 3 个瓣叶的对合情况，如对合不佳，应重新矫正对位。然后依次将同种瓣上缘与患者瓣环缝合，同时重建 3 个交界。

5. 主动脉瓣关闭不全成形术

主动脉瓣关闭不全成形术在近年已受到充分重视，临床报道增多，尽管手术技术似乎并不复杂，但其疗效不如二尖瓣成形术。一般仅在部分合适的患者中应用，有经验的医师可以取得较好的效果。应严格掌握手术适应证，常用手术方法主要有下述 7 种：

（1）主动脉瓣叶修补术：主要适用于瓣叶穿孔、裂伤，常见于感染性心内膜炎、医源性瓣叶损伤等。较小的穿孔或裂伤，可以用 5-0 号或 6-0 号聚丙烯线直接缝合修补；较大的瓣叶穿孔，可用自体心包片补片，如瓣叶缺损较大或瓣叶毁损较明显，或限于 1 个瓣叶的心内膜炎者，可以用经戊二醛短时间固定的自体心包片做单个瓣叶置换术。基本方法是先测量正常瓣叶游离缘的长度和瓣叶高度，将自体心包片修剪成半圆形的补片，直线部分为游离缘的长度，弧形部分则用 4-0 号聚丙烯线连续缝合于切除主动脉瓣叶的瓣环，在交界区用带垫片的缝线加固。注意在修剪半圆形的心包片时，圆形的直径应比测量径大 4mm，以备缝合之用。

（2）脱垂瓣叶折叠悬吊术：适用于单个瓣叶的脱垂，多见于高位膜部或漏斗部室缺引起的主动脉瓣脱垂，也可用于主动脉窦瘤所致的瓣叶脱垂。其病理改变的特征为脱垂瓣叶的游离缘过长，低于其他瓣叶的平面，导致主动脉瓣关闭不全。

手术方法：将 6-0 号或 5-0 号聚丙烯线穿过两个正常瓣叶游离缘的中点，即穿过主动脉瓣小体，然后将脱垂瓣叶游离缘的一侧与前述正常瓣叶小体对齐，形成两条对合良好的关闭线，将上述聚丙烯线缝针再穿过脱垂瓣叶游离缘的对合点。这样可以判断脱垂瓣叶过长的游离缘长度，然后再将过长的瓣叶折叠缝合到相应的主动脉壁。也可采用加固缝合脱垂的瓣叶。术毕检查 3 个瓣叶的对合线，并可注水测试瓣叶关闭程度。停止体外循环或在辅助循环复温过程中，经食管心脏超声检查主动脉瓣关闭状态，有无反流和反流程度。

（3）脱垂瓣叶"V"字形切除缝合术：主要适用 1 个瓣叶的脱垂，脱垂瓣叶的游离缘长，瓣叶也明显扩大。

手术方法：用 6-0 号聚丙烯线穿过两个正常瓣叶游离缘的中点，用另一无创线穿过脱垂瓣叶游离缘的中点向对应的主动脉壁方向牵引，然后将脱垂瓣叶的一侧游离缘与相应的正常瓣叶游离缘对合，至两个正常瓣叶游离缘的结合点，再用最初的 6-0 号聚丙烯线穿此点。另一侧瓣叶游离缘也做相同的处理。这样就可以确定脱垂瓣叶正常的中点和过剩的瓣叶游离缘。做"V"字剪除过剩的游离缘及瓣体，两侧多留残边 1.0mm 以做缝合之用。最后用 6-0 号单丝线做间断缝合，术毕测试瓣叶关闭情况。

（4）主动脉瓣环环缩术或升主动脉置换术：适用于主动脉环扩张症所致的主动脉瓣关闭不全。其病理特征是瓣叶正常，瓣环有不同程度的扩大，窦管交界线有较明显的扩大，造成 3 个正常瓣叶对合不严或有较大的空隙产生关闭不全。因此，环缩术既要纠正扩大的瓣环，也要纠正扩大的窦管交界线，部分瓣环轻度扩大者仅需环缩窦管交界线。这种成形技术较复杂，效果尚不肯定，应慎重进行。

单纯主动脉窦管交界区扩大引起的主动脉瓣关闭不全常见于合并升主动脉瘤的患者，这部分患者由于窦管交界扩大导致主动脉 3 个瓣叶对合不良，引起主动脉瓣中央型反流，其窦管交界区的直径远大于主动脉瓣环直径。因此，术中应先测量主动脉瓣环直径，选用小于此直径 2mm 的人造血管置换升主动脉，缝合近端时，应先将 3 个主动脉瓣交界固定在人造血管相应的部位，再做连续缝合。否则，易产生 3 个瓣交界间距显著不同而残留反流。

（5）假性交界切除缝合或补片修建术：二叶主动脉瓣畸形常因一侧瓣叶脱垂而导致主动脉瓣关闭不全，常见于 50 岁以下的患者，对于这部分患者可以考虑行主动脉瓣成形术。但由于二叶主动脉瓣本身所存在的结构畸形及相应的瓣叶应用变化特性，最终仍有可能会产生瓣叶钙化等病变而致主动脉瓣狭窄。因此，存在二次手术的可能。

假性交界切除缝合或补片修补术，主要适用于有假性交界一侧的瓣叶脱垂，如切除后双侧瓣叶对合良好，则直接间断缝合处理；如切除后对合不良，常采用三角形心包片修补。

（6）游离缘缝线加固缝合或补片加高：主要适用于二叶主动脉瓣畸形无假性交界侧主动脉瓣叶的脱垂，用 7-0 号聚丙烯线连续往返缝合脱垂瓣叶的游离缘，缝线加垫后固定在主动脉壁，起到缩短游离缘和加强边缘张力作用。也有术者采用自体心包条加高脱垂的瓣叶，心包条的两端固定在主动脉壁，以达到瓣叶对合良好的目的。

（7）主动脉瓣成形术的其他方法：主动脉瓣关闭不全的原因较多，其病理解剖也差异很大，因此，成形方法比较多。除上述的基本方法，还有自体心包片置换主动脉瓣叶的方法，即选取形态和大小合适的自体心包，置换毁损的一叶主动脉瓣或二叶主动脉瓣，常用于儿童主动脉瓣病变，以避免人造瓣膜的应用。二叶主动脉瓣成形术后仍然面临着再次手术的风险，因此，有术者采用自体心包片的方法将二叶主动脉瓣修补成形成为三叶主动脉瓣，也取得了比较好的临床效果。

第七章　泌尿系结石的外科治疗

第一节　机械碎石术

机械碎石术（Ml）历史悠久，可以上溯至古埃及时期。据记载，当时的方法是用胶或沥青将一块钻石或坚硬的石头固定在一根中空芦苇杆的一端，然后将此杆插入患者的膀胱，让患者四处走动，靠钻石或石头的作用逐步将结石轧碎。但是这种方法只能治疗松软的"鸟粪石"（磷酸镁铵结石），对于一水草酸钙结石之类的较硬结石则无能为力。18 世纪的欧洲，一个修道士试图把一个尖凿子插到膀胱内，用锤子敲打以凿碎结石，后又有一军官将一个尖端呈锯齿状的尖探子插入膀胱，试图挫碎结石。1782 年，印度医师 Martin 设计了一种能插入尿道的金属锉子，他用这种锉子成功地治愈了自己的膀胱结石。1824 年，法国医师 Civiale 发明了一种三叉钳，他能凭触觉抓住膀胱结石，通过专门的螺丝在体外加压，最后夹碎结石。1879 年膀胱镜的问世是体内碎石术发展史上的里程碑，从此改变了医师盲目操作的状况，极大地提高了碎石的成功率和安全性。此后人们设计了多种机械碎石器和碎石镜，有的至今仍在使用。各种碎石钳主要有两大类：钳夹式和冲压式，后者是 Mauermayer 和 Hartung 于 1976 年首先设计并应用，可以在碎石的同时将结石碎片冲出，使术野保持清晰。

机械碎石术操作简便、安全，能破碎直径＜ 2cm 的各种成分的结石，现主要用于治疗膀胱及尿道结石，特殊情况下也可用于治疗肾结石，但应特别注意避免夹伤肾组织，否则会造成难以控制的出血。

一、原理

机械碎石主要有盲目碎石和直视碎石两种。盲目碎石现已较少使用，基本已被直视碎石所取代。

盲目碎石是在膀胱充盈状态下将碎石钳经尿道放入膀胱，依靠医师的经验和手感夹住结石，通过机械杠杆加压的作用将结石粉碎，然后再用抽吸器将结石碎片从膀胱内吸出。该方法因全靠医师的经验故不易成功，且易损伤膀胱黏膜，目前很少使用。

直视下机械碎石也是采用机械杠杆原理碎石，所不同的是能通过内镜直视碎石的全过程。

二、适应证与禁忌证

（一）适应证

机械碎石适用于直径＜2cm 的膀胱和尿道结石，且这种结石在膀胱内应能活动，结石较大时不易将结石夹碎。前列腺增生尤其是中叶明显增生合并结石者，最好先行前列腺手术再行膀胱碎石，或者两种手术一并施行。

（二）禁忌证

尿道狭窄合并膀胱结石及膀胱结石合并多发性憩室为经尿道膀胱碎石之禁忌。因为前者碎石钳难以插入膀胱，后者碎石形成的碎片易沉积于憩室内，一旦不能吸出，则有成为结石核心继续长大的可能。结石合并尿路感染时，应用抗生素和冲洗膀胱控制感染后再行碎石。

三、碎石方法

（一）盲目碎石

采用黏膜表面麻醉或蛛网膜下隙阻滞麻醉（腰麻）、连续硬膜外麻醉，膀胱截石位，皮肤常规消毒。先根据膀胱结石的大小选择适当型号的碎石钳。常用的盲目碎石钳有三种型号供选择。

先插尿道探杆估计尿道的直径，在钳嘴闭拢的情况下将碎石钳经尿道插入膀胱。注意保持膀胱呈充盈状况，使手柄的槽朝上方，以便带齿的钳嘴也位于上方。抬起手柄，使碎石钳与水平线呈 30°，向膀胱底部轻轻滑动碎石钳，使尾部压低，而钳嘴部处于膀胱最低位，此时即有钳嘴触及结石的感觉。旋转手轮使碎石钳的两嘴充分张开，在不会损伤膀胱的情况下轻轻抖动碎石钳，结石即可滚入钳嘴内。顺时针拧转手轮，闭拢碎石钳使之咬住结石。如杆上的刻度标志与结石直径一致时，说明结石已固定于两嘴之间，然后用力拧转手轮，钳嘴逐渐闭合，遂将结石压碎。结石破碎时除有碎裂声外，手感十分明显。值得注意的是，每次夹碎之前应压低手柄，将碎石钳稍行退出，以便钳嘴位于膀胱腔的中央，然后将碎石钳旋转一整圈，只有这样才能保证膀胱壁未被夹住。用 Ellik 冲洗器反复抽吸，将碎石块全部吸出。最后用膀胱镜观察膀胱内有无残留结石或膀胱损伤。

（二）直视碎石

直视碎石是指在观察镜下进行碎石。目前使用的有膀胱镜碎石钳（钳嘴式碎石钳）和 Mauermayer 结石冲压钳（筒切挤压式碎石钳）。前者的钳嘴呈钩状，类似盲目碎石钳嘴。当拉紧手柄时两页钳嘴靠拢，将其间的结石粉碎。后者的钳嘴则呈环状，当拉紧手柄时，环形嘴向鞘靠拢，切破和压碎结石。此两种碎石钳都较盲目碎石钳使用简便，效果满意且安全。尤其是 Mauermayer 结石冲压钳具有更多的优点，如有良好的冲水效果，即使有出血也能清楚地看到结石，其碎片也能直接从鞘内冲出，无需再插电切镜鞘冲洗。

碎石过程与盲目碎石法大同小异。首先在镜下观察结石的数目、大小、形态和部位。使用膀胱镜碎石钳时，应按如下步骤进行：

（1）插入带内镜的碎石钳；

（2）充盈膀胱；

（3）使钳嘴朝上张开夹结石；

（4）旋转碎石钳一圈；

（5）用力拉紧手柄碎石；

（6）反复碎石直至结石全部粉碎能吸出为止；

（7）用电切镜鞘和 Ellik 冲洗结石碎片。

使用 Mauermayer 冲压钳时，如结石较大，一般先从结石的边缘逐渐切割，对于较大且表面光滑的结石，切割时易滑动，故应尽量寻找粗糙面和有不规则角的边缘开始切割。一旦部分被切碎，结石表面即出现粗糙面，且体积也相应变小，再逐块切碎便不会有困难。

通常碎石后无需保留导尿管。操作时间较长、出血较多可留置尿管。同时行TURP的患者，术后做相应处理，适当应用抗生素，并嘱患者多饮水。碎石几个月后应常规复查膀胱镜，以确保膀胱内无残留的碎石片，因为这些碎石片易成为结石的核心，导致膀胱结石复发。

第二节 液电碎石术

一、适应证与禁忌证

液电碎石是近年来经尿路内腔镜进行泌尿系结石治疗的常用方法之一，现已广泛应用于膀胱、输尿管及肾结石的治疗，其成功率高、疗效可靠，可作为体外冲击波碎石的一种重要辅助方法。

（一）适应证

（1）不能行体外冲击波碎石者。

（2）超声波难以或不能击碎的结石。

（3）结石仅可用经皮肾镜接近者。

（4）结石直径在 4cm 以下、密度低者。

（二）禁忌证

（1）重要脏器衰竭者。

（2）患有凝血机制障碍性疾病者。

（3）结石大、圆滑、密度过高者。

（4）结石合并肾、输尿管、膀胱或尿道肿瘤者。

（5）结石以下尿路严重狭窄或梗阻者。

（6）尿路急性感染或积脓者。

7.结石与尿路粘连紧密，因局部黏膜炎性增生水肿、充血，镜下视野不清者。

二、优点与缺点

最早的液电碎石仪，由于制造材料极差，很难达到液电效应碎石所需的效果。随着电子科学和材料学的发展，目前使用了良好的导电材料和更坚固的探头，而且探头的直径也由原来的 10F 缩小到 1.6F，脉冲间歇期明显缩短，已有多种尺寸的可弯曲的软性液电电极（EHL）可用于半硬式及软式的内镜。这些改进使液电碎石技术较应用初期更加安全、有效。

（一）EHL 的主要优点

（1）液电探头可连续放电，它能快速地破碎各种化学组成的泌尿系结石。

（2）电极柔软、可弯曲，能够和经皮肾镜配合破裂超声波碎石探头因不能达到或远离肾通道而不能破碎的结石。

（3）EHL 适应证范围广、一次碎石成功率高、并发症少，优于 ESWL。

（4）操作简便、安全、可靠，患者痛苦小，治愈时间短。

（5）可根据不同口径的内腔镜选择不同型号的液电探头。

（6）液电碎石仪设备价格适宜，治疗费用低。

（二）EHL 的主要缺点

（1）EHL 碎石过程中产生电场，而尿路中不可避免地存在少量尿液电解质，所以对肾、输尿管、膀胱除了机械性损伤外，还可产生电损伤。所产生的冲击波未经聚焦，冲击波从电极尖端呈放射状向外传播，存在灼伤组织的可能性。结石每次得到的冲击能量也不稳定，应用不当还会损坏内镜。

（2）液电探头放电产生的气泡一旦聚集于结石部位，会使视野不清晰，不利操作。

（3）缺乏有效的吸出碎石块的方法，EHL 结石碎块残留率较高。

（4）液电探头绝缘部分易受损，为安全起见和保证功效，只能一次性使用。

（5）不适合于佩戴心脏起搏器的患者。

三、碎石方法

（一）术前准备

1.X 线检查

了解结石的部位、大小、形状、数目、肾功能情况等，作为制订治疗方案的依据。

2. 肾功能检查

此检查包括血尿素氮、肌酐、二氧化碳结合力、水电解质测定及内生肌酐清除率等。术前有水与电解质平衡失调及肾衰竭者应积极治疗。

3. 控制感染

常规进行尿培养和药敏试验，根据尿培养结果选用敏感抗菌药。抗菌药至少在术前 2 天开始应用，以达到控制尿路感染的效果。

4. 患者

患者尤其是老年患者要了解心、肺、肝、肾等重要脏器的功能状况，以估计对手术的耐受程度及术中、术后应采取的防治措施。

5. 膀胱镜检查

了解膀胱内结石及其他情况，如尿路梗阻，以便在碎石的同时进行病因治疗。

（二）碎石方法

1. 麻醉

根据患者身体状况、性别、年龄、结石的部位、大小、数目等情况，选择尿道黏膜表面麻醉、低位腰麻、骶管内或硬膜外麻醉。

2. 手术步骤

根据结石的部位，分别采用经皮肾镜、经尿道输尿管镜或尿道膀胱镜进行液电碎石术。术者及所有工作人员均须戴上橡皮手套以防止与患者接触时遭到电击。患者不能与周围的金属板接触。下面以肾结石为例说明操作步骤。

（1）先取截石位，经尿道置入膀胱镜，患侧输尿管内插入输尿管导管至肾盂。

（2）取患肾区腹侧垫高完全腹卧位或患侧垫高30°俯斜位，超声或X线引导下经皮肾穿刺，扩张皮肾通道，插入经皮肾镜或输尿管镜，观察肾内结石的大小、形态、位置、数目的情况，以及黏膜有无炎性反应、肿瘤等。

（3）准备就绪，开始碎石时经操作孔置入5F或9F的探头（用于鹿角形结石）并使其伸出镜鞘0.5cm以上，将电极放在结石显露最多、表面最不光滑之处，距结石表面1.0～2.0mm。若结石非常平滑，可将电极对准某一部分，首先劈碎结石，再分别对准各块的不规则面继续碎石。冲洗液一般选用0.09%的生理盐水。

（4）确认电极未触及黏膜后开始踩动脚踏开关，触发电极放电，轰击结石，每次触发时间1～10秒，不宜时间太长。轰击次数视结石成分及结石大小不同有数十次乃至数百次不等。结石较小，单次轰击，结石较大，连续轰击，以提高碎石效率、防止组织损伤。碎石过程中边碎石边冲洗，始终保持视野清晰。

（5）结石击碎成大小5mm以下时停止轰击，灌注冲洗液，将结石碎块冲吸出体外或用异物钳取出。

（6）结石取净后，拔除输尿管导管，经肾穿刺通道置入双J管引流，取出肾镜或输尿管镜，留置肾造瘘管。可自尿道留置尿管。

第三节　超声碎石术（USL）

一、适应证与禁忌证

（一）适应证

适用于输尿管中下段结石、结石过大不能直接取出者（取输尿管上段结石成功率低且并发症较多，不宜采用）和输尿管石街形成、经皮肾造口8周后结石仍不能排出者。采用经输尿管镜超声碎石术治疗输尿管中下段结石特别是慢性结石可弥补体外冲击波碎石术（ESWL）治疗上的缺陷，而且术中还可同时处理伴有的息肉病变以及解除 ESWL 后输尿管中下段残留石街所导致的梗阻。由于 USL 的安全性，该方法特别适合于治疗 ESWL 后的石街，因为此时结石被周围组织严密包裹，任何其他操作都极易造成输尿管穿孔。但只要设法扩开输尿管口，把输尿管镜插到结石部位，就可以用超声探头破碎结石。同时，USL 也适用于 4cm 以下的膀胱结石以及尿道结石等，也可应用于肾结石经皮肾镜碎石、取石术中。

（二）禁忌证

尿道狭窄、膀胱多发憩室和前列腺中叶增生明显者，不宜选用超声碎石。

二、优点与缺点

（一）优点

（1）简单、安全，不会出现与电或震波有关的危险。

（2）术者能利用探头将较大结石稳定，碎石过程中结石不会因经常移动而需要再次寻找。

（3）结石碎片可由吸引器吸出，视野清晰。

（二）缺点

（1）探头不能弯曲，只能用于带旁视镜的硬镜，限制了它的应用范围。

（2）对于较小活动结石，仍易造成移位。

（3）碎石力较小，对一水草酸钙结石等较硬结石效果较差。

（4）超声碎石机其换量器在腔内工作时会引起雾化现象，影响内镜的观察。

三、碎石方法

（一）术前准备

详细了解结石情况，如数目、大小、位置等，还需了解有无膀胱及尿道病变及其情况，以及肾功能情况等。有尿路感染者应先给予抗生素治疗控制感染。

（二）麻醉与体位

一般采用硬膜外麻醉。输尿管及膀胱、尿道结石患者取膀胱截石位，肾结石一般采用俯卧位，垫高患侧肾区。

（三）碎石方法

术者最好佩戴耳机或耳塞以防超声噪声对听力的损害。碎石前检查各种导管的连接是否正确，以防因接反造成空气栓塞。

1.尿道结石

取膀胱截石位，经尿道灌注 1% 利多卡因 10mL。用硬性 12.5F 输尿管镜，直视下顺尿道腔进镜至结石位置，将超声碎石探头触及结石，同时用负压灌洗泵进行尿道持续灌注，脚控启动碎石，从结石中间开始，逐渐使之碎裂。当结石碎成小块时，由于负压吸引的作用，结石自动被吸至碎石头处，并逐渐变小而被吸出。残石估计能自行排出则不必勉强要求完全粉碎。术后一般不必留置导尿管，需给予抗感染及补液治疗，摄 X 线平片复查尿道膀胱区。

2.膀胱结石

通过操作通道把超声探杆插入膀胱，用探头紧触结石，并将结石压向膀胱壁，在探头与结石面不能有间隙。碎石可由结石中间或边缘开始，逐渐使之破碎，应尽可能将碎石屑吸净。检查无残留结石、膀胱黏膜无损伤即可结束。术后留置导尿管，给予抗感染及补液治疗。

3.输尿管结石

患者取膀胱截石位，根据结石部位的不同，可采用腰麻或硬膜外麻醉。输尿管镜以 11.5 ~ 12.5F 的粗镜为宜，中空的超声探杆可通过其工作隧道，将输尿管镜插入输尿管中，找到结石并使结石处于视野中央。观察结石与周围输尿管壁的关系，特别是增生的黏膜与结石的位置。用套石篮固定结石，或用气囊导管插至结石上端后，气囊内注入生理盐水，回拉至遇到阻力，证实气囊在结石上方。连接超声发生器、超声换能器和超声传导杆和负压吸引器，间断启动超声发生器，每次持续 10 ~ 15 秒，直至结石被粉碎。操作期间维持连续灌洗以保持视野清晰以及冷却超声探头。当结石粉碎至 2mm 以下，可钳取碎石块或置双 J 支架管引流 10 ~ 14 天。结石嵌顿时尚可取石，常需用取石钳或套石篮将部分较大的碎石块取出。碎石完毕后，上下移动镜鞘检查有无残留结石及其他病变，并做相应处置。插入 5 ~ 6F 输尿管导管，拔除输尿管镜，膀胱内插入气囊导尿管并固定输尿导管，保留 24 ~ 72 小时。术后给予抗感染、解痉、利尿及补液治疗。

4. 肾结石

碎石前逆行插入输尿管支架管可防止结石碎片落入输尿管中。经硬性肾镜或输尿管镜找到结石后，从工作通道插入超声探杆，并使其伸出镜端数毫米，与结石轻轻接触，并可将结石顶在相应的壁上。较大的结石要从周边开始碎石，以免从中央开始碎石导致结石碎片散落至肾盂。碎石时保持中空探头通畅，防止结石碎片堵管后灌洗液吸出受阻，导致探杆发热而损伤组织。碎石效果不理想时可并用其他碎石方法。碎石完毕，吸尽碎片，留置造瘘管。

第四节　气压弹道碎石术

一、适应证与禁忌证

（一）适应证

气压弹道碎石术具有广泛的碎石适应证。它与经皮肾镜和经尿道输尿管镜结合可完成肾结石、输尿管结石和膀胱结石的治疗，尤其是对 ESWL 和经皮肾镜碎石形成的输尿管石街、停留时间长并与管壁粘连的输尿管结石、ESWL 定位困难者有特别的疗效。

（二）禁忌证

对有尿道狭窄、膀胱颈抬高、输尿管狭窄、迂曲者需慎用。对于结石过大，如超过 4cm 直径者，有出血倾向或有明显的泌尿系感染者不宜采用此方法。

二、优点与缺点

（一）优点

（1）探针较超声波探针细，碎石时能量不经过其他介质，碎石效率高，治疗时间短，能破碎包括一水草酸钙结石和胱氨酸结石在内的各种结石。

（2）使用安全，无热效应，对周围组织不产生热损伤。

（3）探针耐用，操作简单，价格适宜，有很好的性价比。

（二）缺点

（1）一般只能在硬镜及半硬镜下使用。近期一种可弯曲的 Niton 探头问世，它适用于软式输尿管镜下的碎石治疗，从而扩大了碎石范围，但可能会损伤内镜最尖端的弯曲部位。

（2）探头幅度大，容易推动结石，可能会降低结石的清除率，这在输尿管碎石时尤其应该注意，必须使用套石篮或其他方法固定。

（3）破碎的结石片无法像超声波碎石那样被抽吸出体外，要用负压泵、取石器械取出或等待其自行排出。

三、碎石方法

（一）肾结石的气压弹道碎石术

随着 ESWL 的广泛开展应用，经皮肾镜碎石术已大为减少，但一些巨大结石、复杂性结石，仍需联合处理，以提高疗效。常规的经皮肾镜需扩张通道达 24F，近年来随着经皮肾微造瘘技术发展结合输尿管硬镜下气压弹道碎石，可对一些复杂性肾结石进行有效的碎石治疗。

方法：先取截石位，经尿道置入膀胱镜，患侧输尿管内插入输尿管导管至肾盂。取患肾区腹侧垫高完全腹卧位或患侧垫高 30° 俯斜位，超声或 X 线引导下经皮肾穿刺，扩张皮肾通道，并留下相应的 Peel-away 鞘。将经皮肾镜或输尿管镜顺鞘管放入，同时打开扩张水泵（MCC 泵）冲水开关，调整泵水流量和流速，在输尿管镜直视下寻找结石，结石定位后关闭冲水开关，将 1.0mm 气压弹道碎石探头放入工作腔道中，将探头推出镜口并与结石接触。为了保证结石与探头适当接触，可以轻推探头以使结石顶在相应的壁上，然后启动碎石开关碎石。一般建议在使用连续脉冲震波模式和较高的气压强度之前先尝试利用中度的单一脉冲震波来击碎结石。在整个结石的治疗过程中必须注意探头尖端的位置，探头尖端位置不应超出内视镜 2.0mm 以上。由于结石有不同的成分与硬度，因此探头有可能打穿输尿管壁，若遇此种情况，治疗必须停止且改变探头尖端与结石接触的位置，以利于治疗继续。所碎结石较大者可经内镜直视下用鳄嘴钳取出。多量的结石碎屑可以经外鞘放入可调式吸引器头，也可与超声碎石机并用吸出碎石片。手术结束后视具体情况向输尿管顺行插入导丝到膀胱，并置入 5F 双 J 管引流，并经 Peel-away 鞘放入相应粗细的肾造瘘管。术后 X 线片复查，结石已取净者一周后拔除肾造瘘管。因特殊原因未能取净结石者，保留造瘘管再次取石用。

（二）输尿管结石的气压弹道碎石术

一般情况下气压弹道碎石适应输尿管各段结石的治疗，但更适应输尿管中下段结石的治疗，同时对所形成的石街和包裹性结石也有较好的疗效。

步骤：选择脊髓麻醉、截石体位，直视下经尿道插入 8～9.8F 输尿管镜，向患侧输尿管口插入 3F 输尿管导管，在液压灌注泵的帮助下，沿输尿管导管插放输尿管镜。发现结石后将泵水压力调小，拔除输尿管导管，插入直径 1.0mm 的气压弹道碎石探头，其前端接触结石，最好将结石顶靠在输尿管壁上，启动碎石机，先选单发再选连发碎石。结石粉碎后，拔除碎石探头，直视下放置 5F 双 J 管于输尿管腔内引流。退出输尿管镜，放置 16F Foley 导尿管引流。

（三）膀胱结石的气压弹道碎石术

膀胱结石术可利用肾镜结合 2.0mm 的震波探头或是利用小角度（＜10°）工作管道的特殊膀胱镜结合 1.6mm 的震波探头来使用，一般适合于 2cm 以内的结石。若结石太大，碎石时间长，易使膀胱黏膜损伤出血，致视野不清使碎石不完全或失败。

步骤：选择局部麻醉或脊髓麻醉，截石体位，直视下经尿道放入 24F 的肾镜或 21F 的旁视尿道膀胱镜，利用冲洗液将膀胱稍微膨大，若灌水太多，使膀脱腔过大，结石易活动而影响碎石效果。经操作腔放入 2.0mm 或 1.6mm 的探头，用探头将结石顶于膀胱壁，先选用单发模式碎石，当结石粉碎成数块后再改为连发模式。在碎石过程中应时刻注意探头尖端的位置，避免让探头的尖端伸出内视镜 2cm 以上引起膀胱穿孔。起始压力稍小，假如起始压力的碎石效果不佳，压力可逐步增加。在此种情况下建议治疗过程中每隔 1～2 秒要稍作暂停，以便重新调整探头对结石的打击位置。通常结石碎片愈小也愈难治疗，建议当结石碎片小到可以用 Ellik 吸出时即应停止碎石。术后视情况是否放置 Foley 导尿管引流。

第五节　电子动能碎石术

一、适应证与禁忌证

（一）适应证

电子动能腔内碎石技术主要用于治疗和处理输尿管中下段结石、膀胱和尿道结石，以及 ESWL 碎石后形成的输尿管石街，也可用于肾结石。

（二）禁忌证

患严重的出血性疾病、活动性尿道感染、严重的尿道或输尿管狭窄，以及不能通过操作镜者或妊娠者。

二、特点

（1）安全性较高，电子动能碎石机对组织的损伤很小。在实际操作中，碎石机探头直接打击手指很少感到疼痛。

（2）功率较大，碎石成功率高，几乎所有成分的结石都能击碎。

（3）价格相对较便宜。

（4）体积小，便于携带。

（5）碎石过程中，根据结石的大小有多种型号的探条可供选择，特别是镍钛合金的探条可插入软质膀胱镜及输尿管镜碎石，为电子动能碎石机的广泛应用开辟了前景。

三、碎石方法

（一）术前准备

（1）术前检查：行血尿常规、肝肾功能、KUB、IVU、B超等检查。

（2）术前1天服缓泻药。

（3）术前使用抗生素预防感染。

（4）麻醉方法：一般采用硬膜外麻醉，如输尿管结石位置较低或膀胱和尿道的结石则可采用骶麻，有学者对膀胱结石采用表面麻醉。

（二）临床操作

1. 经皮肾镜电子动能碎石术治疗肾结石

采用PCNL技术，首先扩张肾造口通道，使其可以放入经皮肾镜，通过经皮肾镜放入2.0mm探针进行碎石。开始操作时使用单次脉冲、中等压力，以后选择适当压力及连续脉冲碎石。若探针刺入结石，则需暂停治疗，重新放置探针后再碎石。

2. 手术中开放肾盂直视下电子动能碎石术治疗肾铸型结石

将肾盂切开后，充分显露切开的肾盂，显露结石，可用止血钳固定结石后将2.0mm探头直接接触结石，冲击结石，直视下将结石击碎为数块后，尽量从肾盂切口取出，取尽。对肾内型肾盂且结石较大，不易显露肾盂者，可在肾后唇实质处做放射状切开约1.0cm，再切开肾盂肾窦，显露结石，用上述方法击碎后取出。

3. 经尿道输尿管肾盂镜下电子动能碎石术治疗输尿管结石及体外冲击波碎石术（ESWL）后石街

在液压灌注泵下借水流力量冲开尿道，采用直接入镜法，必要时可在导丝引导下插入硬质或半硬质输尿管镜，将电子动能碎石机的0.8mm或1.0mm的探头直接接触结石，直视下击碎结石。根据情况可在直视下将输尿管结石轻轻压在输尿管壁上进行碎石，或借助套石篮或输尿管气囊导管来限制结石移动后，行碎石操作。碎石时或碎石后冲洗压力不要太大，以免结石碎片移动。一般数分钟即可将结石击碎，大的结石碎片可用取石钳或套石篮取出，小的结石则可随尿流排出。术后宜保留输尿管导管引流尿液 48 ~ 72 小时。对 ESWL 术后的石街，输尿管镜进入管腔后，伸入 1.0mm 碎石探针，选用单发或连续脉冲碎石。对壁内段结石或龙头结石应该夹出或完全粉碎，必要时放入 6F 双 J 管，配合输液利尿促使结石碎片排出。

4. 尿道膀胱镜下电子动能碎石术治疗膀胱结石

治疗膀胱结石可通过膀胱镜，使用 2.0mm、1.5mm 或 1.0mm 探针操作，碎石时膀胱内不宜充水太多，以避免结石过度的移动，并可轻轻将结石压在膀胱壁上进行碎石。

5. 尿道镜下电子动能碎石术治疗尿道结石

通过膀胱尿道镜直视下，使用 2.0mm 或 1.5mm 探针进行碎石。

电子动能碎石的碎石频率分为均匀型和渐进型，一般来说，较固定的结石采用均匀型，小结石和易活动的结石则采用渐进型。

第六节　激光碎石术

一、适应证与禁忌证

（一）适应证

1. 钬激光适用于任何成分的泌尿系结石。脉冲染料激光和 U-100 钕（Nd：YAG）激光对一水草酸钙结石和胱氨酸结石等较硬的结石效果欠佳。

2. 经排泄性或逆行造影无严重输尿管和下尿路狭窄，男性 BPH 患者无中叶增生。

3. 肾结石或输尿管结石经 ESWL 术后的较大碎石片或形成梗阻于输尿管下段的石街。

（二）禁忌证

（1）合并急性泌尿系感染，可于感染控制后择期碎石。

（2）输尿管或下尿路狭窄，可经肾造瘘以软镜引导碎石。

（3）严重心肺功能障碍不能耐受手术的患者。

二、激光碎石的方法

在硬膜外麻醉、腰椎麻醉或全身麻醉下，经尿道将硬或软性输尿管镜插入膀胱后直接破碎膀胱结石，或进膀胱后找到患侧输尿管开口，将输尿管镜徐徐上行至输尿管内结石部位，可清楚看见结石。若输尿管镜逆行插入失败，可用经皮肾镜顺行插入软输尿管镜做输尿管碎石术。对肾结石可行经皮肾穿刺或微创经皮肾穿刺，扩张后插入 Peel-away 鞘，建立经皮肾取石通道，通道内置入经皮肾镜或输尿管镜，导入激光光纤，行肾盏、肾盂碎石术。激光光纤头必须与结石表面相接触。

（一）脉冲染色激光碎石

将染色激光石英光导纤维（直径 200～250μm）从膀胱镜、输尿管镜（或肾镜）工作口插入，光纤尖端能触及结石。开始时以小功率（30mJ）碎石，效果不佳时可增至 60mJ 功率进行碎石，脉冲数以每秒 5～50 次为宜，具体操作按结石大小、硬度决定，至碎片达到 1～2mm。

（二）U-100 激光碎石

U-100 激光碎石机的光纤直径为 0.78mm，有很好的柔韧度，弯曲直径可达 10mm，可以很好地和腔镜相配合。钬激光的脉冲宽度仅为 1.2μs，在同类激光产品中是最短的，而获得的脉冲峰值功率却是最高的，达到 100kW。U-100 激光碎石是一种非灼热性的手术方式，使用时平均输出功率仅为 1.2W，它只对结石起作用，对周围软组织不产生热效应，极少有穿孔的危险。据文献报道，将FREDDY（双频双脉冲 Nd：YAG）激光光纤直接对准兔膀胱黏膜采用 90mJ、连续 2000 个脉冲冲击，仅引起轻度充血性黏膜水肿，光镜下也仅发现轻到中度的黏膜下出血及上皮层点状凝固坏死，无肌层损伤和穿孔。当结石几乎充满输尿管腔时，碎石时应尽量先将光纤对准结石中央从大块开始粉碎（如果将光纤对准结石的边缘碎石，瞬间崩裂的碎石片可能造成输尿管机械性损伤穿孔），而且在碎石过程中连续脉冲间断发射碎石，频率不宜太快，脉冲发射时间不宜太长，避免盲目发射脉冲，从而有效地将结石粉碎成碎石屑状。U-100 激光光纤对结石推动力小，对输尿管壁损伤极小，可减少输尿管结石上移以及并发症发生的机会，并可在特殊情况下采用盲目碎石的方法，所以对输尿管上段结石或特殊情况下无法看到结石者可使用 U-100 激光碎石。

（三）钬激光碎石

钬激光以脉冲式发射，发射时间为 0.25 秒，瞬时功率可达到 10kW，足以粉碎各种成分和密度的结石，其组织穿透深度 < 0.5mm，组织损伤轻微，术后不会因瘢痕形成导致尿路狭窄，因而钬激光结合内镜对泌尿系结石具有独特的碎石效果。碎石过程中，结石表面的水和结石中的水吸收钬激光的能量后汽化形成小球，汽化小球随后裂解所形成的冲击波产生二次压力，使结石粉碎。目前可选用的钬激光的光纤有直径 200μm、365μm、55μm 等。

临床研究显示，在输尿管结石的治疗中，钬激光碎石是一种行之有效的治疗方法，且适用于软镜。365μm 钬激光偏斜性最小，常用于输尿管碎石。碎石成功与否的最终决定因素并不仅仅是激光本身，还有其他因素：如结石大小和位置，是否因解剖变异或输尿管狭窄而存在结石通过困难等。被炎性息肉包绕的结石为其他腔内碎石手术禁忌，多通过开放手术处理。而钬激光具有精确的汽化切割组织功能，处理这类结石时，可先将息肉去除，然后碎石。碎石过程中石英光纤对结石推动力小，不必用套石篮预先固定。脉冲数根据结石大小、硬度决定，一般用 15～30W 功率开始，碎石后形成的碎片直径在 0.5mm 以下，小于脉冲染料激光碎石和气压弹道碎石的 1mm，易于排出，术后复发率低。钬激光还具有凝固止血功能，可以有效处理术中出血。钬激光可击碎各种成分的结石，包括胱氨酸结石、草酸钙结石、毛糙结石等。钬激光碎石的并发症很少，且主要是由输尿管镜所致，并非激光本身引起。病程较长，输尿管结石较大，ESWL 治疗失败和梗阻时间长合并有息肉或狭窄等，最好选择钬激光的体内碎石方法。

对肾结石，钬激光可作为经皮肾镜碎石的手段，也可作为逆行输尿管镜进行体内碎石的工具。200μm 光纤虽然花费更高，但因为其具有损伤率低、偏斜率大等特点，对于肾内结石首选 200μm 光纤。近几年的临床实践证明，建立 F16 肾微造瘘通道后，用输尿管镜替代经皮肾镜、以大功率钬激光碎石是治疗包括铸状结石在内的各种肾结石的安全、高效的方法，术中可应用 365μm 光纤。它既优于开放手术和传统的经皮肾镜取石术，又优于小功率激光或气压弹道、超声、液电等碎石法，可迅速将结石击碎成粉末状，从通道冲出，仅有少量碎块需用异物钳夹出，效率很高。钬激光碎石产生的冲击力较微弱，与弹道碎石相比，可明显减少结石（特别是已部分击碎的有锐利边角的结石）对肾收集系统黏膜的损伤。即使未击中结石，激光能量也被水迅速吸收，对组织损伤很小。

膀胱结石也可用钬激光治疗，但治疗大膀胱结石该方法时间较长。不过 Teichman 等发现，应用 70° 侧火花光纤，可使碎石过程加快且更加有效。

钬激光尚可安全地应用于孕妇、小儿及出血性体质等特殊人群的碎石治疗。

第七节　经后腹腔途径腹腔镜输尿管切口取石术

输尿管结石的治疗原则是最大限度去除结石，恢复输尿管腔尿液引流的通畅性，缓解肾绞痛，控制尿路感染，保护肾功能。而根据结石大小、成分及所在部位等不同，输尿管结石治疗方法也多种多样，如观察结石自行排出、药物排石治疗、体外冲击波碎石（ESWL）、输尿管镜碎石（URS）、顺行经皮肾镜碎石术（PCNL）、腹腔镜取石术及开放手术等。随着设备和技术的发展，越来越多的新技术几乎取代了传统的开放手术。目前，输尿管中上段结石的一线治疗方案为 ESWL、URS 和 PCNL。

但是某些特殊患者仍能从开放手术中获益，如对于输尿管上段结石，采用输尿管硬镜的成功率还远低于输尿管中下段结石，部分病例由于肥胖、结石质地坚硬、结石停留时间长导致炎性肉芽包裹等原因，仍需要开放手术取石。由于腹腔镜取石术与传统开放手术的适应证相同，且现已报道其疗效优于开放手术，故如果需要开放手术，推荐首先考虑腹腔镜取石术。国外的资料显示，目前腹腔镜输尿管切开取石术占所有结石手术的 1.1% 左右，往往作为输尿管镜或 ESWL 失败的补救术式。自 1972 年 Raboy 使用腹腔镜通过腹膜后途径开展首例输尿管切开取石后，此项术式近些年在国内外仍在有选择的病例中广泛开展，并具有切口小、损伤小、恢复快等优点。

一、适应证

（1）ESWL、输尿管镜和 PCNL 治疗失败的输尿管结石，尤其是输尿管上段结石。

（2）合并输尿管或邻近组织其他病变需要同时处理。

（3）长径大于 1.5cm，需多次 ESWL 或输尿管镜治疗。

（4）结石远端输尿管扭曲，行 ESWL 或输尿管镜治疗困难。

二、禁忌证

（1）未纠正的全身出血性疾病。服用阿司匹林、华法林等抗凝血药的，需停药 1～2 周，复查凝血功能正常后方可进行手术。

（2）严重心脏疾病和肺功能不全，无法承受手术的。

（3）未控制的糖尿病和高血压。

（4）合并感染和肾功能不全，需引流，待病情稳定后进行手术。

（5）上尿路多发结石。

三、器械与设备

器械与设备同腹腔镜手术。气腹机、腹腔镜及相关器械（超声刀、电钩等）、猪尾管、斑马导丝、输尿管导管等。

四、术前准备

术前相关常规检查包括血常规、肾功、电解质、凝血功能、血糖、尿常规及尿培养、心电图和胸部 X 线等。影像学资料包括泌尿系超声、KUB、IVU 或 CTU，必要时逆行造影等。术晨摄 X 线定位，注意结石移位情况。

五、手术方法

（1）全身麻醉，取健侧卧位，腰部垫高。

（2）依照三孔法常规制备后腹腔间隙，腋后线 12 肋下切开 2cm，止血钳扩开腰背筋膜，置入扩张气囊，然后分别于腋前线 12 肋下、髂嵴上 1cm 处切开置入 Trocar 及操作器械，清理腹膜外脂肪组织，辨认腰肌、腹膜反折和肾周筋膜等解剖标志。

（3）靠背侧纵行打开肾周筋膜，显露肾下极，在肾下极与腰大肌表面之间向深面由上而下游离，找到输尿管，可见结石段输尿管膨大，以上部位输尿管积水扩张。分离钳触碰时质地较硬，证实为结石。有时因结石长期嵌顿，周围脂肪粘连，呈肿块样。一般认为腰大肌、肾下缘及后腹壁腹膜交界线是寻找输尿管及结石的标志。

（4）固定结石近端输尿管（常用无损伤抓钳、巴赫钳及 Bulldog 夹等），防止结石上移，在结石部位上 1/2 ～ 2/3 处以内藏式切开刀或剪刀纵行切开输尿管管壁，适当松动结石后完整取出。

（5）留置双 J 管。术前结合患者 KUB、IVU 等影像资料估测双 J 管长度，留置至合适部位。常用方法有：直接放置法、双管法（配合 Fr4 输尿管导管）及逆行法（麻醉后，取截石位，留置内置斑马导丝的输尿管导管至结石远端；取石后上推输尿管导管至肾盂，沿斑马导丝放置双 J 管）。

（6）缝合输尿管切口。常用 3–0 薇乔线间断缝合输尿管切口，2 ～ 4 针。

（7）检查无活动出血，将结石放入指套内取出，留置腹膜后引流管，结束手术。

第八节　经皮肾造瘘术

1955 年，Willard Goodwin 及其同事描述了采用针刺法对 1 例肾盂积水的患者进行肾盂减压术，首次提出经皮肾造瘘（PCN）的方法，但由于相关器械的缺乏，其发展仍相当缓慢，也仅限于解除上尿路的梗阻。随着导引技术的引入、经皮肾镜的问世及超声波碎石装置等相应器械的开发，安全地经皮制作肾瘘通道并通过其有效地清除上尿路结石成为可能。安全有效的进行经皮肾造瘘是后续碎石及其他操作包括内切开成功实施的至关重要的一个环节。熟悉肾内解剖和根据积水特点选择合适的肾造瘘器械是操作成功的重要前提。

一、经皮穿刺肾造瘘术的适应证和禁忌证

经皮穿刺肾造瘘术是所有上尿路经皮穿刺手术的基础，作为一个可以到达肾盂、肾盏系统的微创通道，经皮穿刺途径可方便地得到上尿路病变的诊断和尿液的引流。

（一）适应证

（1）尿路梗阻引起的氮质血症、电解质紊乱、尿毒症以及尿脓毒症等危及生命的情况，可紧急行经皮肾造瘘术。

（2）上尿路梗阻术前暂时或永久转流。

（3）创伤性尿瘘通过内支架管引流尿液。

（4）经皮灌注药物溶石或肿瘤灌注药物。

（5）经皮肾盂顺行造影。

（6）为经皮肾手术创造通道，如治疗结石、梗阻、肿瘤等。

（二）禁忌证

（1）严重的出血倾向。

（2）严重的心肺功能疾病。

（3）肾结核、肾肿瘤、极度肥胖、腰部皮肤至肾的距离超过 20cm 等为相对禁忌。

二、经皮穿刺肾造瘘技术特点

（一）术前准备

对所有需要经皮穿刺手术患者的理想状态之一是尿液的无菌，但实际上临床常无法达到，尤其对于合并尿脓毒血症患者。对未经治疗的泌尿系感染患者进行经皮穿刺有导致严重败血症和感染性休克、死亡的风险。因此，对于需紧急穿刺引流的情况，尿液不能满足无菌状态，需要静脉应用广谱抗菌药，并尽量减小操

作损伤。

通常，经皮穿刺通道的建立在局部麻醉下就可进行。但如果是利用该通道进行手术，虽然国内已有局麻下经皮肾镜碎石术（PCNL）的报道，但仍建议采用脊髓麻醉或全身麻醉来进行。

（二）操作体位与穿刺径路

正确的体位可以使操作方便，并且避免呼吸障碍、神经损伤、压迫症状和临近器官的损伤。对于肾造瘘后需要后续手术如碎石、内切开等的患者，通常麻醉诱导后采用截石位（膀胱镜辅助操作）、侧卧位（如不能耐受卧位患者）或俯卧位。对于局麻的患者，一般取俯卧位，患侧抬高 30°～35°；或取侧卧位，健侧须以硬物垫高。

理想的穿刺径路常选择中、下部的后组肾盏，即 Brodel 无血管区，穿刺针通过肾穹隆部进入肾盏，该处血管较少，出血概率低。若在肾乳头间穿刺，损伤较大的动脉及并行的静脉的危险性很大。严重的肾积水由于肾外肾盂很大，经皮肾造瘘不能直接穿刺肾盂，而必须通过肾实质。不通过肾实质的肾瘘，从肾盂的穿刺孔处会有尿液漏出，容易在肾周围形成尿囊肿。施行一期的经皮肾镜取石术若穿刺径路无足够厚度的肾实质，灌流液溢出贮留在肾周围，可使肾脏逐渐偏位，导致肾造瘘通道偏位，最终使手术不能继续下去。另外，肾实质的存在对导管的固定也有帮助。12 肋下穿刺一般可以避开胸膜，但为了取石或放置内支架管，也可以在 11 肋间穿刺。

（三）器械设备

1. 穿刺引导装置

超声或 C 形臂。

2. 操作器械

（1）导丝：常用的有 J 形导丝、超滑导丝、带套管导丝、斑马导丝等，推荐软头硬质导丝或斑马导丝，扩张过程中不易打折扭曲，利于引导扩张。

（2）扩张器：目前有许多技术可以较快地扩张肾造瘘通道。最常用的几种扩张器械包括：筋膜扩张器、金属共轴扩张器和高压球囊扩张器。选用何种扩张器取决于操作者的个人喜好和熟练度。目前已有报道，不同的扩张器对肾实质的损伤是近似的，但球囊扩张器引起肾出血的概率较低。筋膜扩张器目前使用得更为普遍，其由不透 X 线的聚乙烯制成，Fr8-30，以 Fr2 递增。

（3）引流管：Fr7-10 的猪尾形外引流管、Malecot 开花导管及 Councill 导管等。

注意事项：根据不同的肾积水大小，选择不同的导丝、扩张器及引流管是穿刺成功的重要前提之一，尤其对于肾积水较少的患者，减少扩张次数，选择猪尾形引流管和加强硬导丝可以显著提高穿刺成功率。

（四）操作方法

（1）穿刺针刺入目标肾盏是成功进行经皮穿刺手术的第一步，也是最为关键的一步。穿刺前准备就绪后，选择穿刺点；在 X 线或超声引导下穿刺目标肾盏，先将穿刺针尖以短促的动作刺入皮肤，穿中肾包膜时可见针尾随呼吸摆动，较大积水肾穿入集合系统时有明显突破感，无积水肾此感觉不明显，当穿刺针芯抽出时见尿液随之流出，即证实穿刺针确实位于肾盂集合系统中。

（2）通过 Seldinger 技术将导丝通过穿刺针放入集合系，导丝必须够坚硬以便支持其后的扩张操作。导丝最好能插至输尿管腔内，若在肾内盘曲，应至少盘曲 5 ~ 10cm。以尖刃刀沿穿刺针刺开皮肤及筋膜，如有手术后瘢痕应切开瘢痕，退出针鞘时应量好深度。

（3）筋膜扩张器沿导丝逐级扩张，由同一术者操作，一手将导丝伸直，另一手旋转扩张器并向前推进，由 Fr6 开始，每次扩张增加 Fr2，推进深度保持相等，避免导丝扭曲或过深穿透肾盂。若积水较少，可扩张一次，即将有内芯支撑的 Fr9 或 Fr10 的导管置入肾盂，注意边进管边退内芯，避免管道滑脱或内芯穿透肾盂；若积水较多，可逐级扩张至 Fr16 甚至更大型号，最终一并将 Peel-away 鞘一起旋入肾盂，然后置入肾造瘘管。在通道建立过程中，原则上要求"宁浅毋深"。

（4）通过超声或 X 线观察引流管的位置，并记录引流量，也可通过造瘘管注水和抽吸来进一步证实管道是否在肾盂里。若明确管道位置，则固定管道，外接引流袋。

第八章 机器人前列腺手术

第一节 概述

自 1866 年 Kucher 首创经会阴根治性前列腺切除术，100 多年来，该术式经过多次改进，至今仍是泌尿外科难度最大的手术之一。20 世纪 90 年代，泌尿外科手术进入腹腔镜时代。第一例成功的腹腔镜根治性前列腺切除术（LRP）是由 Schuessler 等在 1992 年完成的。随着腹腔镜手术技术的发展以及腹腔镜辅助手术器械的更新和进步，LRP 在世界各国的泌尿外科中心得以广泛开展，并逐渐成为局限性前列腺癌的首选治疗方案。时至今日，即使对于具备高超的腹腔镜技术的医师来说，LRP 仍然是难度相当大的。

2000 年，da Vinci 机器人系统（Calif）被美国 FDA 批准使用，同年 Binder 和 Kramer 首次报道了机器人辅助腹腔镜下前列腺切除术。该术式的适应证与开放手术相同，不仅如此，对于过度肥胖和既往有腹腔镜修补术的患者，机器人手术更有优势。

目前能用于手术的只有一种机器人系统：da Vinci 机器人系统。其实质是由坐在控制台的手术医师遥控的具有多个机械臂的一套计算机系统。da Vinci 机器人是以腹腔镜技术为基础，又克服了其诸多局限性。其优点主要有：

（1）术者坐位操作，降低了劳动强度，适合复杂和长时间的手术。

（2）具有视觉景深的高清晰 3D 成像系统，没有杠杆作用，操作更符合直觉。

（3）滤除了入手的生理性振动，增强操作稳定性，按比例缩小操作的动作幅度提高了手术精确性，术者头部离开目镜，手术器械即被原位固定，提高了安全性。

（4）7 个自由度的手术器械极大提高了操作的灵活性。

（5）术野被放大 10～15 倍，使用更精细、灵活和稳定的器械，使常规腹腔镜手术难度较大的缝合和吻合操作变得简单方便。

（6）操作直观，便于学习掌握，学习曲线比传统腹腔镜外科更短。

（7）使远程手术成为可能。相比腹腔镜手术，机器人手术的出现是外科手术史上的一次新的技术革命。

2006 年底中国人民解放军总医院购入了中国内地第一台 da Vinci 机器人，2007 年完成了国内第一例机器人辅助根治性前列腺切除术。随后，国内 13 家大型教学医疗中心相继购入 da Vinci 机器人并相继开展机器人手术。截至 2015 年 4 月，da Vinci 机器人全球装机 3 317 台，其中美国 2 254 台，欧洲 556 台，亚洲 365 台，其他地区 142 台；大陆地区装机 36 台。大陆地区共完成各类机器人手术 14 494 例，其中泌尿外科手术 5 333 例，总量最大。国内早期开展的机器人手术主要是根治性前列腺切除术，现在已能完成泌尿外科所有的腹腔镜手术，尤其是肾部分切除术、根治性膀胱切除术等需要精细操作的功能重建性手术。

第二节　复杂机器人泌尿外科手术注意点

机器人辅助前列腺癌根治术（RALP）的成功应用促进了传统的开放性前列腺癌根治术向腹腔镜前列腺癌根治术的转变，且腹腔镜手术技能不再需要长时间的训练。然而，在克服了最初的调整障碍之后，手术技能欠纯熟和技能熟练的开放或腹腔镜的手术医师都需要不断的学习和更新自我水平。随着越来越多 RALP 的开展，手术中出现的问题也愈加增多，但未来有希望能更全面地认识这些问题。前列腺癌根治术的目标是：保证手术切缘阴性的前提下完整地切除前列腺，并尽可能降低术中或围术期并发症或输血，保留良好的排尿功能和勃起功能。在本节中，我们将讨论在机器人辅助泌尿外科手术过程中，尤其是前列腺癌根治术中所遇到的各种挑战，并且还提供一些基于我们的经验提出的建议。

一、解剖结构异常带来的困难

前列腺解剖学上的变异给手术带来了一些挑战，最常见的包括前列腺或中叶增大以及行后尿道前列腺切除的患者。这些在解剖学上的改变对学习曲线产生显著的影响并且会增加可能出现的并发症的风险。避免这些问题的关键在于解剖学标志及层次判别的标准方法。

（一）巨大前列腺

不管手术的技术如何，增大的前列腺都会给根治性前列腺切除术带来更多的困难。在最初的那些病例中，一般推荐选择重量是 30 ~ 40g 的前列腺，因为更大的前列腺会占据更多盆腔的空间，使得可操作范围变小而更难暴露前列腺。此外，还可能存在前列腺中叶血管增多并有广泛分支的情况，都会增大手术难度、增加手术时间以及术中的出血。增大的前列腺还会遮挡神经、血管束的位置，使其难以辨认。这些问题都会显著影响术中及术后的结局。

关于手术入路的方法，腹膜外比经腹膜操作的空间更小。采用 RALP 进行增大的前列腺手术时，遇到两个最大的困难可能就是前列腺顶部和膀胱颈的切除。由于空间相当狭窄，前列腺顶部的暴露非常有限。增大的前列腺背深静脉复合体（DVC）通常也增多并脆性更大。当术中运用钉子时，狭窄的腹膜后间隙常常阻碍钉子的定位，造成固定后出现渗血。为了避免这种情况的出现，我们通常会用 CT1 缝针穿 1-0 号聚卡普隆 25 线（Monocryl®）对 DVC 做双重缝扎，而不用打钉子的方法。与此同时，最近报道了 RALP 术中进行尿道周围悬吊缝合的方式。最近 Patel 等报道了这种在 RALP 术中对 DVC 做双重缝扎并且将前尿路在耻骨后进行悬吊的手术方式，不仅能显著增加术后 3 个月的尿控率，还能缩短尿控恢复的时间。

对于前列腺较大的患者而言，膀胱颈的辨识可能是 RALP 术中最具挑战性的，因为增大的前列腺要求在正确的解剖层次进行精确的切除以避免前列腺组织残留在膀胱中。然而，用充气的导尿管指引膀胱颈可能会遗漏共存的前列腺中叶。在这种情况下，中间脂肪层可以很好地指示膀胱颈的位置，因为膀胱的脂肪层位于膀胱前列腺的连接处。另外前列腺侧面的轮廓也有助于提示膀胱颈的位置，用机器手臂轻压前列腺的侧面，前列腺膀胱连接处会出现一个浅凹。

考虑到前列腺含有很多附属结构并且要尽量切除膀胱颈周围所有的前列腺组织，因此应该进行广泛的膀胱颈切除而不是切除至可见一个深孔就终止了。在手术中常常用第四机械臂轻轻地牵拉膀胱，再逐层切开。初始的浅切口从前列腺膀胱的连接处中点直至前列腺边缘。其次，更深层的切口是从前列腺中间到侧边缘逐层切口。轻轻牵拉导尿管有助于我们重新确认膀胱颈的范围和确保在正确的位置分离膀胱和前列腺。前列腺基底部的前方和膀胱颈是分开的，意味着膀胱颈是膀胱和前列腺之间唯一的突起。膀胱颈的突起随后将会被切除。如果遇到较大的前列腺，膀胱颈后部组织的分离也将比较困难，分离层面不对将损伤前列腺基底部。为了避免发生上述情况，应该笔直向下分离组织直至 De-nonvillier 筋膜的前层，这一层覆盖了输精管和精囊。对于精囊侧前方巨大的前列腺而言，分离出精囊腺则需要更大范围的暴露。

已报道的研究结果显示，伴有前列腺增大的这种手术前景可观，研究者们已经报道了在机器人时代对于巨大前列腺的患者而言，手术及病理结果是没有临床差异的，尽管其出血更多，手术时间更长。

（二）中叶

突向膀胱的前列腺中叶使手术中的解剖平面扭曲，导致手术复杂化。与增大的前列腺相似，增生的前列腺中叶血管十分丰富，将使术中出血增多。邻近的尿道口和膀胱颈必须一起考虑在内。尿道口与膀胱颈位置过于接近，在切除过程中可能会导致局部损伤，将引起术后水肿和尿道口狭窄。外科医师对尿道口的担忧，可能使前列腺基底部和后部切除不彻底。在试图完全切除前列腺中叶时，膀胱三角区广泛切除后会形成一个巨大的切口，因此许多病例在吻合之前需要重建膀胱颈。术前和术中明确前列腺中叶的位置实属必要。

术前采用 B 超或膀胱镜明确中叶的存在。在过往经验中，MRI 不仅可提供临床肿瘤分期，而且可通过多层面的重建图像为外科医师提供前列腺解剖结构资料，其中包括前列腺中叶和前列腺前端和精囊腺形状。在 RALP 术中，外科医师因缺乏触觉反馈，只能完全依赖视觉线索，当助手用导尿管来指示前列腺中叶位置时，可以看到一个中叶被导尿管气囊挤向对侧中叶。圆环形或中线位置的中叶偏离导尿管气囊的位置即是膀胱颈的所在位置。

前列腺中叶暴露清楚，膀胱颈就更靠近前列腺尖部。这就使得开始分离膀胱颈的位置过高，增加了切开膀胱的风险而导致不能保留膀胱颈。理想情况下，前端的解剖开始于前列腺中叶的中线，因为它是定位大多数中叶最理想的位置。与多数膨大的前列腺病例类似，解剖应逐步进行以避免过深。膀胱外侧缘的附着物应该在这个层面被切除。之后在膀胱颈前侧的横断面，用第四机械臂抓住导尿管，向前提起前列腺。另一种让前列腺前端达到相同位置的方法是通过 Carter Thomason 装置缝合到耻骨联合上方的中线上来实现。

在看到前列腺中叶以后，我们会收回机器人的第四臂来将中叶提高到膀胱以外。因为前列腺中叶尿道面很光滑，传统的 Prograsper® 会比 Cobra Grasper® 好用。如果是表面光滑的大前列腺中叶，可以用 1-0 号 poliglecaprone25 线（Monocryl®）缝住牵拉来将其提高，这样就可以暴露出中叶的下部。因为输尿管口非常靠近增大的前列腺中叶边缘，这时要仔细地检查输尿管开口。如果输尿管开口不容易辨认，可以静脉注射全量靛胭脂或亚甲蓝来指示。考虑到输尿管开口的位置及其对输尿管膀胱吻合术缝合口的影响，膀胱颈后侧的切口应位于中叶底部以下，并切开全层。如果切开了全层，即可以看到膀胱肌纤维与切口是垂直的。在膀胱颈后侧完全切开膀胱逼尿肌后，可以看到精囊和输精管的顶部。增大的前列腺中叶常会使这两个结构发生横向移位，使其辨认起来更加困难。

前列腺切除以后会留有一个明显的缺损，所以要对膀胱颈进行检查。如果认为有必要将膀胱颈进行重建，就要把输尿管开口埋在吻合处以外。在开放手术中"球拍柄"式膀胱逼尿肌修复是最常用的，而机器人系统则使更多不同的修复方式成为可能。最简单的方法就是在侧面做一个 3 点钟和 9 点钟位置的"8"字缝合。这种缝合方式有利于全程充分暴露输尿管开口，并且减少在膀胱输尿管吻合时对输尿管开口的损伤。V.R.Patel 报道了一种改良的横向缝合技术，用 RB1 针带一根 13cm 长的 3-0 号 poliglecaprone 25（Monocryl®）线进行缝合，从侧面进针穿过中间再回过来与进针处的线打结，照此进行直到膀胱颈的大小与尿道膜部相匹配。还有另一种不需要重建膀胱颈的技术，即当膀胱切口的宽度大于尿道切口的宽度时，把膀胱从上面做漏斗缝合接到尿道上。这时的膀胱就像降落伞上的那些背带，如同置身于吻合术之外。然而在我们的经验中，许多前列腺中叶增大或有经尿道前列腺切除手术史的患者在 RALP 中都需要进行膀胱颈的重建。

中叶的存在是尿道膀胱吻合术中常见的挑战。由于输尿管开口可能接近膀胱颈的边缘，在进行吻合缝合时，应特别采取预防措施，尽量减少缝合引起输尿管梗阻的可能性。伤及输尿管口可表现在几个方面，包括尿量减少、通过引流管排出的尿液增加、胁腹胀痛或血清肌酐升高，全因尿液吸收或短暂水肿的膀胱颈导致部分流出道梗阻。在术后早期血清肌酐升高的病例中，超声检查有助于排除输尿管的完全梗阻。

由于 RALP 术后恢复期变短，因而会更加关注患者感知恢复的问题，如尿失禁。目前正在推出能达到早日恢复尿控的技术和药物。这些技术中就包括括约肌的后部重建。这种技术在括约肌结构后部提供支撑，并防止后尿道回缩。在解剖困难的病例，包括巨大前列腺、中叶或既往 TURP 史的情况下，这种对括约肌结构的保护是比较困难的，因此这种复杂的重建似乎正面影响着早期功能的预后。此外，这种技术会将膀胱尾部拉到支持位置，以消除膀胱尿道吻合口的张力。通常我们在解剖变异的患者中利用这种技术，改良原有的两层技术成三层后重建。

在现有文献中，因中叶的存在所产生的影响已得到解决，同时在切缘阳性、尿控恢复方面具有相似的结果，在并发症发生率、总手术时间和出血量略有增加。

（三）经尿道前列腺切除术（TURP）术后

由于良性前列腺增生的患病率，以及手术处理这种情况的"金标准"方法是经尿道前列腺切除术（TURP），因此很多前列腺癌患者在诊断前即施行过 TURP 手术或是在 TURP 术后得到确诊。然而，即使是对最有经验的机器人外科医师来说，为患者施行前列腺切除术也仍然是一项挑战，因为 TURP 引起的解剖变化可以导致手术方案很困难。在术后早期，前列腺可能发炎。由于基于热或能量的切除导致黏合剂变化，前列腺筋膜和周围筋膜结构之间的组织平面趋向于附着。类似于中叶的情况，在这种情况下富有挑战性的部分是膀胱颈的解剖，经常有组织再生与组织尿路上皮化形成，这会在视觉上造成欺骗性，并且可能导致前列腺类似于膀胱上皮。此外，TURP 术后将在原前列腺所在位置处留下一个较大的空洞，容易发生导尿管球囊嵌顿在此的情况，继而导致膀胱颈被向后推挤。

基于上述原因，我们建议之前有 TURP 经历的患者在行 RALP 之前至少等待12 周。RALP 之前，我们通常进行膀胱镜检查，以确保组织愈合足够。膀胱镜还提供了关于前列腺、膀胱颈和输尿管口状态的信息。而在这种情况下使用这些视觉线索有助于确定膀胱颈输尿管的位置。

　　幸运的是，背深静脉复合体（DVC）经常由于之前操作引起的炎性变化而出血较少。为了获得良好的肿瘤预后，到达一个适当的组织平面，横向的解剖应谨慎进行。对膀胱颈（BN）的识别，从我们的经验来看，最明显的解剖学标志是囊泡脂肪组织和前列腺相会的地方。前列腺的轮廓和边界也可作为 BN 位置的线索。由于经尿道前列腺切除术（TURP）中前列腺移行带将被切除，外周带大体保持不变。在这种情况下使用这些视觉线索来确定 BN 的位置非常有用。

　　BN 通常具有较宽的开口部，在较严重的情况下，切口似乎是开在膀胱本身而不是 BN。应注意前列腺组织尿路上皮化，这会使前列腺部尿道的样子看起来像膀胱尿路上皮。在解剖 BN 前部和牵开前列腺之后，查看膀胱和输尿管口。靛蓝胭脂红的应用对在切口起始部识别输尿管口有所帮助。

　　在 TURP 患者中，BN 后部的解剖往往具有难度极大的挑战。有两种常见的情况发生，其一是患者在多年前曾接受 TURP 手术，组织再生掩盖了 BN 后部的真实解剖。在这些患者中，关键是要在解剖早期识别再生组织，以便于做出调整。另一种情况是该区域已经愈合和上皮样化，使膀胱和前列腺之间的边界难以区分。在这些患者中，膀胱后部切除的关键是要仔细剖分并观察前列腺和膀胱的交界处。BN 后部的解剖关键在于切口向下朝向精囊的角度，确保不会进入前列腺，或距膀胱太远。在做初始的切口之后，估计膀胱后壁的厚度，然后做全层正中切口。请注意，垂直走行的白色纤维是在这一区域的膀胱纤维。一旦低于前列腺部，将直接切穿这些纤维到达后部的空间，这将最终导致进入精囊。

　　对于既往有 TURP 史的患者，由于可能存在的纤维瘢痕组织和粘连改变，De-nonvillier 筋膜的切开也将面临问题。对进入直肠的担心可能会导致外科医师切开组织时过于靠近精囊的基部和进入前列腺组织。最好的避免直肠损伤的方式是锐性解剖 De-nonvillier 筋膜。在这一环节，直肠旁的脂肪很容易看见并能提供重要的视觉线索。如果怀疑有直肠损伤，可在术野填充生理盐水冲洗液之后，通过助手将他（她）的手指插入直肠或插入直肠充气管来检查直肠壁的完整性。

　　发生直肠损伤时，若能看清整个伤口，则可考虑在机器人下完成术中修补。看清整个伤口的全貌非常重要，这是能够进行分层修补的前提。如果对关闭是否充分产生怀疑，同样的原则也适用于开放性手术：执行临时结肠造口分流。由于中叶的存在，经常需要行 BN 重建。当执行 BN 的重建时，为了包埋输尿管口找出吻合的路径，我们使用改良的横向缝合技术代替了传统的"球拍手柄"式修复，因为它是一个非常简单的、符合人体工程学并能有效降低输尿管口损伤的方法。

目前很少有发表关于比较既往有或无前列腺手术史的患者行 RALP 效果的报道。来自单纯腹腔镜手术的大部分数据资料显示，对于既往有 TURP 史的患者，手术时间延长，并发症的发生率升高。在机器人时代，与单纯腹腔镜系列手术效果的比较中，关于估计失血量、手术时间、并发症发生率和切缘阳性率有类似的报道。

（四）既往腹部手术

在腹部手术后，由于前列腺与相邻内脏器官的粘连和解剖平面的变化，施行 RALP 被认为对泌尿外科医师极具挑战。因此，在这种情况下可能更适于采用腹膜外途径，因为这样可以避开粘连和可能的肠道损伤。然而，对于没有经历过腹膜外途径的医师来说，需要一个独特的学习期，从而在这种入路方式下对解剖的认识变得轻松。此外，工作空间有限、膀胱尿道吻合处的潜在张力以及 CO_2 气体在腹膜外空间的弥散是这种方法已知的主要缺点。

当对既往有腹部手术史的患者采用经腹膜途径时，我们推荐使用开放 Hasson 技术来代替气腹针放置最初的套管。在脐上方 2 指宽的地方切开 1.5cm 的切口后，再切开皮下脂肪。然后用 Allis 钳抓住并抬起组织，切开筋膜。在 Hasson S- 拉钩的帮助下，暴露底层腹膜，拉起并切开。最后，用手指伸入确保通道能安全地进入腹膜腔并扩张开孔以容纳一个 12mm 的套管针。我们使用这种技术至今未出现过并发症，且常规在数分钟之内就能通过皮肤切口将镜头送入充气的腹腔。在直视下放置套管针，这是其优于最初通过气腹针盲目地放置进入腹膜腔的一个潜在优势。根据我们的经验，这种技术为曾有开放手术史的患者提供了安全、精细地进入腹腔空间的方法，包括全胃切除、肠道破裂修复，甚至包括因阑尾破裂引起弥漫性腹膜炎病史的患者。

由于在腹腔镜腹膜前疝修补术中使用补片材料，先前的解剖或放置补片的区域经常会发生瘢痕形成，进入耻骨后间隙后的手术空间可能有所歪曲。明确手术标志和精确解剖疝修补术以下层面是手术成功的关键。在经腹膜途径中，因补片、缝线在耻骨旁尤为清晰可见，故通常易于辨认。耻骨弓、脐正中韧带和输精管是这个层面的解剖标志。先前的膀胱部分切除术、输尿管再植术以及输尿管切开取石术是在膀胱前间隙中进行的，可能造成膀胱活动困难。在这种情况下，通过插入导尿管并注入 200～300mL 生理盐水有助于膀胱手术范围的划分。

当辨认好这些解剖标志后，我们建议从腹中线耻骨联合处入路。由于存在粘连，多数情况下耻骨支周围血管增多、变脆、因此，为了防止手术区域出血过多，最好避免触碰这些血管。为了避开这些易出血区域，应保持在耻骨支下方进行手术清扫。如果发生出血，与双极电凝刀直接止血相比，将 CO_2 的压力控制在 20mmHg 并维持数分钟的办法更为有效。既往的阑尾切除术通常不会带来特别大的困难。

最近的文献认为，在既往有疝修补术病史的病例中所遇到的困难一般都可以在机器人泌尿外科手术中得到解决。

（五）肥胖

前列腺癌根治术中男性患者的体型对外科医师来说是一项挑战，即便是对最有经验的外科医师也不例外。体重指数（BMI）＞ $30kg/m^2$ 的人群发病率增加，在美国和其他地方都成为主要的健康问题。当今，约 31% 的成人表现为肥胖，据估计，这一数值将在 2025 年攀升到 40%。这部分肥胖的前列腺癌患者行 RALP 的最佳手术途径尚不明确。肥胖患者对外科医师而言是个挑战，甚至会阻碍外科医师高效率和精确地进行腹腔镜手术，尤其是腹腔镜前列腺癌根治术。

通常由肥胖导致的解剖结构上的困难包括更深而窄的真盆骨，并伴有耻骨联合的偶发外生骨疣。在手术中分离和保护尿道的过程中，外科医师经常面临前列腺周围脂肪组织所致的手术可视化降低，以及需要耗费大量精力去清除这些脂肪组织。偶尔，由于肥胖患者的腹腔内脂肪和网膜组织遮蔽了手术视野，使得这种尿道吻合术更具挑战性。

根据一直以来积累的经验，我们改进了技术以便更好地应用于肥胖患者的 RALP。端口位置应根据体型进行调整，套管针应向骨盆方向移动更远的距离，这样手术中便能到达更深的位置。

对过度肥胖和肥胖患者建立气腹后，因手术器械进入时常会受到耻骨联合和骨盆边缘的阻碍，故使用器械时往往采取更加垂直的角度。因此，对于腹部肥胖的患者，端口必须位于在注气后体表测量出距离耻骨联合更远的部位。根据腹壁的突起情况，一般距耻骨联合的范围会从 15cm 转变为 17～18cm。此外，可能需要将机器人端口更深地插入腹腔，且当机器人臂深入到耻骨下的骨盆时，机器人臂会横向偏转以拉平机器人臂的工作角度。超长达·芬奇机器人套管针（CA）的使用有助于实现此目的。此外，由于皮肤和筋膜之间存在相对较长的距离，不能过分强调套管针经皮肤插入时的正确角度。最佳的选择是，套管针应以完全垂直于腹壁和筋膜的角度插入腹部。然而，辅助侧端口经常被覆盖于腹膜前脂肪和乙状结肠之下，无形中增加了肠道损伤的风险。在这种情况下，最初与直觉不符的、指向肚脐的端口定位实际上是有帮助的。一般来说，对于患者定位和手术本身均无额外的要求。

端口插入后，由于脂肪含量增加，脐尿管残端经常会悬吊于腹壁前壁上，并阻碍摄像头端口的视野。因此，相比于非肥胖患者，我们建议尽量向头侧松解膀胱前方和侧面的附属组织。在膀胱顶部分离或膀胱尿道吻合术中，器械有时可能无法到达手术医师期望的位置。在这种情况下，将腹腔压力降至10mmHg、加深机器人端口在腹壁内的位置等措施均有所帮助。

目前，尽管有报道显示肥胖患者的术后并发症发生率更高，尿道切除和尿道膀胱吻合术的手术时间更长、恢复期更久，我们中心并没有根据 BMI 对行 RALP 术患者进行选排。

二、各类手术中遇到问题的处理

随着经验积累增多，面临的困难也愈多。有时可通过患者的病史或术前影像学评估预测解剖变异，与此不同的是，经验欠缺和经验丰富的机器人泌尿外科医师在手术过程中都可能发生难以预料的意外情况。但是，对骨盆解剖和手术本身的全面了解可为各种突发情况提供合适的解决方案。这里，我们简要介绍了RALP 中经常遇到的故障扫除方法。

（一）骨盆狭窄带来的困难

不仅肥胖会给 RALP 带来困难，较小的体型尤其是伴有狭窄骨盆的情况，也会为 RALP 带来问题。由于机器人套管针至脐正中韧带的距离常较短，使用起来不方便，因此我们通常将切口开在脐内侧韧带侧面的腹膜前壁，而不是采用位于正中的切口。尽管由于骨盆狭窄可能会暂时出现器械拥挤，但是随着各机器人臂定向点从腹膜前壁进入前列腺，这种情况会逐渐缓解。

骨盆狭窄最难解决的问题是出现骨盆支出血。在狭窄的骨盆中，机器人器械更容易无意间摩擦盆壁，导致不必要的出血，尤其是在尿道膀胱吻合术期间。为了减少这种风险，外科医师应时刻弄清机器人每个器械尖端的准确位置，整个手术过程也应在完全可视化监控下进行。如果发生出血，不要尝试按需凝血，因为这些出血点一般都比较小，且通常会在吻合术完成后自行停止。只有当继续出血时，才可以使用双极电凝作为最后的选择控制出血。密封胶包括纤维蛋白胶（Tissucol®）、纤维蛋白胶包覆的胶原网（Tachocomb®）、氧化再生纤维素（Surgicel®）等有助于确保手术视野几乎无出血。

有时，骨盆狭窄和体型较小患者进行机器人手术时，机器人第四机械臂活动往往更困难，容易引起盆壁的意外出血和对其他器械的挤压，因此更安全有效的做法是分离膀胱颈和前列腺后壁后将前列腺取出。尿道膀胱吻合术中，由于各臂之间的距离短，对带有机器人仪器的摄像头的挤压也可能会发生，并通过机器人臂内侧动作的突然受限和摄像头同时非故意向上运动表现出来。调整摄像头的位置将很容易地解决这个问题。

虽然表面看来骨盆较小可能增加 RALP 的技术难度，进而导致手术及围术期出现问题，但是通过积累一定的经验后，这种困难一般可以很容易被克服。

（二）吻合术中缝线断裂

继 Van Velthoven 等在腹腔镜前列腺癌根治术中引入尿道新膀胱吻合术的单结缝线技术之后，这种缝合即被视为吻合术的标准方法，即使在机器人时代仍是如此，伴随的只是对机器人系统的稍加修改。尽管这个例子介绍了两层或三层的重建，但是连接尿道和膀胱的主要缝合通常采用的是单结缝线。然而，在 RALP 早期学习阶段可能会出现缝合过程中缝线断裂。大多数情况下，这种断裂可以通过在断裂部位接入另一条缝线，使新的缝线与断裂的缝线追平，然后继续进行缝合来纠正。但是必须考虑到各针迹的方向，因为断裂缝线与新加缝线间错误的连接可能会扰乱黏膜吻合术的完整性，从而导致瘘管的形成。因此，为了便于缝合线的布置以及防止该吻合术的不接合，最好从断裂点放开断裂的缝线，并将缝线取向调整为进 – 出方向而不是出 – 进方向，以使两条缝线可以从黏膜表面进行连接。

（三）顺行神经、血管束保留手术时对错位血管夹的处理

在众多机构中，RALP过程中侧面血流的控制主要是通过使用夹子装置{Hem-o-lok聚合物结扎夹（Weck Systems，Triangle Park，NC）]实现的。由于外侧血管蒂和神经、血管束（NVB）非常接近，许多旨在保存NVB同时实现血流控制的技术相继推出。进行耻骨后根治性前列腺切除术（RRP）时，先在前列腺尖部找到NVB，然后朝前列腺基底部方向对其进行分离，随后再找到外侧血管蒂。在腹腔镜方式如RALP中，NVB的保存一般是以顺行方式实现的，其中NVB从前列腺底部向尖部发出。然而，由于顺行法中NVB的位置最初并未得到确认，血管蒂夹靠上可能会破坏前列腺包膜，导致切缘阳性。相反，如果夹太靠下，则可能危及NVB。为了弥补顺行法在RALP过程中的这些缺陷，我们通常先开始NVB无热的逆行提前释放，这使我们可以实现早期定位，然后再从侧面血管蒂中释放NVB。这种顺行法仍是一种非常有用的技术，特别是在前列腺后面或侧面出现解剖困难和粘连变化的情况下。

由于夹子的准确位置在顺行法中极其重要，因此需要对错位夹进行重新调整。如果血管蒂定位不当，最好不要尝试使用机器人剪切断夹子主体，否则可能会有残存的剪切颗粒，并造成对机器人设备的损害，进而影响精细解剖。在夹子定位过高的情况下，我们建议在偏下的位置与原来夹子平行使用另一个夹子。这样，这些夹子间的切口便能够得到一个新的切割平面。对于夹子定位太靠下而损害NVB的情况，则需要使用合适的锁定解除装置（Weck Systems，Triangle Park，NC）进行彻底移除。

（四）保留偶见的副阴部内动脉

副阴部内动脉（APA）在RALP术和腹腔镜前列腺切除术中的报道多于开腹手术，这种差别要归因于更好的血管可视化。APA是指起自肛提肌之上来源并从耻骨下行至阴茎的任意动脉。在术中，它可以通过内镜视野下可定义的搏动血管辨别，且不同于相邻的血管复合体。它们通常源自闭孔动脉、膀胱动脉、股动脉或其他动脉。根据其起点和路径，这些动脉可以划分为侧叶类和尖部类。侧叶类的特征是在前列腺表面位于前列腺前外侧，或在盆内筋膜位于前列腺稍远处走行。而尖部类的特征是起于耻骨前列腺韧带外下侧，走行于前列腺尖部外侧。

虽然 APA 的功能意义尚未确定，但是越来越多的证据主张保留 APA。通过多普勒超声，阴茎海绵体动脉和 APA 之间血流动力学特征的相似性已经得到证实，这表明在阴茎勃起中 APA 发挥着功能性作用。在保存 APA 的 RRP 系列对照研究中，与 70% 的 APA 结扎患者相比，当 APA 被保存时 93% 的患者显示出其性功能得以保留。另外，与 APA 结扎的患者性功能的恢复需要 12 个月相比，保存 APA 的患者其性功能恢复已改善至 6 个月。

由于 APAs 已在前列腺外周区域得到辨识，其平行于 DVC 走行且尾端延伸至耻骨联合。在前列腺摘除手术中 APAs 的膈上位置使它们处于受伤的风险之中。根据我们的经验，当去除位于前列腺和耻骨前列腺韧带前方的脂肪组织时需要格外谨慎，以免损伤任何血管结构。一旦 APA 出现在视线内，便需研究其路径，并仔细地将动脉与周围组织分离开来，以尽可能地保护其不受损伤。在进行 DVC 结扎、NVB 保存和膀胱尿道吻合术时需要格外小心，不能因意外穿透或结扎伤及血管。

虽然对于前列腺癌根治术中 APA 的保存没有明确的指导方针，但是随着与 APA 接触的频率越来越高，在假设其保存对手术或肿瘤效果无不利影响的前提下，保存 APA 可能会改善功能性预后。尽管目前有关 RALP 中 APA 的文献比较匮乏，但这些发现与我们的机器人经验相似：在最近 100 例行 RALP 术病例中，APA 发病率为 12.7%。在 APA 保存组和 APA 未保存组中，总的手术时间、控制台时间、失血和手术切缘阳性率基本相似。

第三节　机器人前列腺切除术的手术步骤和技巧

大多数已发表的 RARP 手术遵循相同的基本原则，只有细微的修改。标准患者体位是一个延展、头低脚高体位。同样的，大多数采用经腹腔途径，它可提供一个更大的工作空间，这在淋巴结清扫和膀胱尿道吻合时尤为重要。然而，一些采用腹膜外途径的手术也有报道。这种替代方法的支持者认为其优点包括可降低腹腔内并发症的风险，如肠损伤、术后肠梗阻和腹壁切口疝的发生。然而，这些并发症的发生率估计在大的群体中低于 1%。

我们的技术是基于 Walsh 描述的开放术式和标准的腹腔镜方法,在完成 4 000 例以后,我们的技术已经得到了极大的发展,包括进一步提高手术疗效的几个改进和减少患者的复发率。目前在我们中心所采取的方法即这里所描述的技术。

一、术前准备

切皮前 1 小时,患者接受 1g 头孢唑啉(第一代头孢菌素)预防性抗感染。麻醉诱导前,将连续压迫设备放置在四肢下,患者皮下注射 5 000U 的肝素。此时,患者位于低截石位,确保大腿不过分伸展,以避免引起股外侧皮神经失用症。仔细、完全地衬垫双臂和双手,将患者放置于水垫上,并保持头低脚高位,用胶带辅助固定。剃除患者腹部的体毛,消毒并铺无菌巾。插入胃管和留置 18 号 Foley 导尿管并将球囊充气 15mL。

二、经腹腔途径和端口摆位

所有病例均采用一种 6 套管经腹腔途径。通过一个脐上 1cm 切口进入腹腔,同时插入的气腹针压力为 15mmHg。

三、手术步骤

步骤 1:腹膜切口,进入 Retzius 间隙

手术器械:

·右手臂:单极剪刀(25W)

·左手臂:PK(等离子分离钳;26W)

·第四臂:前握钳

·助手:微型抓手器和负压吸引

·镜头:0° 透镜

由脐正中韧带切开腹膜,接着将两端切口扩大到输精管旁的位置。第四机械臂为这一步骤提供对抗牵引。将腹膜向下切开至耻骨结节,这一解剖学标志用来定位耻骨支的横向和水平方向,以便不会对耻骨支上部的上腹部血管造成意外损伤。对于无张力膀胱尿道吻合术来说,从腹膜一直解剖到输精管的位置,使得膀

胱处于适宜的空虚状态很重要。

步骤 2：内骨盆筋膜（EPF）切口，辨别 DVC

手术器械：

· 右手臂：单极剪刀（25W）

· 左手臂：PK（等离子分离钳；26W）

· 第四臂：前握钳

· 助手：微型抓手器和负压吸引

· 镜头：0° 透镜

重要的解剖学标志是膀胱颈、前列腺底部、肛提肌和前列腺尖部。脱脂前列腺之后，使用第四臂从对侧将其回收，以便使前列腺在 EPF 上充分暴露和拉伸。EPF 开口（钝性剥离）到前列腺底部，接着向前列腺尖开口，以利于辨别 DVC 和即将进行背侧的结扎和悬针的切口。使用冷剪刀完成这一步骤，在鉴别任何可能经过 EPF 的阴部附属动脉时要格外小心。从前列腺底部到尖部的过程中，使用剪刀的圆钝边缘将肛提肌纤维从前列腺上剥离，直到看到 DVC 和尿道。仔细解剖和切断耻骨前列腺韧带，因为如果操作时过于靠近内侧，最终将会导致 DVC 损伤和不必要的出血。最好在手术过程末尾时进行尖部的完全剥离。

步骤 3：结扎 DVC

手术器械：

· 右手臂：大型机器入针夹持装置

· 左手臂：大型机器入针夹持装置

· 助手：腹腔镜剪刀和针夹持装置

· 镜头：0° 透镜

我们使用大 CT1 针穿单股合成可吸收缝线，持针的后 2/3 部分呈 45° 角，置于尿道和 DVC 的切口之间。90° 角平直进针，然后手腕旋转向前列腺尖部。此时，我们倾向于打滑结，因为这样能够防止缝合处松散。进行第二次缝合将尿道悬吊于耻骨上，稍后结扎 DVC。环绕 DVC，然后沿着尿道稳定耻骨网。

步骤 4：膀胱颈（BN）前部解剖

手术器械：

· 右手臂：单极剪刀（25W）

· 左手臂：PK（等离子分离钳，Gyrus；26W）

·第四手臂：前握钳

·助手：微型抓手器和负压吸引

·镜头：30° 向下

对于 BN 解剖，应将镜头更改为 30° 向下透镜。尽管有些术者在这种情况下使用 0° 镜头，但我们相信 30° 向下的透镜是看到深层适当水平的最佳选择。正确辨别 BN 的关键是辨别前列腺上呈倒 U 形的膀胱脂肪终止于何处。另一个窍门是牵拉尿道中的 Foley 导尿管，直到看到导尿管球囊抵达前列腺基底部为止。然而，尽管这样做很实用，但对于之前接受过经尿道前列腺切除（TURP）、存在中叶或前叶的患者，这可能会产生误导作用。在进行界限定位时，机器人手臂也能提供适度的视觉反馈（双捏动作）。这一步骤起始于使用 PK 刀烧灼位于正中线的浅静脉。然后使用单极剪刀连续清扫将膀胱剥离前列腺，观察前列腺纤维的同时，使用 PK 刀进行牵引。此处的关键是，在打开前膀胱颈看到 Foley 导管之前，始终处于正中线以避开侧面的静脉窦。离断前尿道后，用第四机械臂将导尿管朝上方拖出膀胱之外，暴露出膀胱颈。

步骤 5：后膀胱颈

手术器械：

·右手臂：单极剪刀（25W）

·左手臂：PK（等离子分离钳；26W）

·第四臂：前握钳

·助手：微型抓手器和负压吸引

·镜头：30° 向下

对于机器人手术的初学者而言，后膀胱颈切除被认为是最具挑战性的一步，难点在于正确评价膀胱和前列腺之间的后组织平面、所需放置储精囊的方向和深度。切开前膀胱颈之后，应该分离所有残存的外围膀胱附件，使得前膀胱区域变平，以便精确辨别和切除前平面。应在前列腺和膀胱的连接部精确地切开后膀胱颈的全层。用第四臂抓住后膀胱颈唇并向上回缩，使用 PK 刀牵引便可辨别前列腺和膀胱的正确平面。向后、稍向头部解剖（向膀胱方向）以暴露精囊（SV），避免向尾部解剖（向前列腺方向）很重要，因为这样有可能会进入前列腺而完全错过精囊。

步骤 6：精囊（SV）解剖

手术器械：

· 右手臂：单极剪刀（25W）

· 左手臂：PK（等离子分离钳；26W）

· 第四臂：前握钳

· 助手：微型抓手器和负压吸引

· 镜头：30° 向下

一旦完成后膀胱颈解剖，便可辨别输精管和 SV。应该打开覆盖在 SV 和输精管上的浅筋膜层，为回缩腾出空间。优先使用第四臂横向收回左侧输精管。因为这一区域不存在血管，沿已切除的输精管原所在处内侧继续分离，直至左侧 SV 顶部。此时，用第四臂抓住并牵引左侧 SV，使其远离位于其下方的神经丛（腹下丛）。然后用 10mm 的 Hem-o-lock 离断输精管。然后将 SV 完全剥离至底部。同上对右侧进行操作。

步骤 7：De-nonvillier 筋膜及其后方解剖

手术器械：

· 右手臂：单极剪刀（25W）

· 左手臂：PK（等离子分离钳；26W）

· 第四臂：前握钳

· 助手：微型抓手器和负压吸引

· 镜头：30° 向下

一旦 SVs 从基底部完全游离，即将右侧 SV 移交给助手向上牵引；使用第四臂牵引左侧 SV。PK 刀向下牵拉前列腺底面。在 SVs 底部正确识别 De-nonvillier 筋膜并使用单极剪刀钝性分离（直视下为一个明亮的珍珠白的平面）。然后进入 De-nonvillier 筋膜并向横向和尾部解剖，直至到达前列腺尖部。

步骤 8：保留神经、血管束（NVB）

手术器械：

· 右手臂：单极剪刀（25W）

· 左手臂：PK（等离子分离钳；26W）

· 第四臂：前握钳

· 助手：微型抓手器和负压吸引

·镜头：30° 向下

无热损伤早期逆行松解：我们保留部分神经的独特之处在于采用逆行的方式，与开放式的方法相反。这种方式的原理基于最小限度的牵引、无热损伤和在前列腺蒂结扎前早期精确识别神经、血管束网。

执行此步骤之前，充分地解剖后平面上血管束的顶点和侧面是必不可少的。先行结扎 DVC 同样是前列腺周围大静脉减压的关键，这可能是一个潜在的出血来源。

为暴露左侧 NVB，由助手抓住前列腺并旋转其向对侧（右侧）。当解剖右侧 NVB 时，需使用第四臂代替助手旋转并向上提起前列腺，以交替的方式抓住精囊和前列腺边缘。随着前列腺横向的旋转，侧骨盆筋膜逐步被切开，就像洋葱一层一层去皮一样，直至找到 NVB。这一步完成后，即可将 NVB 早期松解。用等离子分离钳使提肌筋膜隆起并沿着前列腺外侧切开。在前列腺的尖部及中央部平面，应谨慎地暴露 NVB 和前列腺筋膜之间的无血管平面，用 PK 刀来维持神经、血管的稳定，并用单极剪刀将前列腺从血管束上剥离。在这一步，助手的重要性再怎么强调也不为过，因为他们是负责维持无血手术区使视野清晰及对侧牵引的关键。一旦到达解剖平面后，逆行向前列腺蒂并转向前列腺尖部解剖。在对 NVB 结扎或解剖过程中使用无热能操作，此时已经可以清晰地描绘 NVB 的走行，焦点可以集中在控制前列腺血管蒂上。在已经松解的束水平之上放置 Hem-o-lock 夹以控制血管蒂。这种技术允许在不使用任何热能、创伤或无意的损伤情况下，完整的保留 NVB。

步骤 9：前列腺尖解剖

手术器械：

·右手臂：单极剪刀（25W）

·左手臂：PK（等离子分离钳；26W）

·第四臂：Prograsp 钳

·助手：Microfrance 抓手和吸引

·镜头：30° 向下

标志是已结扎的 DVC、尿道、前列腺尖和 NVB。另一方面，牢固地结扎 DVC 以防止出血是必不可少的，这可能会被在直视下游离尿道和尖部的解剖所干扰。冷剪刀是用来仔细分离的重要器械，它可以创建一个长的尿道残端以利于吻合。机器人提供的 10 倍放大倍率有助于前列腺尖部及尿道的完全解剖。一旦辨别出尿道，即在冷剪切开之前，用 PK 刀在尿道后表面从肌筋膜板分离创造一个平面。然后小心地切开尿道括约肌，注意避开附近的前列腺后叶组织。

步骤 10：膀胱颈的重建、改良的括约肌重构和尿道膀胱吻合术

手术器械：

·右臂：大型机器入针夹持装置

·左臂：大型机器入针夹持装置

·辅助器械：腹腔镜剪刀和持针器、吸引器、止血钳

·镜头：30° 透镜向下

在重建膀胱颈之前必须检查输尿管口的位置和距膀胱颈边缘的距离。然后在膀胱的外侧面通过一个 RB-1 针穿 6 英寸长的 3-0 Monocryl（单乔线）缝合线进行双边折襞缝合。缝合线开始横向和内侧行进，直到膀胱颈口的大小与尿道膜部的大小相匹配。随后侧向延伸相同的缝合，回到在膀胱颈侧边缝合线的开始处，然后打结。

在进行上述膀胱尿道吻合之前，进行骨盆底的重构，按 Francesco Rocco 等所描述的原理重新缝合 De-nonvillier 筋膜括约肌。在这一步中，我们使用的缝线是两根打结在一起的、各带 RB-1 针的 3-0 单乔线。接下来我们继续寻找 De-nonvillier 筋膜游离缘，并用上述两根缝线中的一根，将其与尿道括约肌后缘和中膈后缘吻合在一起，吻合完成后打结。然后用另一根缝线，将膀胱颈后壁与尿道后唇吻合在一起。

接下来进行改良 van Velthoven 膀胱尿道吻合术。将两根 8 英寸长的、各带 RB-1 针的 3-0 单乔线打结在一起（打 10 个线结，以确保在拉线时线结不会穿入组织）；其中一根线为无色线，另一根有色，以示区分。首先用其中一根线，从 5 点钟位到 10 点钟位，按顺时针方向完成吻合口后壁的吻合。然后再用第 2 根线，按逆时针方向完成前壁的吻合，最后将两根线打结于尿道残端。快速、高效完成此处吻合的要点在于，吻合时要灵活、协调应用双手操作器械，例如用左手器械将线传递到右手等。其他要点包括预留较长的尿道残端、膀胱颈大小合适、术野清晰以及术中需适时对会阴部进行加压来协助操作。完成吻合后，经尿道插入一根新的 18Fr 的导尿管，然后用盐水充分灌洗术野，清除所有血块，同时还应确保吻合口密不透水。在盆腔留置一根 Jackson-Pratt 引流管，最后在直视

下撤去所有套管。

第四节　机器人辅助腹腔镜根治性前列腺切除术：腹膜外入路

在过去的数年中，达·芬奇机器人辅助腹腔镜根治性前列腺切除术（RARP）已经被越来越多地施行。随着多家医疗中心报道了大宗病例的优异的肿瘤治疗效果、尿控及保留神经情况下的勃起功能，机器人手术无疑将继续增加。除了这些手术目标，降低腹腔镜或机器人手术的侵袭性以减少住院天数、缩短总恢复期等目的都进一步增加了机器人辅助手术的需求。

虽然由 Walsh 描述的开放耻骨后前列腺切除术普遍通过 Retzius 间隙以腹膜外途径进行，但机器人辅助腹腔镜前列腺切除术都经腹腔内途径完成。这两种方法都有其优缺点。本节的目的是讨论腹膜外机器人辅助根治性前列腺切除术的手术步骤。

一、患者体位

全身气管内麻醉后，患者仰卧在手术台上。我们使用分腿手术台以便可触及会阴。在建立充分发挥作用的静脉通道和其他监测通路后，将患者的手臂内收，并放置在保护性海绵内。使用加垫胸带以确保患者固定在手术台上。大腿外展，注意避免过度扩张臀部。臀部应该处于手术台边缘，以允许触诊直肠，我们建议在麻醉下行直肠指诊，以便在手术开始之前对肿瘤分期有更充足的了解，并进一步指导神经、血管束的切除。会阴部应铺巾，但可触及。在确认直肠前壁完整性时，触及会阴部也可能是必要的。助手的检查手指可以很容易地通过机器人手臂下触及会阴，并且允许拉伸，使直肠前壁可见。会阴部施压可能也是必要的，以便可确认尿道残端或在膀胱尿道吻合的早期降低缝线的张力。腹部和生殖器消毒铺巾，膀胱插入 18Fr 导尿管。一旦膀胱充分引流，即将患者调整为头低脚高位

（小于 10°）。

二、建立腹膜外空间

（一）开始步骤

取脐旁 3cm 切口。血管钳分离皮下组织。两个 S 形拉钩牵开皮肤边缘暴露腹直肌前鞘。直接在鞘膜上取一个 1cm 的切口，注意不要切开腹直肌的肌纤维，以减少出血。使用小血管钳分离肌纤维，以暴露腹直肌后鞘。一旦后者暴露，用小 S 形拉钩牵开肌肉。将 OMS-XB2 Extraview™球囊扩张器或 Spacemaker™置入腹膜外间隙。我们通常取出闭孔器，并放置一个 0° 镜，通过球囊可直视腹膜外间隙。气囊顶部被引导到耻骨联合，并越过双侧弓形线。腹直肌后鞘在这个层面消失，可允许气囊均匀地在耻骨后间隙扩张。在球囊扩张器插入过程中应避免在弓状线以上扩张球囊，以避免意外地进入后鞘及腹腔。

助手慢慢挤压充气设备开始充气。适当的解剖平面很容易辨认。在顶部可见腹直肌，底部可见白色的腹直肌后鞘或黄色的膀胱周围脂肪。继续注气可见腹壁上血管。缓慢注气有助于减少撕开腹直肌滋养血管。在这个阶段应避免球囊扩张器长时间挤压髂血管。还有一点很重要，要避免撕裂腹壁上血管在髂外血管的分支起点，尽管这较为罕见。

偶尔可能会遇到跨过耻骨联合的小血管出血，这通常没有影响。更需要关注的是，球囊扩张器可能撕裂顶部的腹壁上血管或将其推向一侧。如果球囊扩张器扩张不均，只扩张一侧腹部，出血即可能发生。限定球囊扩张器的压力可能是必要的，这可以确保该球囊扩张器均匀地扩展下腹部。目前没有创造空间的预设泵气量，这会因患者不同而不同，并且应该根据医师的判断，同时注意避免前面提到的潜在并发症。

（二）放置 Trocar

一旦充气完成后，移走气囊，并放置 150mm 长的 Trocar（10/12mm 512XD，Ethicon Endo-Surgery, Cincinnati, Ohio）。腹膜外空间随后以 12 ~ 15mmHg 的压力吹入 CO_2。用长 Ethicon Trocar 来进一步扩大腹膜外侧面空间和头侧。Trocar 是光滑的，并且有助于滑过开始的脐旁切口及建立腹膜外间隙的侧面。重要的是创造足够的空间以允许放置第四套管端口或助手 Trocar。Trocar 之间需要足够的间距，以避免机械手碰撞或干扰助手套管端口。Trocar 之间至少维持 10cm 的距离。也应考虑避免 Trocar 隧道，因为这会缩短腹膜外空间 Trocar 入口点间的距离，并且限制设备的活动性。

再使用 3 个 8mm 达·芬奇 Trocar。2 个放置在腹壁上血管的侧面，距脐 10cm，并与脐形成一个三角形。这些是主要的工作 Trocar，通过其使用剪刀和双极电凝进行解剖分离，或使用持针器缝合。第 3 个 8mm 达·芬奇 Trocar 沿脐水平放置于髂前上棘内侧约 5cm 处。

两个辅助 Trocar 放置于下腹部右侧。5mm Trocar 主要用于放置吸引或冲洗装置。150mm Trocar 用于钳夹、回缩及缝合针进入腹膜外空间。长 Trocar 有助于避免意外创伤或助手递送器械进入腹腔。长 Trocar 足够长可以跨过腹膜，可跨过髂血管到达腹股沟管内环处。所有助手 Trocar 都沿脐水平线放置。10mm Trocar 放置于髂前上棘内侧约 5cm。应避免过于侧向的位置，因为会难以到达骨盆边沿下方的区域。5mm Trocar 放置于脐旁约 5cm。一旦 Trocar 放置好，机器人车可入位开始手术。

（三）器械使用

左、右手使用双极电凝和单极剪刀。Prograsp™放置于左下腹的 8mm 达·芬奇 Trocar，用于抓持和回拉组织。缝合时，两个持针器使用置于较低的腹部达·芬奇套管端口。当使用缝合线切割装置时，它被放置在左侧，并允许缝合后切割。除了吸引或冲洗装置，助手一般使用抓钳、扇形牵引器或施夹器。整个手术过程都要用到 0° 镜。

三、切开盆内筋膜和结扎背深静脉丛

在腹膜外方式中，与机器人对接后的第一步是切开盆内筋膜。疏松的脂肪组织很容易从筋膜分离，注意电凝所有的血管以确保止血。沿前列腺中部切开筋膜。这里一般是无血管的，可以不进行电凝。切口从耻骨前列腺韧带延伸向下到前列腺的尖部。

一旦背深静脉暴露，以带有 2–0 Polygalactin 线的 SH 针缝扎。该针平行于尿道从右侧向左侧进针。

大多数患者的背深静脉与尿道之间有一可视的出入针的平面。出入针位置过于向后将导致导尿管被缝住。如果静脉被结扎后无法打结，应该怀疑导尿管被缝住。

四、分离膀胱颈

用剪刀和双极钳将膀胱颈部从前列腺分离开。利用脐尿管将膀胱向前牵引，注意保留脐尿管与脐相连。用第四机械臂将膀胱颈牵向头侧，以暴露膀胱和前列腺间的平面。松散的脂肪组织覆盖在膀胱颈表面，可容易地除去以方便查看膀胱颈界面，将 Foley 球囊充到 30mL 并试牵拉对此有所帮助。我们倾向于从膀胱颈侧面开始切开，此处容易看到纵向的膀胱颈纤维。同时钝性分离并选择性电凝以控制遇到的出血。应随着膀胱颈的漏斗状切除，切断膀胱颈前部和后部，以维持合适的层面。保留神经的手术，不应太向侧方解剖，因为可能损伤相关的神经、血管束。

可沿膀胱颈和前列腺之间的平面向后切开膀胱颈后方。注意不要损伤膀胱后壁，以免损伤输尿管口。可用第四臂将膀胱牵向头侧或将导尿管牵向前上方。

五、分离精囊

膀胱颈回缩后，可以很容易看到纵向肌纤维交叉向后的膀胱，应在中线横断以暴露精囊。抓住输精管并向头侧解剖，直到其横向走行。在这里将输精管及相邻的输精管动脉整块钳夹。输精管剪断后，精囊将向上回缩。由于精囊后方没有韧带，可用双极钳来推开 De-nonvillier 筋膜，使精囊完全暴露。第四臂可以用来牵拉输精管以帮助暴露精囊。助手可以使用吸引器或抓钳，以帮助牵拉膀胱。在保留神经的情况下，精囊的末端避免使用电刀，以避免损伤相邻的神经、血管束。

六、前列腺尖部和神经、血管束的解剖

用第四机械臂将双侧精囊提起，暴露后方的 De-nonvillier 筋膜。横向切开后者，露出直肠周围黄色脂肪。紧贴前列腺后方将直肠从前列腺的底部推开直至分离到前列腺尖部。De-nonvillier 筋膜和前列腺筋膜之间的平面很容易用双极钳钝性分离，切开并将其从前列腺后方推开。该解剖有助于确立要进行筋膜切开的类

型。在保留神经的情况下，我们使用筋膜间切除以限制切缘阳性的风险。神经、血管束分布于盆内筋膜和前列腺周围筋膜间。相反，筋膜内切除会直接作用于前列腺包膜，保留前列腺周围和 De-nonvillier 筋膜。在筋膜外切除或需要广泛切除时，将 De-nonvillier 筋膜随前列腺一起切除。

行保留神经的方法时，予顺行和逆行结合分离神经、血管束。解剖首先从前列腺基底向后，以确定在前列腺周围的筋膜。保持后者在视野中并将所有其他结构推向后方。用第四机械臂将前列腺向内侧推压，与被解剖的神经、血管束方向相反。视野中可见血管由前列腺后外侧进入盆膈。进入血管与前列腺周围筋膜之间的平面，小心注意不要切开前列腺包膜。血管被压后外侧，直到进入先前解剖的直肠上方的前列腺后部平面。在这一点上可将进入前列腺的血管和神经选择性地夹住，同时保留其向后形成的海绵状血管和神经。

七、分离前列腺尖部和尿道

使用第四臂，将前列腺牵拉向头侧及下方。助手将导尿管插过前列腺。将结扎的背深静脉横断后，解剖层面可迅速到达尿道的纵向纤维。偶尔，背深静脉的缝扎可因后期的牵引而脱落。但背深静脉可以毫无困难地再次缝合。为便于操作并限制出血，腹内压力可以暂时升高至 20mmHg。保留缝合的背深静脉不应该影响前列腺尖部的横断，或增加尖部切缘阳性的风险。

一旦背深静脉横断，非常容易见到尿道与支撑的导尿管。锐性横断尿道，留下清晰的前列腺边缘。应根据前列腺的形状来切断。助手应牵拉导尿管，以帮助辨认尿道。前列腺的后叶往往比前叶更向尾端延伸。因此横断不应横向进行。如果保留神经、血管束，应仔细检查，或进一步解剖前列腺尖部，以避免其损伤。其余附着组织从括约肌处锐性切除。将前列腺放置于标本袋，经助手 Trocar 收紧袋口，并拉出术野。

八、尿路重建和膀胱尿路吻合术

一旦检查完前列腺窝，确保止血后，即开始重建阶段。将尿道外括约肌的后板拉近 De-nonvillier 筋膜。我们将膀胱后侧的纵向纤维（其以前覆盖精囊）同时缝合。使用 2-0 Polygalactin 线间断缝合 2～3 针。此步骤有助于将膀胱颈拉近尿道以便行膀胱尿道吻合术。

吻合可以行间断、连续或半连续缝合。我们习惯使用两条单独的缝线，一个完成后层，另一个完成前层。后层沿顺时针方向从5点钟方向到11点钟方向，前层沿相反的方向完成。每次缝针通过尿道前，助手将导尿管退出尿道吻合口。一旦吻合完成后，在前层缝合前，将20Fr导管在直视下插至膀胱。我们经常使用两条单独的缝线，以避免依赖于一个结。

上述的步骤中，我们建议降低压力到8～10mmHg，以方便打紧最初的结。这也有助于识别被较高压力压迫的潜在的出血点。

九、取出标本和完成手术

吻合术完成后，机器人从患者身上移除。首先在直视下拔除，靠近腹壁血管的工作Trocar，检查其进入的位置，确保止血。偶尔，可见腹壁上血管分支出血，这些可以电凝或用夹子来控制。剩下的侧面Trocar也将被拔除，只有中线脐Trocar的端口需关闭。我们使用0号Polygalactin线间断缝合重建筋膜解剖，扩大腹直肌前鞘开口以顺利取出标本。皮肤切口用4-0单乔线进行皮内缝合，也可使用生物黏合剂。

第五节　机器人辅助保留勃起功能及其控尿能力的根治性前列腺切除术

1982年，Walsh首次提出解剖性前列腺癌根治术，阐明了相关的解剖细节，从而大大减少了术中出血和术后尿失禁、阳痿的发生率。近年来，随着外科技术的进步，尤其是机器人手术系统的引进，前列腺癌的外科治疗发生了革命性的变化。在机器人的辅助下，外科医师拥有了超越以往的手术视觉和无比精确的操作能力，前列腺癌根治术进入了精准外科时代。

一、适应证和禁忌证

预期生存期大于 10 年的局限性前列腺癌患者是接受此类手术的候选人群。为了保证更好的手术效果，笔者推荐患者应具备以下条件：

（1）术前有正常的勃起功能，能完成性生活。

（2）PSA < 10ng/mL，且 Gleason 评分 < 7 分。

（3）前列腺尖部或后外侧缘不存在可触及的结节。

对于 Gleason 8 ~ 10 分、前列腺体积过大、术中发现血管神经丛与前列腺相对固定、前列腺尖部受累的病例，不建议保留性神经。

二、术前准备

除常规术前肠道准备外，患者还应接受性功能方面的 SHIM 评分。对于前列腺中叶明显突入膀胱或有 TURP 既往史的患者，可术前行膀胱镜检查，并留置双 J 管，这对初学者特别有益。

三、患者体位和套管定位

上述内容与常规机器人根治前列腺手术相同，此处不复赘述。

四、手术步骤

（一）下拉膀胱

由正中向两侧延伸，终止于脐旁韧带与输精管的交汇点。

操作要点：张力足，可充分利用第三臂对抗牵拉，解剖标记为脐正中和脐旁韧带、耻骨支表面、输精管；膀胱下拉要足够，尤其是两侧要打开，使得膀胱"瘫倒"在肠子表面，这样手术空间更好。

（二）剔除前列腺表面脂肪

类似于上尿路后腹腔镜中剔除肾周筋膜表面脂肪的操作，由两边到中间，然后离断背浅静脉，将脂肪剔到膀胱颈，膀胱颈两侧的脂肪也要尽量剔除，这样膀胱颈轮廓显示更加清楚。耻骨前列腺韧带表面的脂肪应该剔除彻底，完全显露双侧的耻骨前列腺韧带、盆侧筋膜和膀胱颈。注意事项：双极电凝背浅静脉时，外边要带些脂肪，间断电凝，防止焦痂与器械粘连后出血。

（三）打开盆侧筋膜

盆内筋膜分为壁层和脏层。壁层筋膜覆盖了肛提肌内侧面，还包括肛提肌筋膜；脏层覆盖了盆腔脏器，包括前列腺、膀胱和直肠盆内筋膜的壁层和脏层，沿着骨盆侧壁走行，并在前列腺膀胱两侧相融合。筋膜融合处形成白色条纹，名为盆侧筋膜腱弓，从耻骨前列腺韧带一直延伸至坐骨棘。手术中，在盆侧筋膜融合处的内侧或外侧切开均可到达前列腺外侧。部分学者认为在行筋膜内保留神经束的前列腺癌根治术时，应避免切开筋膜融合处，这利于术后早期的控尿功能及勃起功能的恢复。

可以利用第三臂在膀胱和前列腺交界处，整体反方向推膀胱和前列腺，提供反向张力，绷紧盆侧筋膜。在盆侧筋膜腱弓处小心剪开，从肛提肌筋膜与前列腺筋膜之间进入无血管区，直至耻骨前列腺韧带附着水平。然后剪开耻骨前列腺韧带，剥离背深血管复合体外侧的肌纤维。在耻骨前列腺韧带附着点周围经常存在肛提肌和前列腺之间的交通静脉支，需要小心电凝后离断，然后就能充分显露前列腺尖部。此时可能会遇到小静脉出血，不必大范围凝或缝，这样不利于尿控，只需纱布填塞数分钟即可止住。

（四）缝扎背深血管丛

前列腺及尿道括约肌前侧覆盖有背深静脉丛（或称 Santorini 血管丛），该血管丛引流阴茎、尿道及盆腔侧壁血流，其内也包含部分起源于膀胱次级动脉的小动脉，所以该血管丛实质上应称为背深血管丛（DVC）。在前列腺尿道连接处，DVC 与前列腺之间的区域为无血管区域，此区域可作为 DVC 的缝扎点。确切缝扎 DVC 对后期尿道分离至关重要。

缝扎的关键是找准进针和出针点，初学者常常无法正确把握，缝扎过深或担心误缝导尿管缝扎过浅，在离断 DVC 后，大量出血，视野不清，不利于分离尿道。笔者的体会是：在缝扎前应充分游离前列腺尖部表面的肛提肌纤维，完全显露前列腺轮廓，在前列腺与背深静脉丛的交汇处明显可见一"凹陷点"，称为"黄金服"。从该处进针，对侧出针，可完整结扎静脉丛。

通常使用第三臂将前列腺下压，0 号可吸收线确实缝扎 DVC，并可将 DVC 反向固定在耻骨联合的骨膜表面，有文献提示，悬挂尿道可提高早期控尿率。缝扎结束后，助手应来回活动导尿管，判断有无误扎。

（五）离断膀胱颈

膀胱外层肌层由纵行肌纤维构成，清晰识别膀胱肌纤维有助于识别膀胱前列腺连接处，该处存在天然的解剖层面：当膀胱肌纤维在膀胱中线处逐渐过渡为前列腺尿道，该处可见裂隙状平面，从该处分离膀胱，可保留膀胱颈，形似漏斗状。

助手提拉导尿管气囊，辨认膀胱颈位置。第三臂朝后方牵拉膀胱，显露膀胱颈轮廓。10 点钟方向到 2 点钟方向切开膀胱颈的外层肌纤维，显露倒 U 形膀胱颈口。切开后，显露导尿管。回撤第二臂，转第三臂上提导尿管，显露膀胱颈后半周。轻轻牵拉膀胱颈口的前半周，提供张力。剪刀由两侧前列腺表面刮、推、剥离膀胱肌纤维，更好地显露膀胱颈口的轮廓。而后，切开膀胱颈后唇，进入膀胱与前列腺之间的间隙，直奔精囊。

注意事项：根据前列腺的形态不同，设计膀胱颈口的形状；心中牢记膀胱颈口的形状，进行分离；不要轻易进入前列腺两侧（3、9 点钟位置），那里血管丰富（来自两侧的膀胱上动脉），不易止血；分离后唇时，保证膀胱壁有一定厚度的前提下，垂直下分，不可能损伤直肠，第三臂及时地上提前列腺，可以提供更好的张力和分离的角度。如果前列腺体积较大或中叶明显突入膀胱，不要企图保留小膀胱颈口，充分地显露是关键。

（六）分离精囊腺

膀胱颈后部与精囊和输精管壶腹间的组织层包括狄氏筋膜的前层，其覆盖于前列腺的后侧及精囊表面的连续性的前列腺后侧筋膜和精囊筋膜。狄氏筋膜前层通常在前列腺后面的中间部位与前列腺包膜融合，在前列腺后外侧，狄氏筋膜没有与前列腺包膜紧密贴合，它们之间填充有细小的网状结构和神经、血管束。膀胱颈后部的分离应从正中开始，直至逼尿肌后纵韧带，在分离膀胱颈后外侧时，若见脂肪组织，应停止分离，因为该处与神经、血管束位置接近，易导致术中出血。

精囊腺的四周存在大量神经纤维，最终汇合并分布于前列腺腹侧和背侧。该神经丛与前列腺两侧的神经丛交织成网，使得前列腺存在于神经纤维编织的"鸟笼"内。因此，部分学者认为，分离精囊腺时尽量少用电凝，减少神经损伤，尤其是在精囊外侧靠近神经、血管板处。

在保留性神经的手术中，不能过度离断前列腺和膀胱的连接组织，因为性神经丛就是由膀胱和前列腺的背侧、后方发出，向腹侧和尖部走行，形成扇形的神经、血管板。

分离时，通常用第三臂抓持输精管后上提，使膀胱和前列腺之间的间隙更大。贴输精管表面分离足够长度后，离断。在输精管外侧，打开脂肪层，显露精囊腺。先紧贴精囊腺后表面剥离，hem-o-lok 离断精囊腺尖部血管，最后分离外侧，将精囊腺完全提起。

操作要点：第三臂上提，将精囊由深处牵拉到浅表是显露的关键；对于大前列腺、大中叶的患者而言，先离断膀胱和前列腺之间的部分连接组织，扩大分离空间，也是进一步改善显露的关键。贴着精囊分离是避开血管、防止损伤神经的关键。

此处，注意保护神经、血管板的起源部分是完成保留性神经前列腺癌根治术的第一步，也是关键之处。许多术者只重视将神经、血管束从前列腺表面剥离，而经常忽视性神经的起源部位保护，这也是术后性功能恢复较差的原因之一。

（七）分离前列腺和直肠间隙

De-nonvillier 筋膜后层向头侧延伸覆盖着精囊腺和前列腺的后面，通常附着于前列腺要比附着于直肠更加紧密，除在某些异常的情况下，如曾行广泛的经直肠前列腺穿刺导致直肠前壁的炎症粘连。它作为一道屏障可以防止前列腺癌的扩散，如要考虑根治的彻底性，则应该在术中被一道切除。

分离前列腺与直肠的间隙有两种选择，一种是由 De-nonvillier 筋膜后层和直肠前脂肪之间进入，另一种是由 De-nonvillier 筋膜后层和前列腺筋膜之间进入。如果需要行保护性神经的手术，通常选择后一种入路。

通常用第三臂提起两侧输精管和精囊腺，第二臂绷紧 De-nonvillier 筋膜后层紧贴着前列腺基底部分，用剪刀轻轻分离，可找到一个无血管间隙，进入此间隙可直达前列腺尖部。如果误入直肠前间隙，可看到明显的脂肪组织，此时可适当向上调整分离的层次。只要无明显粘连，该解剖间隙较容易获得，反之则应果断放弃，以免肿瘤残留。

（八）保留血管神经束

目前常用的保留血管神经束的方法根据分离的方向不同可分为顺行面纱状保留法和逆行侧方松解法；根据解剖层面不同可分为筋膜内和筋膜间。

1. 顺行面纱状保留性神经（筋膜内）

NVB 的筋膜内解剖是沿着前列腺包膜层面进行分离，对于前列腺的前外侧和后外侧，应在前列腺筋膜内层或内部分离前列腺，在狄氏筋膜之前分离前列腺。尽管如此，前列腺后面仍有部分狄氏筋膜切除，因为该部分筋膜在后面中间部分通常与前列腺包膜相融合。筋膜内顺行切除法从 6 点钟方向开始，该处较易分离，因为狄氏筋膜在该位置较厚似单层结构组织，可以清晰辨别。前列腺后外侧由于存在多层筋膜，从该处入手较为复杂。筋膜内的手术路径可以完整地保留前列腺两侧的外层前列腺筋膜，所以可以完整地保留 NVB，因为 NVB 通常被外层前列腺筋膜或者邻近前列腺外层筋膜所覆盖。采用该手术路径的结果是，前列腺包膜外几乎没有前列腺筋膜，后外侧及外侧区域也没有狄氏筋膜。

操作一般从左侧开始，助手抓持左侧精囊向右上方牵拉，第三臂向头侧牵拉膀胱和侧蒂，使得"三角区"的组织绷紧。从左侧精囊腺根部开始，紧贴前列腺表面，沿其轮廓走行，上钛夹，离断从神经、血管板中发出进入前列腺内的血管，逐渐将神经、血管板与前列腺之间的距离拉开，顺利进入前列腺包膜与前列腺筋膜的层次，然后沿着该层次，将整个前列腺筋膜及其包含其中的血管神经网从前列腺包膜表面剥开。此时，可遇到部分穿支血管，可上钛钉或精确电凝止血剥到 10 点钟的位置，可切开前列腺筋膜。对侧同法操作，可完整地保留"面纱状"的神经、血管板。

该方法难点在于一开始在精囊腺根部分离出前列腺筋膜和包膜之间的平面，一旦进入该平面后，就可以顺势直接推开，操作相对容易。

2. 逆行侧方松解法（筋膜间）

从左侧开始，助手抓持前列腺左侧缘向右头侧牵拉，第三臂向头侧牵拉膀胱，绷紧前列腺侧蒂。先将肛提肌筋膜从前列腺表面轻轻剥离，此后能清晰地看见前列腺表面怒张的血管丛，主要是静脉。然后在静脉丛与前列腺之间，轻轻分离，剥离出间隙，并逐渐扩大该间隙，将神经、血管网从前列腺表面分开。该操作常常会撕开血管丛到前列腺的交通血管，导致出血，可用吸引器边吸边分，助手的默契配合是手术成功的关键。

其实，前列腺筋膜并不是薄薄的一层膜，而是有一定厚度的组织，血管、神经均走行于前列腺筋膜之中。如果将前列腺筋膜完全剥离、保留，就变成筋膜内了。而从筋膜的中间分离，可以保留大部分神经丛，尤其是走行在前列腺后外侧的神经丛，也不会过分贴近前列腺包膜，避免切缘阳性。但该方法对术者的解剖理解和技术水平要求甚高，加之术中进入前列腺筋膜内静脉出血不易掌控，手术难度较大。

（九）分离尿道

尖部尿道的分离是该手术的要点和难点之一，直接关系到术后控尿功能的恢复与切缘阳性率，而且盆神经丛在尿道两侧形成勃起神经，穿过尿生殖膈，进入阴茎海绵体内。因此，尿道的分离是保留性神经的最后一步。

离断背深静脉丛显露尿道前壁是游离尿道最重要的一步。"斜坡入路、持续张力"是操作的要点。首先将第3臂向头侧牵拉前列腺，静脉丛被绷紧，一旦离断后会快速回缩，显露出尿道前壁。在离断的过程中要不断切换第2臂和第3臂，保持足够而持续的张力。离断静脉丛的位置可距结扎线0.5cm处开始，斜向尖部深入，太远易进入前列腺组织内，太近结扎线易脱开。接近尿道时，建议改用锐性剪刀，小心分辨组织结构和颜色。在机器人视野下，尿道前壁肌肉与背深静脉丛组织差异明显，易区分。

完全显露尿道前壁后，不能急于横断尿道。贴着尿道侧壁分离，沿尿道走行纵向钝性撑开，可容易找到尿道旁筋膜与尿道之间的间隙。该筋膜的背侧含有性神经和血管，不需要保留性神经时，可上钛钉后剪断。如需要保留性神经，则将该间隙扩大，与前列腺汇合，将神经、血管束与尿道完全分开。两翼松解后，可用分离钳紧贴尿道后壁分离，将尿道完整挑起。在机器人视野下可清晰分辨出尿道与前列腺组织的交界处，用剪刀沿该界线剪断尿道。然后再离断狄氏筋膜后层。

（十）膀胱尿道吻合

吻合前应检查膀胱颈口和输尿管开口，如果膀胱颈开口大小适中，可直接吻合，否则需要纵行或横向缩小膀胱颈口。

笔者通常使用 Quill 3-0 双头带倒刺针进行吻合，从膀胱颈口 5 点钟位置起，由外向内开始。左侧针缝 5、6、7、9、11 点钟位置，右侧针缝 4、3、1、12 点钟位置，最后在 12 点钟位置完成吻合。机器人术中吻合相对容易，但值得注意的是：由于触及反馈的缺失和机器臂力量巨大，术者用持针器拉拽缝线时应该轻柔，尽量避免两把持针器同时抓同一根线。

双针在 12 点钟位置打结后，再悬吊在耻骨骨膜上，固定吻合口。

第六节　机器人辅助腹腔镜下前列腺肉瘤切除术

原发性前列腺肉瘤十分罕见，仅约占前列腺恶性肿瘤 0.1% ~ 0.2%。1998年，Gaudin 等在分析前列腺肉瘤临床病理基础上将前列腺间质相关的病灶分成两个类型：①恶性潜能未定的前列腺间质增生（PSPUMP）；②前列腺间质肉瘤（PSS）。目前，对 PSPUMP 自然史不甚了解，但其极少向恶性转化，一般认为其为良性疾病。PSS 是高度侵袭性疾病，极易局部复发、远处转移，临床预后极差。临床上采取充分手术切除病灶基础上，结合化疗、放疗等综合治疗措施可延长患者生存期。

前列腺肉瘤一般体积巨大、表面血管网络丰富、盆腔空间狭小，使得传统腔镜处理十分困难，故一般采用开放途径切除。机器人辅助腔镜较传统腔镜具有高清三维视野、高自由度及灵活度的机械臂等优势，使得其在完成前列腺肉瘤切除时具有独特的优势。

一、适应证和禁忌证

（一）适应证

经病理证实的前列腺肉瘤，无直肠侵犯，无盆壁固定，无远处转移。

（二）禁忌证

（1）既往腹腔手术者由于可能存在腹腔粘连及局部解剖不清，为经腹径路的相对禁忌证。

（2）既往有盆腔手术者存在盆腔粘连者，为经腹膜外途径禁忌证。

（3）前列腺肉瘤侵犯直肠、盆壁固定考虑无法切除者、远处转移者。

二、术前准备

术前应对患者全身状况充分评估，常规包括直肠指诊、血常规、尿常规、血生化、凝血功能、胸片、腹部超声、前列腺 MRI。可酌情选择 PET-CT 评估是否存在远处转移。术前充分肠道准备。

三、患者体位及套管定位

与机器人辅助腹腔镜下前列腺癌根治手术相同，不复赘述。

四、手术步骤

（一）暴露前列腺表面及耻骨前列腺韧带

自盆内筋膜表面开始，逐步清除耻骨前列腺韧带表面、前列腺表面及膀胱前列腺交界处表面附着脂肪。离断阴茎背浅静脉，清晰暴露耻骨前列腺韧带、双侧盆内筋膜、前列腺表面及膀胱颈前列腺交界处。

（二）缝合阴茎背深静脉复合体（DVC）

切开盆内筋膜暴露肛提肌，沿肛提肌表面进一步切开筋膜向前列腺尖部延伸，直至耻骨前列腺韧带。进一步钝性推开附着于 DVC 表面肌肉。同样方式处理对侧盆内筋膜，完整暴露 DVC，2-0 薇乔线缝合 DVC。

（三）切开膀胱暴露膀胱腔内部肉瘤

前列腺肉瘤体积较大，大部分向膀胱腔内生长，有时甚至可以占据整个膀胱腔。首先在前列腺膀胱颈交界处横行切开膀胱，根据肉瘤大小纵行切开膀胱壁，把膀胱腔内部肉瘤完全暴露出来。

（四）暴露并切开膀胱颈后唇

借助机器第三臂托起膀胱腔内肉瘤组织，充分暴露膀胱颈后唇，鉴定双侧输尿管口。沿膀胱颈后唇紧贴前列腺组织切开。

（五）前列腺精囊及双侧韧带游离

暴露双侧输精管并离断，提起双侧输精管向远端暴露游离精囊。打开 De-nonvillier 筋膜，钝性分离前列腺后缘至尖部、离断双侧前列腺侧韧带，使除尖部外前列腺组织处于游离状态。

（六）前列腺尖部分离

切开 DVC，暴露并切开尿道前壁，拉出导尿管显露尿道后壁，并予以切断，上提前列腺，紧贴前列腺表面切断附着前列腺尖部的直肠尿道肌，完整切除前列腺肉瘤。

（七）膀胱尿道吻合

前列腺肉瘤切除后膀胱颈口较大，首先需要行膀胱颈口成形。颈口成形后行尿道颈口吻合，吻合采用双根 4-0 单乔缝线连续缝合。缝合后注水试验以检查吻合口是否存在渗漏。

（八）取出手术标本

将前列腺肉瘤置入标本袋，扩大镜头 Trocar 穿刺孔，取出标本。置盆腔引流管，缝合切口，术毕。

五、术后处理

术后常规使用抗生素。术后1天可起床活动，并予以流质饮食，并逐步向正常饮食过渡，术后第7～14天拔除尿管。观察引流管引流量及引流液性状，术后第3～4天引流液少于10mL/d可拔除引流管。

第九章　泌尿外科腹腔镜手术

第一节　腹腔镜根治性肾切除术

自 1990 年首次报道腹腔镜肾切除术以来，泌尿外科对采用腹腔镜技术治疗肾脏疾病产生了极大兴趣。腹腔镜治疗方式不仅可切除肾脏良性病变，亦可完成恶性疾病的根治性切除。现在，绝大多数肾肿瘤已选择腹腔镜手术方式治疗。过去，曾一度质疑腹腔镜技术是否能够完全切除肿瘤。长期随访结果显示：腹腔镜手术方式已在肿瘤控制方面达到可重复性和可接受性结果。腹腔镜肾切除术具有术后疼痛轻、麻醉药用量少、住院时间短和恢复迅速等优点。随后，这种技术不断演变，最终形成 3 种腹腔镜根治性肾切除术手术方式，即：

（1）经腹腹腔镜手术方式。

（2）手辅助腹腔镜手术方式。

（3）后腹腔镜手术方式。

本节将从经腹和后腹腔手术方式分别进行讨论。

一、手术方式

标准经腹腹腔镜、手辅助腹腔镜和后腹腔镜 3 种手术结果的比较详见表 9-1 和表 9-2。从表 9-1 和表 9-2 可见，3 种手术方式在平均手术失血量、并发症发生率、麻醉剂用量、住院时间和术后恢复时间方面均无明显差异。

表 9-1　经腹腹腔镜、手辅助腹腔镜和后腹腔镜手术效果比较

	经腹腹腔镜	手辅助腹腔镜	后腹腔镜
数量	16/43/13	12/22/8	12/45
手术时间（h）	4.5/3.4/2.8	4.0/3.4/2.8	4.3/2.6
平均失血量（mL）	289/190/125	293/191/410	142/233
平均吗啡用量（mg）	30/26/23	35.7/31/41	24.5/21
平均住院时间（d）	2.4/1.7/1.3	4.4/2.7/2.6	3.6/1.6
恢复时间（周）		75%（2周）	77/（2周）
并发症（主要）	13/16/7.7	8/23/25	8%／12%
并发症（次要）	45/12/0	25/25	4%

表 9-2　经腹腹腔镜、手辅助腹腔镜和后腹腔镜手术优缺点比较

	经腹	后腹腔	手辅助
优点	手术空间大	避免分离肠管	学习曲线相对较短
	手术器械距离远，容易操作	直接抵达肾门	手术时间缩短
	解剖标记清楚	早期显露肾动脉	有触觉反馈
	适合巨大肾肿瘤、异位肾或马蹄		
	肾等手术		
	手术标本容易装袋		
缺点	干扰腹腔脏器和肠管	潜在手术空间，相对较小	7～8cm切口容纳非优势手
	手术时间相对较长	脂肪较多，解剖标记较少	手臂容易疲劳
		标本装袋较困难	辅助手占据一定空间
			切口并发症发生率较高（如疝）

腹腔镜手术方式选择取决于以下因素：

（1）患者体格。

（2）肿块大小。

（3）既往患侧手术史。

（4）腹膜透析情况。

（5）手术医生经验和偏好。

不论医生偏好与否，泌尿外科医生应该尽可能熟悉各种手术方式。当然，医生应该选择自己熟悉的手术方式。

二、患者选择

随着泌尿外科腹腔镜技术的不断成熟，根治性肾切除术适应证不断扩展，与开放性手术适应证基本相同，不适合部分肾切除术的肾肿块几乎均可选择根治性切除。过去，肾肿瘤伴肾静脉癌栓形成时，是腹腔镜手术的禁忌证。现在，这种泌尿外科最具挑战性的手术范围亦不断扩展，从最初的Ⅰ度肾静脉癌栓，到现在的Ⅱ度癌栓，甚至报道机器人手术的Ⅲ度水平肾静脉癌栓转移（无需体外循环），均可成功完成。

腹腔镜根治性肾切除术包括一般禁忌证和相对禁忌证。一般禁忌证：患者不能耐受全麻、难以纠正出血体质或严重心肺疾病。肥胖不是手术禁忌证。

经腹腹腔镜手术相对禁忌证：

（1）腹壁感染或怀疑肿瘤转移或恶性腹水。

（2）肝硬化伴门静脉高压。

（3）多次既往腹部手术史所致严重肠管粘连、严重腹膜炎病史或膈疝。

后腹腔镜手术相对禁忌证：

（1）肾静脉癌栓。

（2）巨大肾肿瘤（超过10cm）。

三、术前准备

如同任何手术一样，详细病史、体格检查、实验室生化、心电图及X线胸片等均应术前完成。确定患者有无腹腔镜手术相对或绝对禁忌证。如果患者患有心肺疾病还需其他进一步检查，其具体包括：

（1）采用三维CT或MRI检查，特别注意肾蒂解剖情况，如肿瘤大小、位置，肾血管数量，有无肾静脉血栓等，了解肾肿瘤有无转移。

（2）评估对侧肾功能。

（3）病史和体格检查、血液生化、ECG及既往手术史，评估患者手术风险。

（4）停用非甾体类消炎药和复合维生素（包括维生素E），以免增加术中出血风险。

（5）肠道准备，特别是经腹腹腔镜手术时。

（6）预防性抗生素和下肢弹力袜预防深静脉血栓。

（7）Foley尿管、鼻胃管，不做常规要求。

（8）准备输血。

四、外科技术

（一）经腹腹腔镜

1.患者体位

进入手术室后行气管插管、全麻。手术团队和麻醉师共同努力成功完成手术。患者采取标准的完全侧卧位或45°侧卧位，手术一侧抬高。大多数医生习惯完全侧卧位、经腹腹腔镜手术方式。体位确定后，注意保护患者头、颈、上肢、腋窝、下肢和骨性突出部位。预防下肢深静脉血栓。根据需要抬高患侧肾脏位置，特别是患者体格魁梧或肥胖时，有助于界定肾脏，最后皮肤消毒和铺巾。上述准备工作具体包括：

（1）完全肌肉松弛效果。

（2）复杂腹腔镜手时麻醉师合理使用各种麻醉药和监测患者生命体征，如二氧化碳和高碳酸血症监测并及时告知手术医生。

（3）排空膀胱尿液（Foley尿管）及胃肠减压以免影响腹腔镜手术空间。

（4）建立多腔道静脉通路。

（5）中心静脉压或动脉压监测，以便出现合并症时进一步指导治疗。

2.套管针插入

经腹腹腔镜根治性肾切除术采用3孔和4孔穿刺法，根据手术复杂程度选择穿刺孔数量3～6个。注意：

（1）腹直肌内侧或外侧套管针穿刺，可避免医源性腹壁下血管损伤或撕裂。

（2）肋下穿刺孔离肋软骨太近如小于1cm时，会妨碍腹腔镜术中器械牵拉。

3. 外科技术步骤

初始 3 穿刺孔法完成后，医生导入腹腔镜镜头，观察腹腔内组织结构，排除肿瘤转移。分离结肠、内侧推移，进入后腹腔间隙。

（1）右侧肾切除术时：沿横结肠第一部分开始分离，在肝和横结肠间游离，显露后腹腔间隙。

（2）左侧肾切除术时：沿横结肠末端切开 Toldt 线，在脾和结肠间游离，显露后腹腔间隙。

右侧经腹腹腔镜肾切除术时，医生必须注意特殊解剖标记，辨别下腔静脉并追踪至肾静脉，其他标记包括性腺静脉。肾动脉通常位于肾静脉后方，有时出现多支肾动脉和肾静脉等血管变异情况，医生必须仔细辨别并离断。

左侧经腹腹腔镜肾切除术时，医生必须辨别越过主动脉的肾静脉以及汇入肾静脉的肾上腺静脉和性腺静脉。

经腹腹腔镜根治性肾切除术时，采取逐一分离肾门血管方式：先分离、钳夹肾动脉；然后分离、处理肾静脉。大多数医生习惯插入多个血管夹，然后剪刀切断。肾动脉离断后，肾静脉应该变扁平，如果仍然饱满则表明有肾动脉分支漏扎。寻找剩余肾动脉分支，彻底、完全结扎肾动脉。

通常，肾静脉可采用胃肠切割器离断。手术医生离断血管前，必须清楚肾动脉或其他血管上的外科夹位置，以免被卡住。

腹腔镜根治性肾切除术准备切除肾上腺时，先充分游离、控制肾门，沿肾门向上分离显露肾上腺静脉，钛夹离断，然后，分别离断多支肾上腺动脉。左肾上腺静脉进入肾静脉、右肾上腺静脉直接进入下腔静脉。肾上腺静脉回流可能包括多支静脉，除了主要静脉外，其上方还有膈静脉，亦必须采取与主要静脉相同方式离断。

肾上腺切除后沿肾门继续向后、下分离，必要时继续处理输尿管和性腺静脉。肾下极肿瘤局部包裹或粘连性腺静脉时，处理必须特别仔细。后腹腔分离遇到肿瘤血管易碎、出血时，可采用结扎速（LigaSure）装置处理。

根据肿瘤手术原则，必须完整切除 Gerota 筋膜及内容物包括所有脂肪。一旦肾完全切除，将其拉入腹腔进行标本装袋。通常肾肿瘤标本较大，故选用最大标本袋。目前，取出切除标本有不同方法，是否将标本捣碎后取出或完整取出仍然存在争议。不论如何，完整取出标本可保留肿瘤组织学完整性以便更好地肿瘤分期。最后，通过延长肚脐切口或耻骨上小切口取出标本。亦有报道通过阴道取出标本方式。腹腔镜根治性肾切除术完毕时，缝合 10mm 及以上穿刺孔筋膜预防疝形成。标本取出切口采用可吸收线标准外科缝合。大多数患者手术结束时拔出胃肠管，术后第一天拔出 Foley 尿管。根据患者术后恢复情况决定进食时间。

4. 下腔静脉癌栓切除术

腹腔镜根治性肾切除术已成为肾肿瘤治疗的"金标准"。5% ~ 10%肾肿瘤患者可能出现肾静脉癌栓及下腔静脉转移。在这些 T3bNxM0 患者中，先游离下腔静脉、离断性腺静脉和腰静脉，钳夹肾静脉下下腔静脉、肾静脉和肝静脉下下腔静脉，完成Ⅱ度癌栓水平的下腔静脉癌栓切除术，然后连续缝合下腔静脉壁缺损。目前，有学者报道采用机器人手术完成Ⅱ度和Ⅲ度水平的肾肿瘤癌栓转移。所有手术步骤均采用机器人成功完成：肝静脉内高位下腔静脉控制、腔静脉切开、癌栓切除术、下腔静脉修补、根治性肾切除术和腹膜后淋巴结切除术。为降低术中下腔静脉栓塞风险，建议采用一种"首先下腔静脉，最后肾脏"的手术方式。当然，评估这种手术方式效果，还有待完成更多手术例数、长期随访并与开放性手术比较。

（二）后腹腔镜

1. 患者体位

全麻后，连接各种输液管及监测装置，Foley 尿管和下肢弹力袜，患者完全侧卧位，患侧腰部抬高最大程度增加髂嵴和肋下手术空间。保护人体骨性突出部位：头、颈、腋窝、上下肢等。使上下肢处于功能位。胸、肩、臀部和下肢绷带将患者固定于手术台。尽管不是硬性规定，标记患者体表解剖标志有一定益处，如第 11 肋和第 12 肋尖、髂嵴边缘、腰大肌边缘、套管针插入部位等。

2. 后腹腔入径

采用开放技术进入后腹腔。第 12 肋下皮肤 1 ~ 1.5cm 切口，S 拉钩引导下钝性分离筋膜下方肌肉至腰背筋膜，手指钝性分离进入后腹腔间隙。有时，年轻人腰背筋膜非常致密时，可采用血管钳锐性分离进入后腹腔间隙。

进入后腹腔间隙后，手指钝性分离建立、扩大潜在手术空间：腰大肌前方与 Gerota 筋膜后方间隙，直至达到足够空间。腰大肌和 Gerota 筋膜间准确分离平面很重要，否则会影响球囊扩张效果。

另外，亦可采用 Veress 针闭合方式进入后腹腔，将 Veress 针插入患者腰下三角，二氧化碳充气建立气腹，第 1 套管针盲穿刺。当然，这种方式有时会导致后腹腔肌肉如腰方肌内充气或穿刺过深导致偶发性气胸。因此，多数学者认为采用开放性 Hasson 技术建立后腹腔气腹，迅速、安全。

3. 后腹腔球囊扩张

采用球囊直视下，进一步分离、扩张后腹腔，建立腰大肌前方和 Gerota 筋膜后方的腹腔镜工作空间。虽然这种方式简单，但是由于后腹腔空间有限，术中经常需要擦洗腹腔镜镜头。总之，采用后腹腔球囊扩张是一种快速、有效建立腹腔镜操作空间方法。

手指或球囊扩张进入正确外科分离平面时，充气气体压力将向前内侧推开后腹腔内肾脏，使得医生有足够空间操作、更好地暴露肾门。

4. 套管针插入

初始套管针或镜头，即球囊扩张器部位。气腹建立前缝线固定 10mm Hasson 装置。非闭合装置会导致术中二氧化碳漏气产生皮下气肿，因此，最好采用闭合装置的 Hasson 穿刺设备，如 10mm 或 12mm 钝头穿刺装置，可在筋膜和皮下组织间形成密封层达到闭合效果。上述套管针插入完成后，建立 15mmHg 后腹腔二氧化碳压力。通常，后腹腔镜方式需要另外 1 ~ 2 个穿刺孔即可满足手术要求。

由于后腹腔空间有限，选择其余穿刺孔位置十分重要，否则腹腔镜器械会相互碰撞。通常，采用直视下或双合诊方式进行穿刺，其中一穿刺孔位于第 12 肋尖内下方、竖脊肌旁；另一穿刺孔则位于髂峰上方 3cm、腋前线和腋中线间（距离髂峰太近会影响器械操作）。根据临床实际情况，其余两穿刺孔可为 5、10、12mm 大小，一次性或反复使用性套管针。

在一般情况下，12mm 穿刺孔（位于患者患侧）用于医生优势手完成钳夹和吻合器操作，5mm 穿刺孔则用于非优势手的器械牵拉等操作。

5. 肾门分离和结扎

与经腹腹腔镜手术方式相比，后腹腔镜使得医生可直接抵达肾门，其中腰大肌是手术最重要解剖标志。腹腔镜术中方向辨别正确时，应该将腰大肌处于水平位置、肾血管处于垂直位置。发现腰大肌解剖标志后，还需要进一步寻找其他解剖标志，包括肾脏轮廓、主动脉或下腔静脉搏动和输尿管（肾脏下方、腰大肌内侧）。在腰大肌前、内侧和肾脏后、下方平面内进行分离即可抵达到肾门。医生非优势手握持无损伤钳，牵拉肾脏中部。优势手进行电凝或超声刀逐层分离，注意肾动脉单向性搏动特点，与下腔静脉双向性波动成鲜明对比。一旦肾动脉确定，采用直角钳分离，注意是否存在肾动脉分支，血管夹阻断动脉：一般主动脉侧 3 个、肾脏侧 2 个，然后离断。肾静脉位于肾动脉前方，同样采用直角钳显露静脉，暴露充分后采用胃肠吻合器结扎和离断肾静脉。肾静脉分离注意事项：

（1）左侧肾切除术时：必须结扎肾静脉肾上腺、性腺和腰静脉属支。

（2）右侧肾切除术时：必须确定分离的是肾静脉而不是下腔静脉。后者有时候与肾静脉混淆，注意辨别。如果分离太靠后，医生易将下腔静脉误认为肾静脉。

6. 肾脏游离

一旦肾门分离完成，采用钝性和锐性方式依次游离肾脏。首先从肾上极开始，医生必须确定手术是否需要保留肾上腺。按照肿瘤手术原则需要，完整切除左侧肾上腺和肾脏较为容易，因为肾上腺静脉引流至肾静脉。右侧肾上腺和肾脏完整切除时较为困难，因为肾上腺静脉引流至下腔静脉。需要沿腰大肌采用电凝仔细向上分离至膈肌进行肾上腺中央静脉的分离、结扎。

分离 Gerota 筋膜前方与腹膜后方间组织时，必须避免损伤腹膜导致腹膜穿孔，影响腹腔镜手术操作。腹膜穿孔时在腹膜与后腹腔间形成气体平衡，使得后腹腔手术空间塌陷。一般肾脏上极游离完毕后分离肾下极，在腰大肌表面寻找输尿管及性腺静脉，分别钳夹和结扎。最后，肾脏完全游离准备装袋。

7. 标本装袋和取出

标本装袋和取出亦是一项技术挑战性工作。虽然可采用无牵拉系统的标本袋如 Lap Sac，但是由于后腹腔空间有限、穿刺孔大小影响操作，使得后腹腔标本装袋较为困难（与具有牵拉系统的标本袋相比）。

在某些情况下，标本特别大时可人为地制造前方腹膜穿孔，将标本拉入腹腔进行标本装袋。装袋后完整取出标本。标本取出方法依标本大小、患者体格、既往手术史及性别而定，具体途径包括扩大腹腔镜镜头穿刺孔、Pfannenstiel 切口、腰背小切口和阴道取出（女性患者）。

8. 止血和关闭

肾脏取出后，大气压条件下检查肾窝进行充分止血。然后，关闭穿刺孔，

10mm 或以上穿刺孔需要缝合筋膜。

9. 注意事项和技巧

一旦进入后腹腔间隙，正确的手指分离对于建立 Gerota 筋膜反折后方和腰大肌筋膜前方间正确外科分离平面很重要。此时，球囊扩张时肾脏将被向前推移、旋转。随后，后腹腔充气压力使得肾脏保持这种位置以便进行肾门解剖分离。球囊未进入上述正确平面而错误进入腹膜后方和 Gerota 筋膜前方间平面进行扩张时，肾脏被错误地推向后方（而非前方），将使腹腔镜手术操作非常困难。腹腔镜新手手术时最好标记患者体外解剖标志（第 11 和 12 肋尖、腰大肌前缘和髂嵴）并采用双合诊确定腹壁和肾脏关系，建立正确球囊扩张平面，由于后腹腔间隙有限，最佳套管针布局亦很重要。后方套管针应该在第 12 肋下 1.5cm、腰大肌 / 竖脊肌旁 1.5cm。太靠近这些组织结构时影响腹腔镜器械操作。同样，前方套管针位置应该在髂嵴上方 3cm、腋中线附近，太靠近髂嵴亦会影响器械操作。前方套管针位置太靠前，又无手指游离、推开腹膜操作时，容易导致腹膜穿孔。

通过观察血管搏动寻找分离肾门。动脉搏动为特征性单向而静脉为特征性双向波动。分离进入肾门深处时，会遇到多个动脉分支，需要逐个分别分离、结扎。动脉结扎后静脉应该塌陷，否则表示动脉结扎不完全。此外，寻找剩余肾动脉时亦可短暂直角钳阻断肾静脉方法，观察肾动脉分支血管壁变化。

血管结扎完毕，采用钝性和锐性结合方法游离肾脏。10 分钟扇形拉钩有助于肾脏牵拉和分离。向前方分离时避免腹膜穿孔。腹膜穿孔发生时，后腹腔空间将塌陷，分离肾脏将十分困难。此时，可另外再行腹腔穿刺，以便维持后腹腔空间。此外，后腹腔前方电凝操作时亦必须十分小心，避免肠管损伤：标本装袋和取出时，腹腔镜镜头对准肾脏和标本袋，医生非优势手协助肾脏装入展开的标本袋内。此外，如果标本巨大，可有意形成腹膜穿孔，在腹腔内完成标本装袋操作。

第二节　腹腔镜肾盂成形术

腹腔镜肾盂成形术包括经腹腹腔镜和后腹腔镜两种手术方式。后腹腔镜具有术后肠梗阻发病率低的优点，但手术空间有限；相反，经腹腹腔镜时解剖标记清晰、手术空间大，但肠管干扰导致术后肠梗阻可能性大。腹腔镜手术方式的选择取决于医生经验和培训方式。

一、患者选择和诊断

腹腔镜肾盂成形术适应证包括输尿管肾盂连接处梗阻及以下情况：

（1）腰腹部疼痛。

（2）肾功能进行性减退。

（3）肾结石。

（4）泌尿系统感染。

（5）继发性高血压。

输尿管肾盂连接处梗阻诊断主要依据影像学检查。超声、CT 和 MRI 可确定肾积水原因。通常，最后确诊还需要逆行肾盂造影检查，出现典型造影剂注射时"喷射"状况。利尿性肾图可区分梗阻和非梗阻性输尿管肾盂连接处梗阻病变，以及分侧肾功能。总肾功能丧失达到 80％ 时，最好考虑肾切除术而不是肾盂成形术。

此外，利尿性肾图亦可了解术后肾功能改善情况，包括肾功能情况和梗阻是否继续存在。但是，肾功能较差或肾盂宽大时利尿性肾图结果分析不理想。

腹腔镜肾盂成形术相对禁忌证包括：

（1）既往开放性手术。

（2）难以纠正出血体质。

（3）肾盂肾炎未纠正。

二、术前准备

术前晚禁食，肠管准备（枸橼酸镁）。留置鼻胃管和尿管。下肢弹力袜预防深静脉血栓，抗生素预防感染。

根据手术方式选择患者体位。后腹腔途径时采取完全侧卧位、手术床屈曲、腰桥抬高增加肋缘下和髂前上棘间手术空间；经腹途径时采取 45° 侧卧位、患者牢固固定于手术床以便术中旋转，通过重力使肠管移位更好地显露于手术视野。两种手术方式中均需骨性突出部位软垫保护，以免损伤患者神经肌肉。

术前留置输尿管导管很重要，较术中容易。必须注意：留置输尿管导管必须超过肾盂 2cm 以上，因为游离输尿管肾盂连接处过程中，组织弹性退缩可能影响导管位置。留置输尿管导管后，放置 Foley 尿管引流尿液。

三、外科技术

（一）途径

（1）经腹途径时，采取 Veress 针穿刺。生理盐水灌注和滴注试验确定 Veress 针正确插入腹腔内。通常，采取肚脐穿刺，因为此部位腹壁最薄弱。穿刺时可旋转手术床使患者仰卧位，穿刺效果更好。二氧化碳低速充气、腹腔内压力缓慢升高，表明腹腔内正确的穿刺位置。腹腔内压力达到 10 ~ 15mmHg 后，直视下初始 10mm 套管针穿刺，位于肚脐水平腹直肌外侧缘。

（2）后腹腔途径时行第 12 肋尖下方 12mm 切口，分离肋间肌肉和筋膜进入腰大肌前方和 Gerota 筋膜后方后腹腔正确解剖平面，球囊扩张，建立后腹腔空间。

（二）套管针插入

（1）经腹途径时，采取 3 套管针穿刺方式。10mm 套管针用于体内打结缝合。中线位置剑突下和肚脐间中点 5mm 套管针穿刺、肚脐及其腹直肌外侧分别 10mm 套管针穿刺。

外科技巧：右侧肾盂成形术时需要牵拉肝脏。可在剑突下插入 2mm 或 5mm 套管针，顶起肝边缘、牵拉三角韧带或腹膜，如同自动拉钩一样，无需助手牵拉肝，使助手更专心手术视野操作。

（2）后腹腔途径时亦采取3套管针穿刺方式。初始穿刺位于腋前线第12肋下12mm套管针，其余为第12肋和竖脊肌旁交界处10mm套管针（触觉指导或直视下）和腋前线髂前上棘上方2横指5mm套管针。

（三）分离

经腹腹腔镜手术时首先切开腹腔内Toldt线，分离结肠。右侧采取科赫尔（Kocher）方式保护十二指肠。寻找后腹腔内输尿管后向上分离至肾盂。发现输尿管肾盂连接处存在异位血管时，充分游离保证输尿管肾盂无张力条件下吻合。

后腹腔途径时更容易抵达手术部位。正确解剖平面内分离时很容易发现输尿管和肾盂。同样，必须充分游离保证输尿管和肾盂无张力条件下吻合。

（四）肾盂成形术技术

采用体内缝合技术、4-0肠线、间断或连续缝合方式完成。可采取徒手或器械辅助方式，有些学者倾向采用间断缝合方式，因为：间断缝合方式时缺血可能性更小；更容易纠正缝合时不平坦；连续缝合时可出现松弛现象，可能需要重新缝合。肾盂成形术包括以下几种手术方式。

1.Anderson-Hynes离断肾盂成形术

肾盂宽大、肾结石或异位血管时最好选择Anderson-Hynes离断肾盂成形术，较其他方式效果好。有学者进行一项研究比较腹腔镜离断和非离断方式肾盂成形术效果，发现离断方式成功率（96%）较非离断方式成功率（73.3%）高。

输尿管肾盂连接处完全游离后切断狭窄部分，切除宽大肾盂，裁剪输尿管，输尿管和肾盂位置对齐，间断或连续缝合物合口前方和后方。

2.FoleyY-V成形术

FoleyY-V成形术适应证包括：

（1）轻度或中度扩大肾盂。

（2）连接处无异位血管。

（3）输尿管高位进入肾盂。

Y型切口跨过输尿管肾盂连接处狭窄部分，Y型切口尖部位于狭窄末端，两侧缝线悬吊，间断缝合覆盖狭窄部分。最后，吻合口呈V形。

3.Fenger 肾盂成形术

Fenger 肾盂成形术其适应证与 FoleyY-V 成形术相同，采取更简单的 Heineke-Mikulucz 方式缝合：水平切开输尿管肾盂连接处狭窄部分，由近端至远端，然后垂直方式间断缝合两侧。

（五）成形术术后操作

输尿管肾盂连接处吻合操作完成后，留置负压引流管（外侧穿刺孔），降低气腹压力检查手术视野出血情况，电凝和止血药处理视野内微小出血，明显出血必须缝合或钳夹。经腹途径腹腔镜手术时，一些医生习惯缝合腹腔内 Toldt 线、肾及输尿管腹膜后化。

腹腔放气，直视下 2-0 肠线缝合 10mm 穿刺孔筋膜，肥胖患者可借助 Carter-Thompaon 针或 Close-Sure 装置缝合。

五、其他技术

（一）儿童腹腔镜肾盂成形术

儿童输尿管直径小，肾盂成形术更困难。因此，儿童年龄小于 6 个月时不适合离断式肾盂成形术；儿童年龄超过 6 个月则适合离断式肾盂成形术。开放性离断肾盂成形术是治疗金标准。儿童身体条件，要求采用更小手术器械以及精细输尿管肾盂连接处吻合。通常，建议采用 3mm 套管针穿刺，进行儿童离断式肾盂成形术。随后，儿童腹腔镜离断式肾盂成形术手术系列报道效果良好，证明这种手术方式可行。

不论经腹或后腹腔途径，均需要采取腹腔低压充气（12mmHg）。最近，大龄儿童（超过 3.5 岁）采用达·芬奇机器人辅助完成肾盂成形术，亦取得同样良好效果。但是，经腹或后腹腔镜肾盂成形术，必须进行长期随访、进一步评估二氧化碳充气对儿童代谢影响，最终确定这种治疗方式是否能成为治疗儿童输尿管肾盂连接处梗阻金标准。

（二）机器人辅助腹腔镜肾盂成形术

机器人系统手术方式的出现，方便了微创手术各种操作，使得技术程度不同的医生都能够完成这种手术。新一代机器人系统目的在于提高医生手术技能,简化重组性手术中缝合等各项操作。

目前有两种机器人系统:宙斯(Zeus)和达·芬奇系统(DaVinci)。机器人使得腹腔镜手术新手更轻松地完成重组性腹腔镜手术。研究数据显示采用机器人辅助方式完成体内缝合操作,使得学习曲线缩短,是一种理想的重组性手术方式。

比较传统腹腔镜和机器人辅助腹腔镜离断式和非离断式肾盂成形术,发现机器人辅助手术组手术时间缩短。机器人更适合精细体内缝合操作,而某些粗放型操作,如肠管的推移或分离过程中牵拉,效果则不如标准腹腔镜。

需要指出的是,尽管机器人辅助适合腹腔镜新手,但是腹腔镜基础知识仍然是必要的。机器人系统操作的学习曲线也很陡峭,首先,必须掌握正确套管针插入,以免机器人臂术中相互干扰;其次,由于缺乏触觉反馈,医生必须掌握判断缝合张力的能力,避免打结过紧所致吻合口漏和组织坏死,这同样适合有经验的腹腔镜医生。机器人辅助肾盂成形术手术标准简化为 12 个步骤:

(1)套管针插入。

(2)标准腹腔镜方法经腹显露后腹腔。

(3)分离肾盂、输尿管和迷走血管。

(4)对接达·芬奇系统。

(5)切断输尿管肾盂连接处、切除病变组织。

(6)近端输尿管裁剪为匙形。

(7)输尿管尖和肾盂后壁缝合。

(8)导丝置入、留置输尿管导管。

(9)输尿管前壁缝合。

(10)肾盂整形。

(11)肾脏腹膜后化。

(12)留置吻合口引流管至腹腔外。

(三)继发性输尿管肾盂连接处梗阻的腹腔镜肾盂成形术

输尿管肾盂连接处梗阻的腔内治疗,已成为一种替代开放性肾盂成形术的微创手术方式,由于其治疗效果良好以及为医生所熟悉而常常被采用,但是,其存在迷走血管、肾积水严重或肾功能较差时失败率高，作为挽救性治疗方式的开放性肾盂成形术又伴随切口并发症、恢复慢以及术中分离困难等缺点。

存在迷走血管、肾积水严重或肾功能较差时，可选择腹腔镜肾盂成形术，直接处理迷走血管、缩小巨大肾盂，同样达到开放性手术效果。

手术治疗继发性输尿管肾盂连接处梗阻，首选经腹途径。通常，既往手术纤维化和粘连位于输尿管肾盂连接处手术部位，使得继发性手术更具挑战性。

（四）腹腔镜肾盂成形术及肾盂切开取石术

同时存在肾结石时，输尿管肾盂连接处梗阻的治疗更为复杂。当然，正确处理输尿管肾盂连接处梗阻后，可预防结石复发。肾结石治疗包括开放肾盂成形术和肾盂切开取石术或经皮肾镜碎石术，成为肾结石治疗的金标准。开放性手术成功率达90%，但是术后疼痛重、恢复慢；相比较而言，微创手术并发症发生率低、恢复快，但成功率较低（64%~85%）。

为达到更好的手术效果、降低并发症，一些学者采用腹腔镜方式完成肾盂成形术＋肾盂切开取石术。目前，已有腹膜后和经腹途径手术的报道。通过匙钳、套石篮以及钬激光碎石等技术，必要时导入膀胱软镜取出肾盏结石，尤其是下盏结石。

腹腔镜肾盂成形术＋肾盂切开取石术，尽管操作困难，但技术上具有可行性，其手术效果达到开放性肾盂成形、取石术或经皮肾镜碎石术效果，同时，这种微创手术方式再现了开放性手术方式优点。

（五）上联路异常时腹腔镜肾盂成形术

通常，肾先天性异常时出现输尿管肾盂连接处梗阻。25%~33%马蹄肾及22%~37%异位肾，伴随输尿管肾盂连接处梗阻。由于肾先天性异常少见，成人先天性尿道异常治疗中很少强调输尿管肾盂连接处梗阻处理。过去，马蹄肾患者通常采用开放性肾盂成形术，手术成功率达55%~80%。尽管马蹄肾、异位肾患者逆行肾盂输尿管内切开的成功率达78%，但由于这类患者血管异常，手术风险大。此外，这种解剖异常使得经皮肾镜难度更大。

目前，已成功完成马蹄肾、异位肾患者腹腔镜肾盂成形术。套管针插入与传统腹腔镜不同，应该针对患者解剖情况进行个体化设计。目前，有学者报道先天异常输尿管肾盂连接处梗阻的腹腔镜手术，总手术成功率91%，较开放性（55%～80%）或经皮肾镜（78%）处理输尿管肾盂连接处梗阻的成功率高。

第三节　腹腔镜肾囊肿去顶减压术

肾囊肿是肾脏常见良性病变，根据所有腹部CT检查数据估计，40岁以上人群发病率至少24%，50岁以上人群发病率至少50%。随着当今腹部断层放射学检查的推广和普及，无症状性肾囊肿发病率将会继续升高。肾囊肿可以是先天性或获得性的。大多数为单纯性、无症状和病因不明病变。大多数肾囊肿可能因为腹部和（或）腰部疼痛、血尿、高血压、反复感染或梗阻性病变而被发现。

一、患者选择

（一）临床症状

大多数肾囊肿并无明显临床症状，无需外科治疗。肾囊肿生长导致集合系统梗阻、压迫肾皮质、牵拉包膜或自发性出血时可导致相关临床症状，包括腰部或腹部疼痛、血尿、高血压、感染或梗阻性肾病。非常巨大或多发性囊肿，如常染色体显性遗传多囊肾，体格检查时可触及腹部包块。

（二）适应证与禁忌证

选择合适患者进行腹腔镜肾囊肿去顶减压术标准为：放射学诊断明确（＞5cm）、出现临床症状，且保守治疗无效的肾囊肿患者。

复杂性肾囊肿如常染色体显性遗传多囊肾、von Hippel-Lindau综合征、获得性肾囊肿或多发性结节硬化等恶性病变可能性大，且常染色体显性遗传多囊肾患者腰腹疼痛症状和高血压明显。因此，腹腔镜手术方式适合疼痛症状明显的常染色体显性遗传多囊肾的患者以及肾囊肿病变性质不确定（Bosniak Ⅱ，Ⅲ）的患者。

难以纠正出血体质和严重心肺疾病不适合全麻时，是腹腔镜手术禁忌证。既往腹部手术时不是手术绝对禁忌证，可选择不同部位手术途径解决（经腹或后腹腔途径），病态肥胖患者可选择后腹腔镜（后腹腔脂肪相对较少）。与 Bosniak Ⅱ或Ⅲ型病变不同，Bosniak Ⅳ病变（高度怀疑恶性病变）不适合腹腔镜肾囊肿去顶减压术，必须选择腹腔镜或开放性部分或根治性肾切除术。

此外，合并泌尿系统感染、肾盂肾炎或肾脓肿时不适合腹腔镜肾囊肿去顶减压术治疗。

二、术前准备

（一）实验室和影像学检查

所有患者必须进行常规实验室检查，包括血液分析、血小板计数、电解质、凝血功能、尿液分析和交叉配型。凝血功能障碍和泌尿系统感染必须术前治疗纠正，必要时行心电图和胸部 X 线检查。影像学检查包括超声波、CT 和 MRI。

此外，术前必须了解对侧肾功能情况，特别是进行部分或根治性肾切除术时。患者必须停止阿司匹林、布洛芬、维生素 E、华法林等药 7 ~ 10 天以上。

（二）肠管准备

症状性、单纯肾囊肿无需肠管准备。但是，常染色体显性遗传多囊肾，特别是巨大肾占据腹腔大部分空间时必须肠管准备，术前服用枸橼酸镁，减少肠管体积，为腹腔镜手术提供更大手术空间。患者术前 24 小时流质，术前晚禁食。

（三）知情同意书

腹腔镜肾囊肿去顶减压术前，患者必须被告知手术风险：出血、输血、麻醉风险、感染、尿囊肿、邻近器官损伤（肠管、肾上腺、肝、脾、输尿管和肾血管）以及必要时肾切除可能，签署知情同意书。

患者必须知晓囊肿去顶减压术失败、囊肿复发和囊肿去顶减压后症状持续可能性。患者肾囊肿性质不确定、合并恶性病变可能时需要部分或根治性肾切除术。

此外，与其他腹腔镜手术一样，患者必须知晓腹腔镜手术中转可能性。

三、外科技术

（一）患者体位

根据经腹或后腹腔方式分别选择 45° 和 90° 侧卧位。体位确定后，骨性突出部位软垫保护，以免术后出现神经肌肉损伤。下肢弹力袜和低分子肝素预防深静脉血栓，术前抗生素预防感染。全麻后留置鼻胃管和 Foley 尿管，减少胃和膀胱体积。

（二）手术途径

1.经腹腹腔镜途径

患者改良侧卧位，与手术床呈 45°，患肾在上，背部沙袋支持，双手臂胸前交叉抱枕，以免手臂影响 AESOP 臂，即一种最佳定位的自动内镜系统。不采用 AESOP 臂时手臂可放置外展手架保护。无需腋窝垫，折叠手术床。下方下肢轻度弯曲，两腿间软垫保护。肩和大腿水平宽布带固定患者于手术床（宽布带和大腿间放置海绵），旋转手术床以检验患者是否固定良好。

2.后腹腔镜途径

患者 90° 侧卧位，患肾在上，肚脐位于手术床腰桥位置，折叠手术床最大程度，扩大第 12 肋下和髂前上棘间距离，增加后腹腔间隙，必要时肾脏抬高下方软垫，扩大手术间隙。

（三）膀胱镜和输尿管导管置入

单纯、周围型肾囊肿的腹腔镜肾囊肿去顶减压术前不需常规膀胱镜下留置输尿管导管。肾盂旁囊肿或常染色体显性遗传多囊肾时，肾囊肿与集合系统位置密切，需要术中逆行注射亚甲蓝辨别肾囊肿与集合系统关系。在这种情况下，术前需要留置输尿管导管。

（四）手术步骤

通常，采用经腹或后腹腔方式进行腹腔镜肾囊肿去顶减压术，下面分别进行介绍。

1. 左侧经腹腹腔镜技术

单纯肾囊肿经腹腹腔镜去顶减压术手术步骤具体如下：

步骤 1：套管针布局和插入

通常采用 3 套管针法（5mm、10/12mm 和 10/12mm）。肚脐水平 Veress 针穿刺，插入 10/12mm 套管针，亦可用 Hasson 技术进行初始套管针穿刺。直视下，中线剑突下与肚脐中点进行 5mm 套管针穿刺、腹直肌外侧 10/12mm 套管针穿刺，避免损伤腹壁下血管。此 2 套管针为工作通道。腹腔镜镜头采用 10mm、30°镜头。

步骤 2：推移患侧结肠、显露肾脏

切开左下腹 Tddt 线，从结肠左曲至盆腔起始部，电凝时注意避免肠管损伤。采用吸引器钝性分离结肠及其系膜，显露 Gerota 筋膜内肾脏，离断结肠肾韧带，在 Gerota 筋膜和结肠肠系膜血管间正确解剖平面内进行分离。

分离过度靠近结肠肠系膜时可损伤肠系膜血管，导致肠系膜血管窗口形成。未及时发现或修补，可导致术后肠管内疝形成。

分离肾上极进行肾囊肿手术时，必须分离膈结肠、脾肾和脾结肠韧带，旋转手术床以便肠管内侧移位、提供更大手术空间。

分离肾脏前方肾囊肿时，可保留肾外侧韧带；分离肾外侧或后方肾囊肿时，则需要离断肾外侧韧带以便肾脏向内侧移位，暴露肾后外侧表面。

步骤 3：显露肾囊肿

肾外型肾囊肿通常突出肾脏轮廓外。电凝钳锐性分离覆盖肾囊肿表面 Gerota 筋膜和脂肪组织，至肾囊肿周围 1cm 皮质范围。

处理多发性肾囊肿时（如常染色体显性遗传多囊肾），尽可能切除覆盖囊肿表面 Gerota 筋膜和脂肪组织，显露所有囊肿。

切除肾内型囊肿时，可采用术中超声定位辨别囊肿位置。

步骤 4：针穿刺吸引囊内液

巨大肾囊肿时可穿刺吸引部分囊肿内液，以便减小囊肿体积、方便手术操作及细胞学检查。采用 20 ～ 30mL 注射器通过 5mm 套管针进行穿刺吸引。此外，亦可采用 18 号脊髓穿刺针经皮穿刺吸引。

典型良性肾囊肿液体为淡黄色，如果出现血液和脓性液体时，考虑囊肿恶性病变或感染可能性。

步骤 5：切除囊肿壁

肾囊肿体积缩减后，电凝钳锐性分离切除囊肿壁及少许皮质，充分止血，囊肿壁送病理检查。通常，仅需要切除囊肿前壁（肾脏外部分），切除覆盖皮质的囊肿内壁时可导致皮质出血。

步骤 6：活检及电凝囊肿基底部

切除囊肿外壁后，仔细检查基底部，排除恶性病变和结节。需要时活检、冷冻切片检查。特别注意活检时避免损伤集合系统，特别是与集合系统关系密切的囊肿。怀疑穿透集合系统时，逆行注射亚甲蓝检查，确定后 2-0 或 3-0 肠线缝合修补。如果集合系统缺损较大，缝合后局部加用纤维凝胶。进行集合系统修补手术时，术后留置引流管和输尿管导管。局限性肾囊肿基底部电凝时可采用单极电凝或氩气电凝，避免损伤集合系统。

冷冻切片发现恶性病变时，选择腹腔镜或开放性部分或根治性肾切除术。

步骤 7：填补肾囊肿缺损

将肾周围脂肪或大网膜填补、缝合固定肾囊肿缺损内，预防囊液再次聚集。此外，亦可采用氧化凝胶材料填补缺损。

步骤 8：引流

巨大囊肿、感染囊肿或怀疑进入集合系统时留置闭合式引流 1 ~ 2 天，引流管头位于肾囊肿附近位置。

步骤 9：肾脏腹膜后化

完全切除肾囊肿壁和充分止血后，患侧结肠复位肾脏表面，固定于侧腹壁，采用 2-0 肠线缝合重新建立 Toldt 线。肾、囊肿部位和引流管腹膜后化，以便术后出现尿囊肿或血肿时不污染腹腔。

步骤 10：退出和关闭皮肤

降低腹腔内压力（5 ~ 10mmHg），检查手术视野内是否继续出血。缝合 10/12mm 套管针穿刺孔筋膜（0 号肠线）和皮肤（4-0 肠线）。

2. 右侧经腹腹腔镜技术

右侧经腹腹腔镜肾囊肿去顶减压术时，套管针位置与左侧呈镜像对称（如第 2 个 10/12mm 套管针位于腹直肌外侧），内侧推移升结肠，解剖肾蒂附近肾囊肿时必须游离十二指肠。钝性和锐性分离十二指肠和肾脏间纤维附着，以 Kocher 方式分离，避免电凝损伤肠管。分离肾上极附近囊肿时，锐性离断冠状韧带，向前牵拉肝右叶，显露肾上极。必要时第 4 孔穿刺牵拉肝脏，随后步骤与左侧相同。

3. 后腹腔镜技术

后腹腔镜技术采用 3 通道技术方式（5mm、10/12mm 和 10/12mm）和 10mm、0° 腹腔镜镜头。第 12 肋尖下 1.5cm 横切口，进入后腹腔间隙后手指钝性分离，插入带球囊套管针，在腰大肌前方和 Gerota 筋膜后方，腹腔镜镜头直视下扩张（800 ~ 1000mL 气体），建立后腹腔手术空间。囊肿位于肾上极时球囊继续向上行二次扩张。拔出球囊扩张器，插入 10/12mm 套管针，缝合固定防止漏气。直视下腋前线髂前上棘上方 2 横指插入 10/12mm 套管针和竖脊肌外侧第 12 肋缘下插入 5mm 套管针。各套管针间距离保持至少 3 ~ 4 横指距离，以免器械操作过程中相互碰撞。

后腹腔解剖标志包括腰大肌、腰方肌、肾动脉搏动、输尿管、下腔静脉（右侧）和主动脉（左侧），有助于辨别后腹腔空间方向和肾囊肿位置。与经腹腹腔镜途径相比，后腹腔途径手术空间小、解剖标志不清晰。因此分离过程中必须仔细操作，不能将肝（右侧）和脾（左侧）误认为肾皮质。后腹腔途径优点在于无需分离结肠等腹腔内脏器，避免干扰腹腔内脏器。

经腹或后腹腔途径选择取决于肾囊肿部位和数量、既往腹部手术史、手术空间和局部解剖熟悉情况以及医生手术经验等。具体如何选择表现在：

（1）肾囊肿部位和数量：肾囊肿部位和数量是决定手术方式选择最重要因素。经腹腹腔镜适合肾脏前方和肾盂旁单纯肾囊肿，肾脏后方肾囊肿则适合后腹腔镜方式。多发性肾囊肿（常染色体显性遗传多囊肾）时，需暴露整个肾表面，适合经腹腹腔镜方式。

（2）既往腹部手术史：既往腹部手术史时患者腹腔内组织粘连会妨碍经腹腹腔镜分离，显露肾囊肿困难，且可能损伤肠管。因此，为避免上述情况发生可选择后途径腹腔镜。

（3）手术空间、局部解剖熟悉情况和医生手术经验：通常，经腹腹腔镜途径手术空间更大，局部解剖更熟悉。但后腹腔镜途径可直接、迅速抵达肾脏后方囊肿，避免干扰腹腔，减少腹腔内脏器损伤概率。

第四节　腹腔镜肾射频消融术

　　医学领域技术的进步，改变了肾肿瘤诊断和治疗方式。现在许多肾脏偶发性肿瘤发现，得益于各种新的诊断技术应用，如超声、CT 和 MRI。腹腔镜和微创外科技术出现，改变了肾肿瘤的治疗方式，在达到抗肿瘤效果的同时，使患者并发症发生率更低、恢复更快。1990 年，首次报道腹腔镜肾切除术，初步显示肾肿瘤微创治疗方式的可行性。随后证明腹腔镜根治性肾切除术作为肾肿瘤治疗方式，不仅技术上可行而且抗肿瘤作用有效。与此同时，保留肾单位手术，即开放性或腹腔镜肾部分切除术手术方式，被证明是一种肾脏小肿瘤（＜4cm）安全、有效的治疗方式。

　　目前，诸多肾肿瘤治疗方式的出现，对传统开放、根治性肾切除术这一肾细胞癌治疗金标准提出了挑战。开放、肾部分切除术在保留肾单位的同时达到相同的肿瘤治疗效果。肾部分切除术适应证患者选择腹腔镜肾部分切除术时其并发症发生率更低、恢复更快。非切除性、消融技术如冷冻消融和射频消融的可选择性，使得泌尿外科医生具有更多选择方式治疗肾肿瘤，其最终目的在于：有效消除肿瘤细胞、使抗肿瘤效果最大化。同时，最大程度降低患者并发症发生率。

　　最近，肾肿瘤消融治疗技术亦不断改进，进一步降低这种保留肾单位手术并发症发生率。与传统肾部分切除术相比其技术挑战性更低。在更有前途的高能量聚焦超声、立体定向放射外科等新技术临床应用确定之前，冷冻消融和射频消融，仍然是目前临床消融的主要治疗方式。本章将讨论射频消融治疗技术及其效果。

一、患者选择

　　肾肿瘤射频消融适应证与传统保留肾单位手术相同，具体见表 9-3。

表 9-3　肾肿瘤射频消融适应证和禁忌证

腹腔镜射频消融适应证	腹腔镜射频消融禁忌证	经皮射频消融禁忌证
造影剂增强（≥ 10 ~ 12HU）	腹腔粘连	前位肾肿瘤
肾脏小肿瘤（＜ 4cm）	腹膜炎病史	邻近结肠或小肠 1cm 内肿瘤
孤立肾肿瘤	肺通气障碍	巨大肝或脾
双侧肿瘤伴肾功能不全		邻近输尿管和肾盂肿瘤

二、术前准备

通过 MRI 或 3mm 薄层 CT（增强和平扫）界定肾肿瘤大小和部位。经皮射频消融方式时患者可选择俯卧位或侧卧位，CT 引导定位有助于针穿刺以及避免穿刺针损伤肠管和其他主要脏器。俯卧位可使肾向前移位，观察仰卧位时显示不清的肿瘤，以便更好地穿刺。

术前准备包括血液凝血功能、尿液分析、电解质和血清肌酐。患者肠道准备：术前 1 天服用枸橼酸镁。

三、腹腔镜射频消融技术

腹腔镜射频消融适用于肾脏前位、内侧以及一些外侧肾脏小肿瘤。距离输尿管、结肠或小肠 1cm 内肿瘤，手术风险大。肾脏后位肿瘤采用经皮射频消融时，偶有被巨大肝、脾或肺叶阻碍情况，在这种情况下选择腹腔镜射频消融方式。具体手术步骤如下。

（1）患者改良侧卧位，3 ~ 4 套管针经腹腹腔镜入径（腹腔镜肾切除术），Gerota 筋膜内游离肾，超声辨别定位肾肿瘤，显露肿瘤。

（2）肿瘤表面脂肪标本活检。

（3）采用 XL 星爆式探针，由可活动性 9 针齿组成，其中 5 针齿包含电热调节器，以近垂直方式插入肾肿瘤。

（4）根据术前 CT 或超声数据，展开探针可活动性齿，对准肿瘤及周围 0.5 ~ 1.0cm 边缘进行射频消融，使肿瘤及边缘正常皮质完全凝固性坏死。XL 星爆式探针特别适合肾肿瘤消融。探针齿展开时可垂直于肿瘤表面，将探针最大能量对准深部肿瘤，即血流最丰富和最难以完全消融部位。维持至少 150W 能量，直至探针齿温度达到 105℃。达到靶向温度后根据肿瘤大小维持 3 ~ 8 分钟。30 秒冷却后行相同第 2 次循环。肾肿瘤非球形或超过 4cm 时，需要改变探针位置重新展开针齿。

射频消融温度敏感系统优点在于冷却过程中可实时监测组织温度。治疗组织温度高于 65 ~ 70℃ 即可达到肿瘤细胞死亡。治疗完成后探针拔出的过程中，需要进行腔道消融。预防出血及最大程度降低肿瘤细胞种植风险。探针从肾拔出后，停止腔道消融。

腹腔镜射频消融时不需阻断肾蒂，尽管血管阻断后由于循环热扩散使得射频消融治疗直径增大、达到要求温度时间缩短。但是，存在血管栓塞和不可预知正常皮质损伤风险。

（5）根据肾肿瘤大小和部位，可旷置或切除消融肿瘤。内生型或中极肾肿瘤时，常规采取旷置方式。

（6）腹腔镜下肿瘤消融后 5mm 活检钳病理活检。射频消融前不活检，避免出血和肿瘤种植。

（7）外生型或上、下极肾肿瘤射频消融后可完全切除，不阻断肾蒂。

（8）标本装袋，手术结束时通过套管针部位取出。为预防肾迟发性出血，可采用辅助止血措施如氩气电凝、纤维凝胶、氧化凝胶等。

现将上述手术步骤归纳总结，详见表 9-4。

表 9-4　腹腔镜射频消融总结

1. 套管针插入同标准腹腔镜肾切除术或肾部分切除术，下腹 12mm 套管针用于容纳超声探头
2. 采用腹腔镜初始探头定位肿瘤
3. 肾内侧分离肿瘤表面 Gerota 筋膜
4. 完全显露肿瘤表面
5. 无需分离肾蒂、游离肾
6. 肾脏后方肿瘤采取后腹腔途径
7. 按生产商说明书操作视频探头
8. 射频消融探头垂直插入肿痛
9. 根据术前 CT，探头齿超过肿瘤边缘 0.5cm
10. 超声实时监测射频消融
11. 根据肿瘤大小决定消融参数

四、经皮射频消融技术

静脉诱导和局麻下或全麻下进行经皮射频消融治疗。全麻方式时可更好地定位肾肿瘤。全麻后，静脉给予抗生素、留置 Foley 尿管和鼻胃管，患者仰卧位或侧卧位，CT 引导下穿刺。此外，亦可采用超声定位，但其分辨度不高。具体如下：

（1）20 号千叶针作为"查找针"对准肾肿瘤边缘，CT 确定后插入。

（2）沿千叶针插入 18 号活检针穿刺活检位。

（3）沿 20 号千叶针插入 XL 星爆式探针，CT 确定后拔出 20 号千叶针。

建议采用这种"查找针"技术，最大限度地减少 XL 星爆式探针穿刺次数，降低肿瘤细胞种植风险。与腹腔镜射频消融方式一样，展开射频消融探针，对肿瘤及周围 0.5 ~ 1.0cm 边缘正常皮质同时射频消融。反复 CT 影像确定整个肿瘤被探针覆盖并包括深部肿瘤边缘。

经皮射频消融操作与腹腔镜射频消融相同。如果由于肿瘤大小或形状难以充分覆盖肿瘤时，其他部位重新插入射频消融探针进行第二次治疗。消融完成时 Gerota 筋膜内缓慢拔出探针及"腔道消融"，预防出血和"理论上"肿瘤种植风险。腔道消融时温度至 75℃或更高。射频消融术后立即增强 CT 检查，了解肿块是否成功消融，手术步骤详见表 9-5。

表 9-5　经皮射频消融总结

1. 射频消融前俯卧位 CT，排除消融针穿刺障碍
2. 确定肠管和输尿管未遮挡肿瘤
3. 采用 18 号针穿刺肾 CT 肿瘤
4. 探针齿展开，确定覆盖肿瘤
5. 一旦探针插入，行 Trucut 活检
6. 按照生产商说明书进行消融
7. 追踪移动探针，通过腹壁时避免烧伤皮肤
8. CT 增强检查，确定消融效果

第五节　腹腔镜膀胱扩大成形术

膀胱扩大成形术，是目前普遍接受的膀胱重组手术方式，用于构建顺应性、扩大的膀胱，保护上尿路功能。同时，对无顺应性或顺应性功能减退所致排尿障碍患者，可起到恢复排尿功能的作用。

膀胱扩大成形术，可同时构建尿控、导管插入式乳头，以便更好地排空膀胱尿液。临床上，必须根据需要膀胱扩大术患者的个体化情况，选择具体肠管进行开放性或腹腔镜方式手术。肠管膀胱成形术，可有效改善膀胱容量或顺应性。但是，手术并发症和术后患者不适应，成为这种开放性手术主要顾忌所在。如果患者既往存在严重神经系统疾病和其他合并症，开放性手术术后患者住院时间、切口愈合时间和术后恢复时间等将明显延长。相比较而言，腹腔镜手术具有术后疼痛轻、并发症发生率低、住院时间短、恢复时间快、美容以及术后腹腔粘连亦明显减少的优点。

目前，腹腔镜已成为泌尿外科手术中成熟的诊疗手段。但是，由于重组性手术技术难度大，腹腔镜手术在其中应用有限。腹腔镜膀胱扩大术技术，模拟开放性手术原理，在缩短患者恢复时间的同时，达到了与开放性手术相同效果。

一、患者选择

膀胱扩大术目的，是恢复膀胱顺应地储存尿液功能。非顺应性、小容量膀胱保守治疗无效时需要外科干预。通过去管化肠管扩大膀胱方式，打破了膀胱原有神经支配和肌肉结构，伴随而至的是膀胱自主排空机制效率降低。通常，神经源性膀胱患者需要术后一段时间内间断性导尿训练，逐渐达到有效排空膀胱目的。此外，患者神经疾病所致身体残疾、或障碍限制患者尿道导尿能力时，在有必要考虑膀胱扩大术的同时，建立尿控、导管插入式腹壁乳头。

患者腹腔和盆腔存在广泛肠管粘连时，是腹腔镜膀胱扩大术相对禁忌证，使得腹腔镜肠管分离困难。既往脑室腹腔分流术患者，腹腔肠管粘连严重，妨碍腹腔镜手术成功完成，也是一种相对禁忌证。

腹腔镜患者术前必须进行常规实验室检查，包括血清，电解质、血液分析、尿液分析以及必要时尿液培养。当然，上尿路和下尿路检查亦很重要。此外，尿流动力学和膀胱镜有助于了解患者膀胱逼尿肌功能和膀胱内病理情况。

二、术前准备

腹腔镜手术前必须进行肠管和抗生素准备，包括 2 天低渣、流质饮食，术前 1 天给予抗生素预防肠道和泌尿系统感染，必要时给予抗真菌药。既往神经疾病并发慢性便秘患者，肠道准备时间更长。

手术时患者仰卧位，双下肢给予气垫弹力袜，全麻及气管插管后留置鼻胃管。低截石位，上肢固定保护，以便必要时深入盆腔内手术。术中有效尿管尿液引流及盆腔吸引，清除盆腔内过多液体积聚。

三、外科手术步骤

（一）套管针插入

肚脐下切口，直视下腹腔内插入球囊和袖套封闭一次性 10mm 套管针。导入 10mm、0° 腹腔镜镜头，引导其他套管针插入。右手操作医生，腹直肌外侧肚脐水平分别插入 10mm（右侧）和 5mm（左侧）套管针。其中，10mm 套管针用于缝合与打结。双侧髂前上棘分别置入 5mm 套管针。此外，根据肠管游离需要和医生习惯，可再插入其他套管针。

（二）肠管选择和游离

根据患者临床需求，选择不同肠管。通常，20cm 长度肠管足够用于扩大膀胱容量。选择合适肠管主要基于以下标准：

（1）肠管无张力抵达膀胱；

（2）游离肠管必须具备良好动脉弓。

腹腔镜回肠膀胱成形术时，首先辨认回肠结肠连接部。采用腹腔镜小肠钳，距连接部最少 15cm 处钳夹一段 20cm 段肠管，分离肠管远、近端肠系膜。

腹腔镜乙状结肠膀胱成形术时，采用同样技术选择一段乙状结肠。许多神经源性膀胱患者常伴随富余乙状结肠。如果患者选择间断性尿道插管引流而不是连续性乳头插管引流方式时，乙状结肠为最佳选择肠管。通过扩大左下腹穿刺孔，进行乙状结肠体外操作；如果患者要求制备腹壁乳头，进行连续性插管引流时则选择右侧肠管和末端回肠：盲肠和升结肠用于膀胱扩大时，10mm 末端回肠用于制备插管通道和肚脐乳头。Z 型切开盲肠和升结肠外侧腹膜以及末端回肠处腹膜，整个右侧结肠和末端回肠通过扩大肚脐穿刺孔，进行体外操作。低截石位时降低患者大腿高度，以便腹腔镜器械通过下腹穿刺孔，更好地游离右侧结肠弯曲。

（三）切断和再吻合肠管

放气、拔出肚脐套管针，圆周式扩大切口（肥胖患者向下延长 2cm）。通过切口将选择肠管游离至体外，进行肠管体外操作（乙状结肠膀胱成形术例外）。注意避免扭曲肠系膜蒂以及混淆肠管襻近—远方向。采用传统开放性技术，分离一段 20cm 长度、血供良好肠管进行回肠膀胱成形术。开放技术恢复肠管连续性、关闭肠系膜窗。吻合肠管并恢复肠管连续性。各种操作完成后还纳肠管，避免肠管反复进出和膀胱扩大术操作所致肠管水肿。

（四）离断肠管成形术

覆盖离断肠管以便保温、保湿。生理盐水冲洗肠管至清亮。电凝切除离断肠管对侧边。小肠或乙状结肠时，采取 2-0 肠线侧—侧吻合肠管形成 U 型结构。还纳重塑肠管入腹腔内进行膀胱扩大术，插入套管针恢复气腹。

回肠膀胱成形术时，建议采用球囊和袖套封闭的一次性 10mm、钝头套管针，最大程度减少漏气。乙状结肠膀胱成形术时，缩窄左下腹切口后插入 5mm 套管针。建立气腹、插入腹腔镜镜头，检查离断重塑肠管方向，避免肠系膜蒂扭转。

如果患者要求连续性导管插入式乳头时，则采用右侧结肠和末端回肠。盲肠和近端结肠去管化，切除阑尾，采用胃肠吻合器缩窄末端回肠（插入 F16 红色尿管），回盲肠连接处采用 2-0 不吸收线重叠及套叠缝合回盲瓣，以增加其尿控作用。标记重塑肠管近—远端，以便腹腔镜操作时辨别方向。F16 红色尿管缝合固定于回肠，以便体内无损伤性牵拉末端回肠至肚脐进行乳头制备。重塑肠管还纳腹腔内，建立气腹完成膀胱扩大成形术。

当然，亦可通过腹腔镜体内方式，采用吻合器完成肠管的切除和肠管连续性恢复。理论上，可降低肥胖患者肠系膜体外不当牵拉所致并发症。目前，尚无肥胖患者体外操作肠管所致并发症报道。采用上述肚脐或下腹穿刺孔进行体外肠管操作目的在于：

（1）精确测量肠管长度，更好地切除肠系膜，保证良好血供；

（2）更好地吻合肠管；

（3）冲洗离断肠管，避免污染腹腔，消除术后盆腔脓肿形成可能性；

（4）更好地肠管去管化和肠管设计；

（5）肠系膜长度允许肠管体外操作而无肠管缺血表现，则表明重塑肠管可无张力地抵达膀胱；

（6）体外方式缩短手术时间、降低手术成本。

（五）游离和切开膀胱

过度 Trendelenburg 体位有助于使肠管移出盆腔，方便盆腔手术操作。充盈膀胱，从左脐内侧韧带内侧缘覆盖膀胱腹膜处直线切开至右脐内侧韧带，电凝剪切除脐正中韧带，必要时沿脐内侧韧带切开外侧腹膜，以便更好地暴露膀胱。钝性分离膀胱表面疏松网状组织，显露膀胱颈前壁和膀胱周围间隙，从膀胱顶至两侧三角区水平弧形切开膀胱壁，形成一巨大膀胱切口，最大程度增加膀胱壁与肠管吻合的线性长度，尤其是女性子宫存在时。这种充分暴露膀胱后进行肠管膀胱吻合方式，避免关闭膀胱后壁切口时不被肠管和离断重塑肠管遮挡。

（六）肠管膀胱吻合

体内肠管膀胱吻合具有几种吻合方式，可从膀胱"后壁"开始，由中间至两侧连续将肠管与膀胱顶吻合方式。这种由中间（A点）至两边（B点和C点）膀胱内吻合方式暴露效果最佳，可达到水密性吻合效果。如果先吻合肠管膀胱前壁，由于盆腔解剖限制，则难以显露、吻合膀胱后壁。因此，采用肠管膀胱后、前壁顺序方式，完成弧形、全层、连续、单层式肠管膀胱吻合。手术过程中可采用徒手腹腔镜体内缝合和打结技术，将膀胱前壁瓣固定于腹壁方式更好地显露手术部位，不仅扩大手术视野，亦更好地辨别膀胱和肠管黏膜边缘，快速完成缝合。肠管膀胱吻合完毕后，检查吻合水密性效果，下腹 5mm 穿刺孔留置盆腔引流管。术后膀胱引流：女性可采用 F24 尿管，男性患者可采用 F22 尿管耻骨上引流。

全层缝合肚脐和其他 10mm 穿刺孔。患者选择肠管乳头时，将成型回肠部分拉入肚脐穿刺孔部位，腹腔内放气后肚脐水平采用 4-0 铬线、V-Y 皮瓣方式将末端回肠缝合至腹直肌前层和皮肤。肥胖患者可采用肚脐作为乳头，从而减少所需回肠长度。乳头留置 F16 尿管引流膀胱尿液，有助于术后乳头早期愈合。

四、术后处理

拔出鼻胃管和气管插管，盆腔引流少于 25mL 或化学分析为腹腔液时拔出盆腔引流管。患者无发热及连续三餐无腹胀时可出院。尿道及乳头内留置尿管进行膀胱冲洗 100mL 生理盐水 3 次 / 日，术后 3 周维持低剂量抗生素预防感染，尿管拔出后开始间断性插管引流膀胱尿液。

第六节　腹腔镜肾上腺切除术

1991 年，首次报道肾上腺血肿患者腹腔镜肾上腺切除术以来，许多学者相继报道了肾上腺肿瘤的腹腔镜肾上腺切除术。目前，腹腔镜肾上腺切除术已成为大多数良性肾上腺疾病标准外科治疗方式。比较性研究发现腹腔镜肾上腺切除术在术后疼痛、恢复、住院时间、美容等方面较具有一定优势，同时达到与开放性手术相同的远期手术效果。

腹腔镜肾上腺切除术可采取经腹或后腹腔途径进行单侧或双侧手术。最初，由于熟悉经腹开放性手术途径，医生通常选择经腹腹腔镜方式。最近，腹腔镜技术进一步扩展，出现了现在的各种腹腔镜肾上腺切除技术，如经胸腔途径、左侧胃上途径、手辅助技术和针式腹腔镜技术以及现在的机器人腹腔镜手术。下面将对肾上腺病变的临床表现、诊断、手术适应证和禁忌证、术前准备及各种手术方式进行阐述，其中重点介绍各种手术方式。

一、患者选择

（一）适应证

1.功能性病变

醛固酮腺瘤是腹腔镜肾上腺切除术的主要适应证之一。这种病变体积小、患者身体指数良好，特别适合腹腔镜手术。大多数学者认为醛固酮腺瘤腹腔镜肾上腺切除术可作为医生"学习曲线模板"。Cushing综合征患者肾上腺周围脂肪丰富，对于初学者手术较困难，特别是后腹腔途径。如果原发性垂体治疗无效或异位ACTH依赖Cushing综合征不能定位时，可考虑双侧肾上腺切除术。亚临床Cushing综合征约占肾上腺皮质腺瘤20%，表现为正常皮质醇昼夜节律消失和地塞米松不能抑制，但尿皮质醇水平正常。这些病变会进展为临床症状明显的Cushing综合征或表现为术后肾上腺危象。因此，这种患者最好选择手术切除方式而不是监测（表9-6）。

表9-6　腹腔镜肾上腺切除术适应证

功能性病变	醛固酮腺瘤 ACTH 非依赖 Cushing 综合征（腺瘤和增生） ACTH 依赖 Cushing 综合征（难治性垂体肿瘤或非局限性异位 ACTH） 良性 / 恶性嗜铬细胞瘤 先天性肾上腺增生 皮脂腺瘤
疑恶性病变	原发肾上腺瘤 3 ~ 5cm 病变，影像学怀疑恶性病变或侵犯特征 ＞ 5cm 病变 转移
良性症状性病变	囊肿 髓脂肪瘤

经历最初争议，腹腔镜肾上腺切除术已成为单侧或双侧嗜铬细胞瘤肾上腺病变的标准治疗方式。与开放性手术相比，这种腹腔镜手术方式对患者血流动力学影响小、创伤程度低、术后恢复快。腹腔镜肾上腺切除术优点在于术中早期控制肾上腺中央静脉，特别是经腹腹腔镜嗜铬细胞瘤的手术。后方后腹腔途径由于术

中可早期抵达肾上腺中央静脉，特别适合右侧肾上腺病变腹腔镜手术。

2. 疑似恶性病变

腹腔镜手术是否能够治疗肾上腺疑似恶性病变存在争议。首先，目前手术切除无功能、偶发性肾上腺肿块体积标准仍未确定；其次，疑似恶性病变肾上腺病变是否适合腹腔镜手术亦仍未确定。

通常，92%肾上腺癌体积超过6cm。但由于CT扫描存在低估病变实际大小情况，故以5cm大小作为肾上腺癌的经验判断标准。其他考虑因素包括患者年龄、合并症和淋巴结肿大情况。高龄患者无功能腺瘤可能性大、年轻患者需要监测多年以排除恶性病变。对3～6cm无功能腺瘤是否处理存在争议。如果影像学检查怀疑恶性病变或发现继续生长或患者年轻、健康时可考虑腹腔镜肾上腺切除术。

肾上腺手术另一争议在于学者质疑腹腔镜肾上腺切除术治疗皮质癌和转移性病变的肿瘤安全性。有些学者认为肾上腺恶性病变是腹腔镜手术绝对禁忌证，另一些学者认为恶性病变无局部侵犯时，即使直径15cm肿瘤亦可采取腹腔镜手术方式治疗。即使经验丰富的医生，肿块直径超过10cm、局部侵犯或存在肿瘤癌栓时应考虑选择开放性手术。体积小、单个、孤立转移性病变或原发性癌可考虑选择腹腔镜切除术。尽管腹腔镜治疗原发性和转移性肾上腺肿块已有报道，但可能出现腹腔镜切除术术后局部肿瘤复发。现在普遍观点：器官内局限、无局部组织侵犯的肾上腺肿瘤，手术医生腹腔镜经验丰富时可考虑选择腹腔镜肾上腺切除术。肾上腺肿块表现局部器官侵犯或静脉癌栓时则不适合腹腔镜手术，因为这种情况下完全切除肿瘤非常困难。但是，亦有学者认为即使如此亦可考虑选择手辅助腹腔镜手术。

与原发性肾上腺皮质癌相比，肿瘤转移性病变通常体积小、局限器官内，适合腹腔镜手术。原发肿瘤患者全麻耐受良好时，可考虑同时手术切除肾上腺和其他部位转移性病变。

3. 良性病变

为控制局部症状，良性、无功能性肾上腺病变可选择腹腔镜手术治疗。超过4cm肾上腺髓脂肪瘤由于可能出现危及生命出血，亦应该考虑手术切除。

（二）禁忌证

1.绝对禁忌证

腹腔镜肾上腺切除术绝对禁忌证包括严重心肺疾病、难以纠正凝血功能障碍和侵犯性肿瘤或肿瘤癌栓患者。此外，嗜铬细胞瘤患者必须术前进行肾上腺素受体拮抗药治疗，充分扩充血容量，避免术中出现高血压危象（表9-7）。

表 9-7　腹腔镜肾上腺切除术禁忌证

绝对禁忌证	相对禁忌证
一般：严重心肺疾病，难以纠正凝血障碍	妊娠 既往腹腔内或腹膜后手术
特殊：难以控制嗜铬细胞瘤或侵犯性肿瘤或肿瘤栓形成	原发性肿瘤 恶性嗜铬细胞瘤 肿块 > 6cm³

2.相对禁忌证

腹腔镜肾上腺切除术相对禁忌证包括妊娠，特别是妊娠晚期时最好选择分娩完成后进行。妊娠时手术注意事项总结如下：

（1）选择妊娠中期手术，因为早期手术可导致流产和先天性异常、晚期手术可导致早产。

（2）最好开放性手术，避免二氧化碳栓塞导致子宫供血不足，或采取肋骨下Veress针建立气腹。

（3）气腹压力控制12mmHg以下。

（4）整个腹腔镜手术过程中进行胎儿监测。

尽管肥胖患者腹腔镜手术比较困难，但是腹腔镜手术将使肥胖患者受益。在术后疼痛和恢复方面腹腔镜手术较开放性手术具有明显优点。

既往腹腔手术史时不考虑经腹腹腔镜手术，可选择后腹腔途径腹腔镜手术方式；同样，既往后腹腔手术史时不考虑后腹腔镜手术，可选择经腹腹腔镜手术方式。在极少数情况下，既往腹腔和后腹腔手术史患者可考虑经胸腔腹腔镜手术。如前所述，原发性和转移性肾上腺病变是否适合腹腔镜手术存在争议，能否安全性切除肿瘤学者意见不统一。过去，认为肿块直径6cm为腹腔镜手术最大标准，现在有超过直径15cm肿瘤腹腔镜手术报道。其实，肿块直径大小并不是手术成功与否的主要因素，医生经验、患者身体指数、肿块周围解剖等才是手术成功决定因素。此外，身体不同侧肾上腺病变对手术成功性亦有影响，如右侧肾上腺肿瘤时与下腔静脉关系密切、左侧时则与左肾静脉关系密切。

目前，直径 6cm 作为腹腔镜手术切除上限是合理的，病变体积越大，手术越困难。年龄本身不是手术禁忌证。儿童患者亦可采取经腹和后腹腔途径腹腔镜肾上腺切除术，但由于其后腹腔空间小，选择经腹腹腔镜手术方式更佳。

二、术前准备

术前准备包括：

（1）腹部手术一般准备和肾上腺病变代谢和内分泌准备。

（2）知情同意书告知患者手术中转风险、邻近器官损伤和输血可能性。

（3）术前交叉配型和术前 6 小时禁食。

（4）术前手术部位定位和标记。

（5）准备手术阅片。

（6）抗血栓形成弹力袜和皮下肝素注射预防深静脉血栓。

（7）术前静脉给予抗生素。

（8）由于肠管损伤发生率极低，肠道准备不做常规要求。

患者电解质和代谢异常时可请内分泌医生纠正，醛固酮腺瘤患者低钾血症必须补钾和保钾利尿药；嗜铬细胞瘤要求通过肾上腺素受体拮抗药术前控制血压，术中进行动脉血压和中央静脉压监测。

三、腹腔镜技术

肾上腺手术方式主要包括经腹和后腹腔途径。经腹途径可采取前方途径（患者仰卧位或半侧卧位）、侧方途径（患者侧卧位）；后腹腔途径（患者侧卧位或俯卧折刀位），通过后方抵达肾上腺。最近，学者介绍一种经胸腔手术方式。关于经腹和后腹腔途径腹腔镜手术优缺点文献已有详细说明。

（一）侧方腹膜途径

这种手术方式中，侧卧位使得腹腔内脏器通过重力向内侧移位，以便于手术抵达肾上腺。与前方途径相比，肾上腺位于手术视野的"最合适部位"。这种手术方式主要优点为早期抵达肾上腺中央静脉或肾上腺周围组织。这在嗜铬细胞瘤腹腔镜手术中非常重要，早期控制血管最大程度减少肿瘤细胞播散，达到肿瘤手术治疗原则。右侧手术时几乎不需要游离结肠；左侧手术时需要游离结肠左曲和降结肠以抵达左肾上腺静脉。经腹腹腔镜其他优点包括手术空间大和腹腔内解剖标记清晰。因此，腹腔镜新手和体积较大肾上腺病变适合采取这种手术方式。

这种手术方式的缺点包括邻近器官损伤风险增加和术后恢复慢。但是，文献报道比较经腹和后腹腔两种手术方式效果，发现二者并无明显区别。

（二）前方腹膜途径

这种前方经腹途径采取仰卧位或半侧卧位，由于抵达肾上腺较困难，现在很少采用。腹腔内脏器不能在重力作用下一侧移位，肾上腺位于手术视野的"相对合适部位"（不及侧方途径显露好），肾上腺灌注血流丰富（止血要求更高），暴露肾上腺需更多穿刺孔和牵拉器械。

这种手术方式适合双侧腹腔镜肾上腺切除术，避免术中更换体位。

（三）侧方后腹腔途径

同样，侧方后腹腔途径具有直接抵达肾上腺、术后恢复快、并发症发生率低等优点，尤其是病态肥胖或既往腹腔内手术史患者可受益于这种手术方式。

这种手术方式缺点包括手术空间小、解剖标志不清晰，难以辨别肾上腺周围脂肪，及双侧手术时需要更换体位。因此，肾上腺病变超过 5 ～ 6cm 或腹腔镜新手时不建议选择这种手术方式。术中超声波探查有助于显露、游离肾上腺。尽管有学者报道可早期控制肾上腺静脉，但是需要广泛游离组织后才能控制血管。因此，嗜铬细胞瘤患者不建议选择这种手术方式。

（四）后方后腹腔途径

选择这种手术方式时患者采取俯卧折刀位。除了上述后腹腔优缺点外，还可同时进行双侧肾上腺切除术。这种手术方式可早期控制肾上腺静脉，尤其是右侧肾上腺更多位于腔静脉后位置，效果更好。其主要缺点是长时间俯卧折刀位所致并发症及手术空间小。因此，肾上腺病变直径超过 5 ～ 6cm 时不建议选择这种手术方式。

（五）经腹与后腹腔途径的比较

目前，经腹和后腹腔镜肾上腺切除术优缺点一直为学者所关注。比较性研究并未发现二者在手术效率和患者恢复方面存在明显区别。

最初研究提示经腹腹腔镜手术时间较长，但这是将后腹腔和手术时间较长的前方经腹途径进行比较，而不是侧方经腹途径。比较后腹腔和侧方经腹腹腔镜研究发现二者手术时间并无明显区别，甚至发现侧方经腹途径手术时间更短。一般，左侧肾上腺切除术经腹途径手术时间相对后腹腔途径较长、右侧则无明显区别。

同样，早期研究显示与后腹腔途径相比，前方经腹途径患者失血量较多，但是，随后研究发现侧方经腹腹腔镜亦无明显区别。

目前研究表明，经腹和后腹腔途径两种手术方式在术后麻醉药使用、口服进食时间、下床活动早晚、住院时间、恢复、手术中转和并发症发生率方面无明显区别。研究发现，医生腹腔镜手术经验和患者身体指数决定手术时间长短，失血量与手术时间和肿瘤大小相关。肿瘤大小、肥胖和学习曲线是决定手术效果最重要因素。

总之，目前研究并未发现后腹腔和经腹腹腔镜手术效果存在明显区别。与手术方式相比，医生经验、患者身体指数、肿瘤大小对手术效果影响最大。考虑经腹和后腹腔手术方式相同手术效果以及侧腹腹腔镜早期肾上腺静脉控制的优点，可考虑选择侧腹腹腔镜手术方式。但是，不论采取何种手术方式，医生必须同时熟悉经腹和后腹腔腹腔镜，因为，针对每种肾上腺病变，医生必须采取最适合的手术方式（表9-8）。

表 9-8　经腹和后腹腔途径手术方式的优缺点

途径	优点	缺点
侧方经腹	早期控制静脉 手术空间大 解剖熟悉 重力因素暴露肾上腺	游离内脏（肝、脾和降结肠） 双侧手术需更换体位
前方经腹	早期控制静脉 手术空间大 解剖熟悉 双侧手术无需更换体位	游离内脏（肝、脾和降结肠） 暴露困难

途径	优点	缺点
侧方后腹腔	避免干扰腹腔	抵达静脉困难 手术空间小 解剖不熟悉 双侧手术需更换体位
后方后腹腔	避免干扰腹腔 早期控制静脉 双侧手术无需更换体位	手术空间小 解剖不熟悉 俯卧折刀位

四、侧方经腹腹腔镜技术

（一）手术室准备

上腹部手术室布局。肾上腺侧方经腹腹腔镜技术时需要做相应调整：手术室内手术床斜行放置，麻醉机位于手术床头部、摄像立架系统位于手术床脚部，包括充气机、监视器、光源和相机。这样，洗手护士可观看监视器，电凝设备靠近立架系统。显示器放置手术室一角。患者侧卧位，医生面对患者，手术助手位于医生左侧、器械托盘右侧（放置施夹器、电凝钩、电凝剪等），洗手护士托盘放置电凝设备，洗手护士坐立以免影响医生观看显示屏。同样，助手坐立或站立、或医生站立，使得医生手臂和助手手臂不在同一平面，避免二者术中相互碰撞。

（二）步骤

经腹腹腔镜肾上腺切除术手术步骤包括：
（1）患者体位。
（2）手术入径和套管针插入。
（3）暴露。
（4）控制肾上腺静脉。
（5）游离肾上腺。
（6）取出标本和关闭。

（三）患者体位

麻醉诱导后，留置 F16 尿管，留置鼻胃管。患者标准侧卧位，手术床腰部折叠。腰部放置软垫，双肘屈曲，前臂支撑。上侧下肢垂直、下侧下肢弯曲。两腿之间、膝关节和踝关节之间软垫放置软垫，宽带固定患者于手术床上，电凝器械放置于患者大腿或臀部。

手术部位皮肤消毒铺巾，准备手术中转手术器械。整理电凝线、光源线、吸引器管等，患者体表再次铺巾覆盖，手术粘胶固定手术部位皮肤和铺巾。吸引器护套放置于医生对面、电凝护套放置于医生同侧。

（四）外科技术

1. 右侧肾上腺切除术

目的是早期结扎肾上腺静脉。其实，手术主要是分离下腔静脉。

（1）入径和套管针：采用 4 个一次性套管针。开放技术，在肚脐与第 9 肋尖中间部分进行第一套管针穿刺（靠近腹壁下动脉），余下 2 个工作穿刺孔直视下完成，即第一套管针两侧、中线和腋前线位置进行第 2 和第 3 个套管针穿刺，第 4 个套管针位于髂棘上方腋中线，用于牵拉组。可采用 0° 腹腔镜镜头，有助于助手正确调整镜头方向。二氧化碳充气达到并维持气腹压力 15mmHg。

（2）暴露：套管针插入后，检查手术视野解剖标志，辨别肾上腺及其周围组织结构：结肠右曲、肝右叶、下腔静脉和十二指肠。下腔静脉位于腹膜后，通常不需要游离结肠右曲和十二指肠（特殊情况下除外）。

助手通过第 4 套管针轻柔牵拉肝脏，必要时可固定于手术床。采用剪刀和电凝钩进行纯性和锐性分离，亦可采用超声刀分离。

切开右冠状韧带下方以便向上牵拉肝脏，肾上腺病变体积较大时可切开右三角韧带。切开下腔静脉表面腹膜，采用钝性和锐性方法向上分离，使用血管夹进行止血，避免分支血管出血，最大程度降低下腔静脉损伤风险。

（3）血管控制：一旦肾上腺静脉辨别确定后施夹（下腔静脉侧 2 个、肾上腺侧 1 个）、离断。注意避免肾上腺静脉损伤，因为肾上腺静脉位于肝肾隐窝内，出血后控制这种静脉将非常困难。

根据学者报道，可不必完全分离肾上腺静脉后方组织，避免出现难以控制的肾上腺出血。因此，一定程度分离后即可钳夹肾上腺静脉，而且，由于静脉较短，血管夹尽可能靠近两侧以便剪刀离断肾上腺静脉。有时，如果肾上腺静脉较宽可采用吻合器离断。此时，需要更换套管针以便通过吻合器器械。

（4）游离肾上腺：肾上腺静脉离断后可钳夹静脉抬高腺体，采用电凝钩分离腺体，依次内侧、上方、下方和外侧，离断肾上腺上、中、下动脉。每个病例并不需要完全要求按照这种分离顺序。通常，最后分离腺体外侧，因为外侧附着组织有助于悬吊腺体，保持肾上腺分离时张力。肾上方分离显露腺体下方时，必须紧贴腺体进行分离，避免切割或撕裂腺体，最大程度降低血管损伤可能性。

（5）取出标本和关闭：一旦肾上腺腺体完全游离则进行标本装袋。腹腔内放气，手术视野部位止血，轻度静脉渗血可采用明胶海绵。通过套管针取出标本，不需常规留置引流管，关闭穿刺孔部位肌肉和筋膜，然后拔出鼻胃管。

2.左侧腹腔镜肾上腺切除术

左侧腹腔镜肾上腺切除术目的是早期结扎肾上腺静脉，切除肾上腺及其周围脂肪。其实，手术主要是分离左肾静脉。

与右侧腹腔镜肾上腺切除术相比，左侧手术时必须向内游离、推移降结肠和结肠左曲，以便更好地分离左肾静脉。

（1）入径、套管针和暴露：套管针插入与右侧呈镜像对称分布。采用电凝和剪刀钝性和锐性分离，切开 Toldt 线，后方腹膜和前方 Gerota 筋膜间平面进行分离，内侧推移结肠。锐性分离脾，避免撕裂脾包膜。

（2）控制肾上腺静脉：内侧推移结肠分离完成后分离显露肾门，拉钩向上牵拉肾脏，寻找肾上腺静脉汇入左肾静脉处。

通常，膈下静脉沿肾上腺静脉内侧缘走行，可用作寻找左肾上腺静脉标记。但是，有时肾静脉较膈下静脉更容易辨别。一旦肾上腺静脉确定后采取与右侧相同方式离断。

（3）游离、取出和关闭：钳夹肾上腺静脉向上提起腺体，建立腹壁后方肾上腺分离平面。采用电凝钩以钝性和锐性方法游离腺体上方、下方和外侧。肾上腺腺体内侧游离后注意非常邻近的胰腺尾和脾静脉，有时可将胰腺尾和肾上腺混淆。但是，肾上腺通常表现为特有的金黄色外观。

结扎分离过程中可能遇到肾上腺上、中、下动脉。在肾上极与肾上腺下方平面间分离肾上腺下部分，离断脾肾韧带，在脾脏下面分离肾上腺上部分，向上牵拉脾脏以便分离。离断脾脏外侧与膈肌间纤维附着，以便更好地显露腺体上部分。一旦腺体完全游离则标本装袋，与右侧相同方式关闭穿刺孔肌肉和筋膜。

五、前方经腹腹腔镜技术

如前所述，这种前方经腹腹腔镜技术手术方式基本被侧方经腹腹腔镜手术方式取代。通常，患者仰卧位或半侧卧位，肋下进行套管针穿刺。右侧肾上腺手术时向上牵拉肝脏，切开腔静脉旁后腹腔直接进入下腔静脉及肾上腺解剖平面。先离断肾上腺静脉再游离肾上腺；左侧肾上腺手术时，向内侧游离结肠左曲，内侧推开胃和胰尾，显露肾上腺，离断肾上腺静脉后游离、切除肾上腺。

六、侧方后腹腔镜技术

侧方后腹腔镜技术是侧方腹膜技术的一种转变，现将这种手术方式总结如下。

（一）患者体位和入径

患者侧卧位，开放方式进行第 12 肋尖下第 1 套管针穿刺：钝性分离腰部肌肉，血管钳或手指尖分离腰背筋膜，寻找腰大肌前方和肾 Gerota 筋膜后方手术平面，进一步球囊扩张。

根据后腹腔肾盂成形术和肾切除术经验，采用手指进行后腹腔间隙扩张时切记不能进入 Gerota 筋膜前方，否则可能撕裂腹膜导致腹膜穿孔。建议采用手指沿腰大肌及 Gerota 筋膜外进行分离的技巧，亦可采用带球囊套管针扩张。当然，亦可采用自制球囊扩张：F18 尿管、8 号手套中指部分、500 ~ 700mL 生理盐水进行扩张（根据患者身体指数）。

（二）套管针插入

第 1 穿刺孔部位 10 分钟套管针穿刺，建立 15mmHg 二氧化碳气腹压力。插入 30° 腹腔镜镜头，辨别腰大肌等解剖标志，腋前线髂前上棘上方 3cm 进行 5mm 套管针穿刺、竖脊肌和第 12 肋交界处外侧 2cm 进行 5mm 套管针穿刺。根据需要，可在第 1 套管针部位外侧进行第 4 个 2mm 套管针穿刺，牵拉肾脏或肝脏。

（三）控制肾上腺主要静脉

肾上极部位横向切开 Gerota 筋膜，游离肾上极使肾脏向后下方移位，更好地显露肾上腺。

左侧手术时，在肾上极和肾上腺间解剖平面向肾门血管方向分离。然后，沿肾动脉或静脉向内侧分离直至显露肾上腺静脉，钳夹、离断肾上腺静脉。仍不能发现肾上腺静脉时，继续分离肾上腺外上方膈肌，然后分离肾上腺下内侧寻找膈下静脉后即可发现肾上腺静脉。

右侧手术时，沿下腔静脉外侧向上分离即可发现肾上腺静脉，钳夹、离断肾上腺静脉后切除腺体。

当然，除了切开 Gerota 筋膜进入肾上极和肾上腺下方平面进行分离方式，亦可采取首先切开腰大肌前方 Gerota 筋膜，向内分离进入肾门，然后再沿右侧腔静脉或左侧主动脉分别向上分离。右侧向上分离时较容易发现肾上腺中央静脉，左侧必须圆周式游离肾上腺腺体后方可发现肾上腺主要静脉。

（四）标本游离、取出和关闭

控制肾上腺静脉后圆周式游离肾上腺，仔细止血。一旦分离完成，腋前线穿刺孔插入 5mm 腹腔镜镜头，第 1 穿刺孔插入 10mm 标本袋取出标本，降低气腹压力彻底止血，关闭穿刺孔。

七、后方后腹腔镜技术

后方后腹腔镜技术方式手术时患者俯卧折刀位，腰部屈曲。开放技术在第 12 肋尖下 2cm 进行第 1 穿刺孔穿刺，进入肾旁间隙后继续球囊扩张。通常采用 3 套管针穿刺方法：第 12 肋下方 3cm 骶棘肌外侧缘 12mm 套管针穿刺、第 11 肋间隙腋后线 5mm 套管针穿刺和第 12 肋尖下 2cm 12mm 套管针穿刺。根据需要，髂棘上方腋后线位置进行第 4 个 5mm 套管针穿刺，牵拉肾脏。

沿腰方肌内侧和膈肌脚切开 Gerota 筋膜，横向切开肾上腺腺体表面筋膜，离断膈肌脚发出的肾上腺中动脉。右侧手术时在膈肌脚发出的肾上腺中动脉水平即可发现下腔静脉，肾上腺静脉以腔后方式进入下腔静脉，背后途径容易分离，钳夹、离断肾上腺静脉。横向切开 Gerota 筋膜，进入肾脏上极和肾上腺下方分离平面，继续肾上腺外侧和上方分离，控制肾上腺上方血管。

有学者采用经皮超声波肾和肾上腺定位方法。所有 3 个套管针位于第 12 肋下方，球囊扩张位于 Gerota 筋膜内。第 12 肋下进行第 1 个 12mm 套管针穿刺，用于 0° 腹腔镜镜头，其两侧再行第 2、3 个 12mm 套管针穿刺，超声波探头确定肾上腺及其病变，采用超声刀及无损伤吸引抓钳分离。依次分离肾上腺上方、外侧和下方，最后分离内侧，钳夹、离断肾上腺静脉，采用标本袋取出肾上腺。

参 考 文 献

[1] 赵平 . 肿瘤外科学高级教程 [M]. 北京：中国协和医科大学出版社，2019.

[2] 顾晋，汪建平 . 中国结直肠癌诊疗规范：2017 版 [M]. 北京：科学技术文献出版社，2018.

[3] 田河 . 泌尿外科手术及肿瘤微创治疗 [M]. 北京：科学技术文献出版社，2018.

[4] 冯伟，孙妍，张卫丽 . 冠心病中西医结合诊疗与典型病例荟萃 [M]. 北京：科学技术文献出版社，2017.

[5] 贾永平 . 冠心病诊疗策略 [M]. 北京：科学技术文献出版社，2017.

[6] 霍勇，高炜，张永珍 . 冠心病规范化防治——从指南到实践 [M]. 北京：北京大学医学出版社，2017.

[7] 玄军 . 冠心病与临床 [M]. 济南：山东大学出版社，2016.

[8] 邵志敏 . 实用肿瘤外科学 [M]. 上海：复旦大学出版社，2018.

[9] 刘炜 . 现代肿瘤综合治疗学 [M]. 西安：西安交通大学出版社，2018.

[10] 万以叶 . 胃癌患者指南 [M]. 南昌：江西科学技术出版社，2019.

[11] 陈焕朝，闫玉虎 . 结直肠癌的治疗与康复 [M]. 武汉：湖北科学技术出版社，2016.

[12] 狄金明，游志勇，梁志强 . 现代前列腺疾病的治疗与预防 [M]. 延吉：延边大学出版社，2018.

[13] 姜永光 . 实用前列腺临床 [M]. 北京：科学技术文献出版社，2019.

[14] 邵强 . 实用泌尿外科腔镜术治疗学 [M]. 北京：科学技术文献出版社，2017.

[15] 孙颖浩 . 机器人泌尿外科手术学 [M]. 北京：人民卫生出版社，2015.